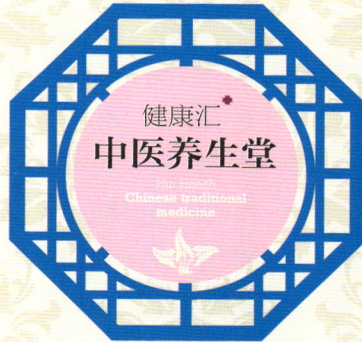

健康汇
中医养生堂
Chinese traditional
medicine

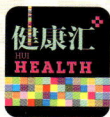

健康汇
HUI
HEALTH

家庭常用的
老偏方：
小孩小病一扫光

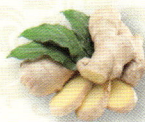

✿ 徐树平 编著

辽宁科学技术出版社
·沈阳·

图书在版编目（CIP）数据

家庭常用的老偏方：小孩小病一扫光 / 徐树平编著． — 沈阳：
辽宁科学技术出版社，2017.1（2017.9重印）
ISBN 978-7-5381-9853-9

Ⅰ．①家… Ⅱ．①徐… Ⅲ．①家庭-儿童-偏方 Ⅳ．①
R289.2

中国版本图书馆 CIP 数据核字（2017）第 151074 号

策划制作：深圳市金版文化发展股份有限公司
总 策 划：朱凌琳
设计制作：闵智玺

出版发行：辽宁科学技术出版社
　　　　　　（地址：辽宁省沈阳市和平区十一纬路 25 号 邮编：110003）
印 刷 者：辽宁一诺广告印务有限公司
经 销 者：各地新华书店
幅面尺寸：170mm×240mm
印　　张：18
字　　数：288 千字
出版时间：2017 年 1 月第 1 版
印刷时间：2017 年 9 月第 2 次印刷
责任编辑：邓文军
责任校对：合　力

书　　号：ISBN 978-7-5381-9853-9
定　　价：39.80 元

联系电话：024-23284376
邮购热线：024-23284502
E-mail:lnkjc@126.com
http://www.lnkj.com.cn

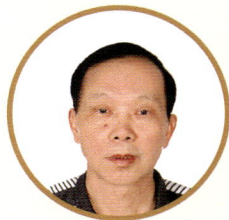

徐树平

全国政协委员
国家注册中医师
40多年临床经验的当代名医
曾任市级三甲医院主任中医师
现任深圳和顺堂医馆主任医师

我和我的中医梦

少年，种下梦想

我出生在湖北省黄冈市浠水县，和李时珍的故乡蕲春县是邻县，相距只有30多公里。除了李时珍之外，黄冈地区历朝历代还出了王叔和、庞安时、万密斋、杨际泰等名医，万密斋更是被清代康熙皇帝追封为"医圣"。咱们这里出生的人，都为自己的家乡名医辈出感到骄傲自豪。自小，我就听说了许多名医救死扶伤的故事，心向往之。

但真正让我下定决心走上杏林之路的，却是因为我父亲的病逝。

少年时代，我的父亲突然被诊断出患上了淋症（西医则称之为尿路结石），一夜之间，我家的天都塌了。

当时医疗技术还不成熟，到处缺医少药，我只能眼睁睁地看着父亲的病情一天一天加重，却束手无策。发展到后来，他每次排尿都需要1小时以上，甚至还要借助硬棍或竹竿才能排泄。最后，父亲再也忍受不了疾病的折磨与摧残，竟然选择了跳水自尽。

失去父亲后，家人十分悲伤。我每天思念着父亲，心里逐渐萌生了一个梦想——我一定要成为一名医生，拯救更多像我父亲这样的患者，让他们不再承受病痛的折磨。

青年，中医学院苦读

我们国家直到1977年才正式恢复高考。在此之前，想要成为一名医生，就只能考入中医学院。人们经常把高考比喻成挤独木桥，可是20世纪70年代的医学院考试，比如今的高考更加困难，录取名额更加稀少！

我是全校唯一一个报考了中医专业的学生，为了能够早点实现梦想，我不断地发奋读书，每一分每一秒都在学习，几乎没有空闲的时间，终于以优秀成绩考入湖北中医学院（今湖北中医药大学）中医专业。

即使我已经考上了中医学院，也没有放松自己，仍然不断学习着，就像是一块海绵，贪婪地吸收着各种医学知识。当时国家倡导中西医结合，我们除了中医之外，还要学习西医的相关知识，经常被安排到医学院去学习解剖。因此，我不仅拥有丰富的中医理论，还具备扎实的西方医学基本知识，把西医中国化，将中医现代化，真正做到了中西医兼修。

1976 年底，我完成学业，等待国家统一分配工作。当时中医学院的学生还十分稀少，黄冈地区一共有 10 个县，但成功毕业的中医院医学生竟然只有 7 个而已，以至每间医院都你争我夺，想为自己的医院争取更多的中医院毕业生。最终，我被分配到黄冈地区第二人民医院，正式踏上了医生之路。

鉴于医学人才的稀缺，毕业后的第二年，我被调到黄冈医学院（后改为湖北医学院黄冈分院）担任讲师，为国家培养更多的医学人才。尽管我已身为教师，却始终没有脱离临床，一直奋斗在门诊第一线。由于表现出色，组织决定对我进一步培养锻炼，派遣我到偏远地区支教半年。我得以继续积累医学知识，结合实践，将书本知识落实到临床。

中年，30年临床实践

20 世纪 80 年代，我被调回了老家浠水县的中医医院，重新回到临床第一线，这一干就是 18 年。在这 18 年内，我历任门诊部主任、内科主任、县中医医院党支部委员、院工会主席，接诊来自四面八方的各种患者，为他们排忧解难，并且在多发病与常见病的基础上，对各种疑难杂症进行深入的研究治疗，也因此取得了一定的成绩，得到患者们的交口赞誉。

进入 20 世纪 90 年代，改革开放的春风吹遍了祖国大地，我积极响应改革的潮流，辞职下海，创办了私家诊所。创办诊所期间，接诊无数，深受患者的信任与赞誉，不少患者听到我的名声后，专程找上门找我诊治。

正如孙思邈在《伤寒论》里所说："上以疗君亲之疾，下以救贫贱之厄，中以保身长全"，我一步一步地实现了少年时代的梦想，让许多像父亲那样的病人脱离了病魔的折磨。看到他们康复后离开的背影，我的心里充满浓浓的自豪与欣慰。

老年，深圳特区发挥余热

时间的车轮步入 21 世纪，我已经到了该退休的年龄了。可是我唯一的儿子却不在我身边，而是远离我，独自在深圳特区工作。我和他母亲日夜牵挂着他。

儿子不断劝说我也来深圳和他一起生活，并且告诉我，即使到深圳特区后，我也能发挥余热，拯救更多的患者。

2011 年，我跟他到深圳后，发现正如他所描述：这里的人们生活节奏飞快，一心扑在工作与学习上，往往忽略了自身的身体健康管理，普遍处于亚健康状态。和我儿子一般大的白领们，20 多岁就出现了各种疾病。对此我感到十分担忧，决定重回杏林。经过多方挑选，我最终选择了和顺堂国医馆，坐诊四家店，一直工作到现在。

近年，我潜心研究扶阳学派，根据中医基本理论，遵崇圆运动古中医学原理，成功运用了圆运动的生理、病理、医理，进一步提高疑难杂症的诊治能力，完善治疗方案，得到众多患者的认同，在圈内开始小有名气。

有一袁姓女性患者，36 岁，每次行经持续时间较长，小腹时常疼痛不适，照 B 超后发现子宫内有一 5cm×3cm 大的肌瘤。患者害怕动手术，要求用中药软化肌瘤。我仔细问诊后发现该患者婚姻不顺，长期肝气不舒，久而久之，则演变成肝气郁结，血流不畅而血瘀。我取血府逐瘀汤、桂枝茯苓丸加些虫类破血通络之品，先汤剂后丸剂，助患者活血化瘀，行气祛痰。患者连续服用 5 个月后，再次照 B 超检查，发现肌瘤已经完全消失。

2012 年，有一 44 岁的虞姓男性患者上门求诊，他突发腰痛、腹痛，大汗淋漓，排尿艰难，尿液呈红色，西医诊断为泌尿系统结石。我先用西药止痛，后用中药排石，选用石韦、海金砂、金钱草、怀牛膝、鸡内金、泽泻、茯苓等药，重用金钱草。用药 5 剂后，他排出绝大多数结石；用药 10 剂后，患者再进行 B 超检查，身体已经恢复正常。他十分高兴，特地登门感谢。

自从我取得医师资格以来，从未发生过任何医疗事故与纠纷。即使已经踏入古稀之年，仍然保持着对医疗工作的极大热情，只要看到患者恢复健康后的笑容，我的疲劳辛苦就一扫而空，也更加热爱这份职业。

吴再
星岛环球网行政总裁兼总编辑
深圳市作家协会会员
资深传媒人、作家、诗人、学者

悬壶济世，清风"徐"来

这篇序我必须写。

这是一个现代版的老中医悬壶济世的故事。

时光回到 2011 年的下半年，大概在 8 月，我的身体突然出了状况，不能正常生活和上班了。我到深圳各大医院检查求医，都无法确诊，只知道是肾的问题。看来，只能采取更加残酷的西式检查方式，据说要对肾穿刺活检。

就在惊恐与绝望中，经陈修平兄的介绍，我有幸认识了来自湖北浠水县的老中医徐树平先生。但那时，我满脑子都是"西医意识"，对中医不屑一顾，尤其遇到急症，中医怎么可能有发言权呢？可是，我们顶礼膜拜的"西医"，此时却不能帮我解决问题，而且日益加重我的心理负担。只好抱着试一试的态度，找到了徐老。徐老说，这是肾结石，你只要喝下我的中药，就没事了。

信？还是不信？我已无从选择。谢天谢地，就在准备去深圳北大医院做穿刺检查的前一天晚上，我记得应该是 2011 年 9 月 6 日晚，在服用徐老开的 6 副中药后，我排出了大概七八粒尖锐的晶体结石，看得我毛骨悚然。

终于，我得救了。我为徐老师的高超医术所折服，为徐老师的高尚人品所折服，这样一位仁心仁术的老中医，用铁一样的事实告诉我：中医不能丢！中医不但可以治慢病，也能在急病方面发挥足够的作用。

后来，我的亲戚朋友或者同学同事身体不舒服了，我都第一时间推荐徐医生给他们，并且拿我自己的故事来说服他们，结果，凡是来找徐医生看病的，都是担心而来、满意而归。目前，全国各地慕名找徐老看病的人不计其数。徐老也成了大家心中公认的"当代华佗"。

从此，我视徐老为我的健康导师，我们也成了极好的朋友。我们经常互相交流、互相帮助，从徐老这里我愈加了解到中医的伟大和精深。

阳春三月，欣闻我的朋友、知名策划人朱凌琳女士用心策划了徐老编著的中医健康系列丛书，向大众传播传统中医的精神，我感到无比欣慰，第一时间替本书作序。

我首先要替徐老感谢策划人与出版社，你们的这一举动，实在是功德无量！很多人对中医不甚了了，就在那里诋毁中医，这套丛书就是一个有力的回击。

其实，也不能完全责怪这些轻视中医的人，因为他们身边缺少像徐老这样医德崇高、妙手回春的老中医，滥竽充数者太多，也就对中医产生了偏见。

我劝大家好好读一下这套关于中医的实实在在的好书——因为，这些老偏方，要比那些手术刀与吊瓶管用啊！

百闻不如一见，百闻不如一试，希望大家开卷有益。

是为序。

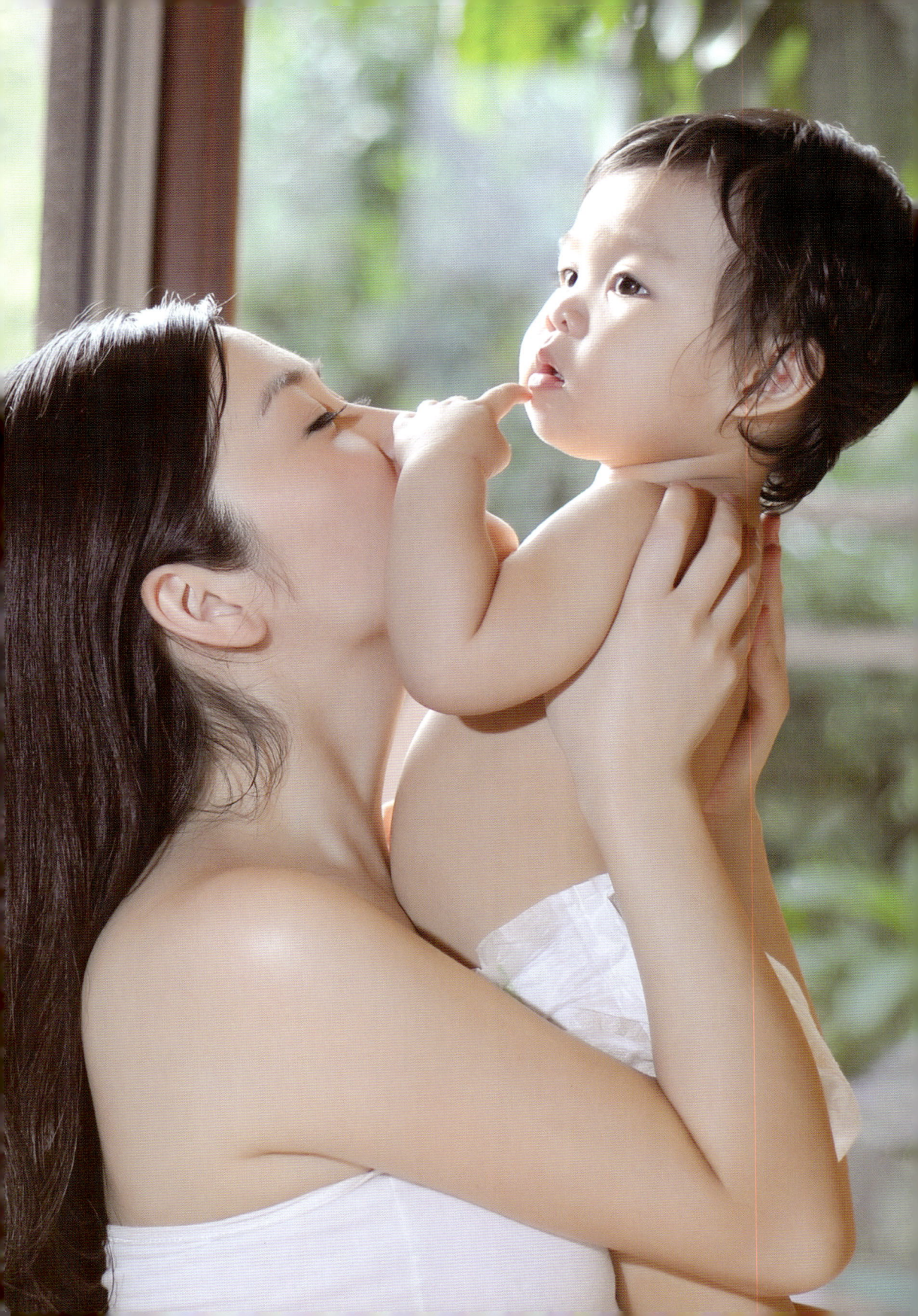

现在的生活质量与过去相比，不可同日而语。吃的用的都是最好的，但小孩的健康却没有与时俱进。由于缺少运动、饮食不规律等原因，导致小孩的抵抗力普遍较差，经常会出现小病小痛，又不能老带去医院，打针和吃药多了，会影响小孩的健康。有学中医的朋友建议我用中医调养，试过后发现效果不错。可又不能老是麻烦别人，就想找一本专门治疗小孩疾病的中医偏方书。朋友推荐的这本书，对常见小孩疾病分析得比较详细，列举了不同的病症类型、病因，并推荐了不少对症偏方，实用性很强，可以说是父母祖辈的福音。

——赵忠，62岁，深圳市白石洲某国企退休干部

认真阅读这本书，你会有种"相见恨晚"的感觉。书中对小孩疾病的病因介绍得很详细，病例解说引人入胜，对病情的辨证施治分析得头头是道。书中的偏方材料图片、穴位按摩图片精美大方，比市面上画面模糊的同类书更方便实用。这本书不仅可作为学习常见小孩疾病知识的资料，还可作为家庭必备防病治病的指导图书。

——魏妍，29岁，养生保健网责任编辑

孩子两岁后我就重返工作岗位，从全职妈妈转型回职场白领，把孩子交付给爸妈照看。把孩子交给老人总有点不放心，他们带孩子是几十年前的老方法，欠缺科学性，孩子出现小毛病时他们就带去医院吃药打针，过度治疗。我觉得很不妥当，心想要是有本利用天然材料治疗疾病的书，给父母参照一下就好了。看到这本书，我知道我要找的就是它了。这本书的实用性很强，用病例故事引出治病方法，比较通俗易懂，老人家也看得进去；推荐的方子取材天然，也比较可行，治疗孩子常见的小病痛是没问题的。

——邱岚岚，31岁，武汉小博士教育咨询有限公司 项目经理

我们90后大多是蜜罐里长大的，生活自理能力有限，哺育小孩经验更是欠缺，常常因为疏忽而导致问题出现。偶然机会读到这本书，书中故事与我自己养孩子的经历太相似了，带第一个孩子时没有人指导，基本是"摸着石头过河"，孩子基本是在磕碰中成长，做妈妈的真是看在眼里，疼在心里。这本书里的方子简单易做，能边学边用。现在准备生二胎了，准备买来备用。

——谭娟，25岁，深圳福田上兵伐谋品牌管理有限公司设计师

《小孩小病一扫光》一书中介绍了生活常见的儿童疾病的基本病理，分析了引起这些疾病的原因，推荐了不同的对症偏方，符合中医的辨证施治原则，可行性较高。偏方的用材、主治、功效均有详细的说明，对于儿童的疾病预防和治疗有确实的指导作用，值得购买。

——深圳市友和医药大药房连锁有限公司中医理疗师

承蒙朋友推荐，抢先拜读了《小孩小病一扫光》的纸样，虽然还没正式出版，但我已经迫不及待想买了。书中对小孩常见的疾病讲解得十分透彻，使用的偏方用量用法也很清楚，从中学到不少常用偏方和应急知识。平常教学的时候，学生经常会有磕磕碰碰、小病小痛，有了这本书之后，可以帮学生解决不少麻烦。

——彭田静，28岁，东方巨龙教育科技有限公司长沙办事处数学老师

听说徐医生要出书了，我赶紧去要样书过了个瘾。之前带儿子去和顺堂治过病，徐医生平易近人，医术高深，给我留下很深的印象。后来家里人有什么毛病就找他医治。有时没时间过去就打电话请教他，他经常会告诉我们一些偏方，治疗效果很不错。我们心想要是有这么一本偏方书在家，那就不用经常麻烦他了。现在终于等到了这本书，太好了！

——吴晓婷，28岁，深圳南山区如意家园全职妈妈

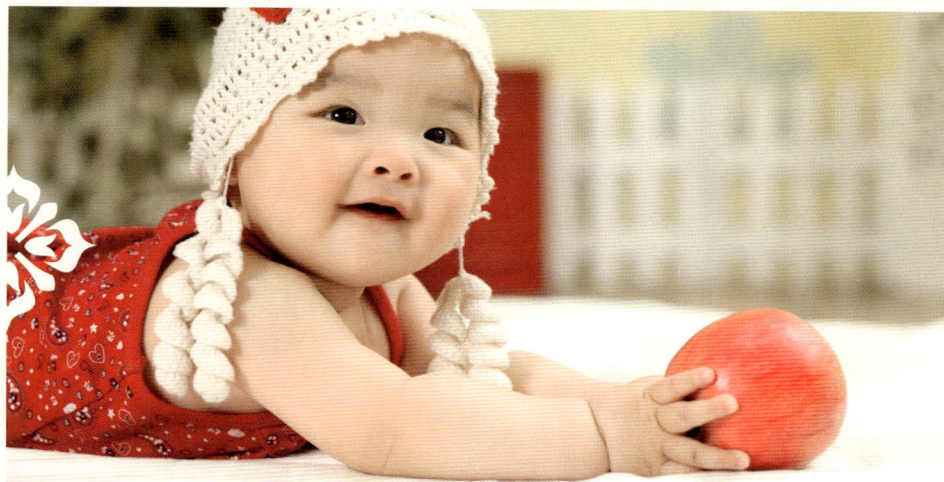

第一章　意外状况偏方，宝贝安全无须愁 ·························· 019
Yiwai Zhuangkuang Pianfang，Baobei Anquan Wuxu Chou

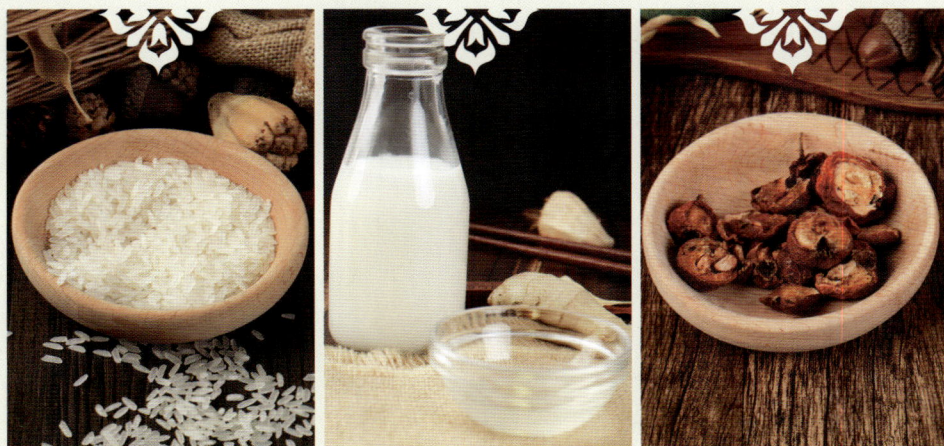

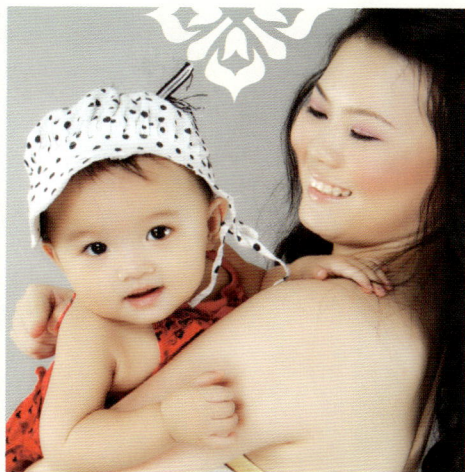

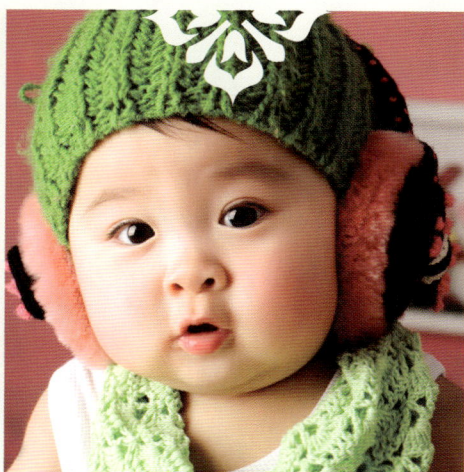

第四章 五官疾病偏方，眼明耳清身体棒 ························· 161
Wuguan Jibing Pianfang，Yanming Erqing Shenti Bang

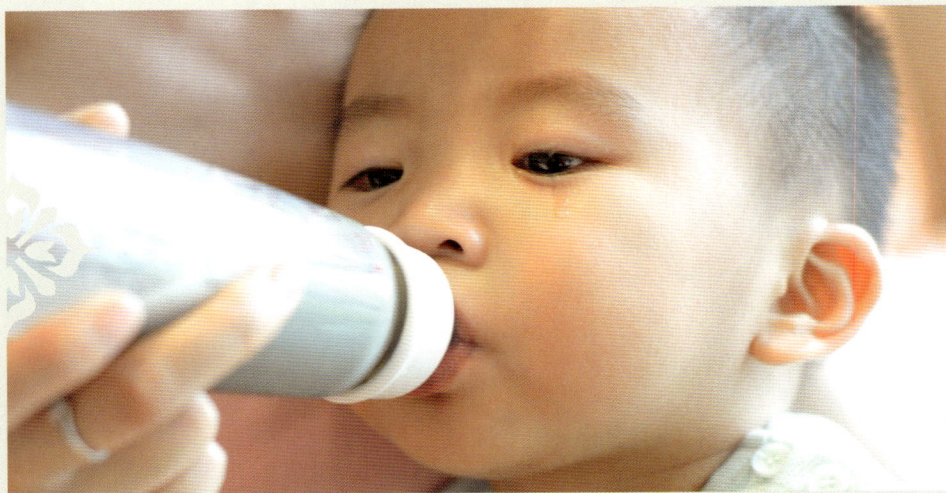

第五章 宝贝皮肤病偏方,细心照顾柔嫩肌肤·················· 209

Baobei Pifubing Pianfang，Xixin Zhaogu Rounen Jifu

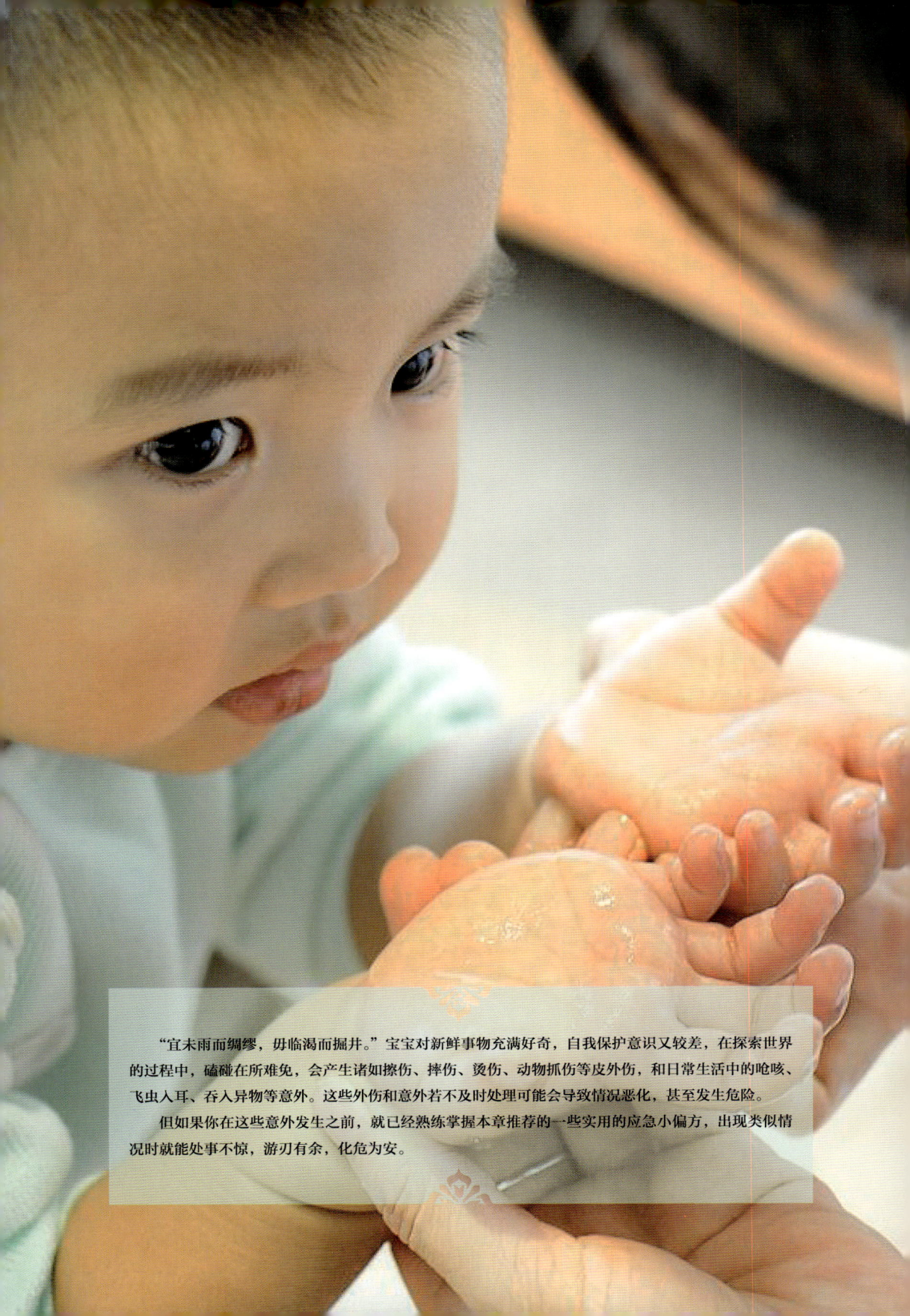

"宜未雨而绸缪，毋临渴而掘井。"宝宝对新鲜事物充满好奇，自我保护意识又较差，在探索世界的过程中，磕碰在所难免，会产生诸如擦伤、摔伤、烫伤、动物抓伤等皮外伤，和日常生活中的呛咳、飞虫入耳、吞入异物等意外。这些外伤和意外若不及时处理可能会导致情况恶化，甚至发生危险。

　　但如果你在这些意外发生之前，就已经熟练掌握本章推荐的一些实用的应急小偏方，出现类似情况时就能处事不惊，游刃有余，化危为安。

第一章
意外状况偏方，
宝贝安全无须愁

Chapter One
Yiwai Zhuangkuang Pianfang,
Baobei Anquan Wuxu Chou

流鼻血：流鼻血多因鼻腔病变引起，也可能因为碰撞、天气干燥或炎症等，可单侧或双侧、反复或持续地流血，是日常生活中比较常见的一种小毛病。

伤口出血：大部分伤口出血可以采取直接施加压力的办法达到止血的效果，及时、冷静地处理伤口可以防止感染，切勿惊慌失措。

摔伤：摔伤后首先要清洁伤口，避免感染、发炎，多补充营养、保持充足的睡眠，有助于伤口的恢复。

扭伤：扭伤多指关节在外力作用下，发生超常范围的活动，使得关节内外侧副韧带损伤，出现疼痛、肿胀、皮下瘀血、关节功能障碍等症状。

晒伤：晒伤是由于日光中紫外线过度照射后，引起人体皮肤发生光毒反应，暴露部位产生红肿或水疱，并带有烧灼、刺痛感。

烫伤：烫伤是因为皮肤接触高于体温的物体造成的皮肤损坏，低温烫伤会使得皮肤出现红肿、水疱、脱皮现象，高温烫伤会造成皮肤组织坏死、溃烂。

吞异物：吞入异物后可能引起吞咽疼痛、呕吐，严重时会引起痉挛、幽门闭塞。一般可以通过手法帮助咳出来，或者用食疗方加速排泄出来。情况严重者需通过手术取出来。

呛咳：是指异物如刺激性气味、水、食物等进入气管后，喉部产生防御反射型剧咳，迫使异物排出，起到保护下呼吸道的作用。

疝气：人体内某个脏器或组织离开其正常的位置，因为先天或后天形成的薄弱点、缺损或孔隙进入另一个部位。

中暑：中暑是因高温引起的人体体温调节功能失调，体内热量过度积蓄，引发的神经器官受损。

遗尿：通常指小儿在熟睡时不自主地排尿，少数患者遗尿症状持续到成年期。分为原发性和继发性两种。

夜间啼哭：指小孩入夜后啼哭不止，时哭时止，甚至是通宵达旦。夜啼多与幼儿惊恐、饥饿、尿布潮湿、过冷过热有关。

蚊虫叮咬：蚊虫通过口器刺伤皮肤，将唾沫或毒液侵入皮肤，使得皮肤产生变应性反应引起炎症。

飞虫入耳：飞虫入耳指昆虫误入耳道，可能会导致听力下降、瘙痒、耳鸣、耳痛、发炎等。

猫狗抓咬：被家养的健康宠物抓咬的小伤口可以自行消毒处理，伤口较大以及陌生动物咬伤应尽快到医院处理。

晕车晕船：乘坐移动物体时由于颠簸、摇摆、旋转运动刺激到人体前庭神经，产生恶心、出汗、眩晕、呕吐等症。

流鼻血不要慌，喝些银耳红枣汤

流鼻血是日常生活中比较常见的小毛病，碰撞、干燥或炎症等原因会导致鼻子出血，相信大部分人都有过流鼻血的经历。我也听过不少，原因多种多样，被球砸中脸导致的、挖鼻孔挖出血的、莫名其妙流的……

小时候住在农村，农村的孩子大都贪玩好动，经常上房揭瓦，下河摸鱼。记得有一次我撞到了鼻子，鲜血顿时止不住地流。那时我吓得不知所措，被小伙伴们推到村里的老中医那治疗。老中医让我坐下，把头向前伸，然后用手指撑开我的耳朵，慢慢往耳道里吹气。我当时懵懵懂懂，只是觉得痒痒，就缩了缩脖子，却不明白其中的道理。吹完气后，我的鼻血竟然止住了，当时觉得真是神奇！等到我也做了医生，才知道这个做法和耳道的内耳神经有关。当老医生给我的耳朵吹气时，我觉得痒然后缩脖子，这是内耳神经受到气流的刺激，引起了其他神经的收缩反应，鼻腔内的血管收缩了，血就自然不流了。

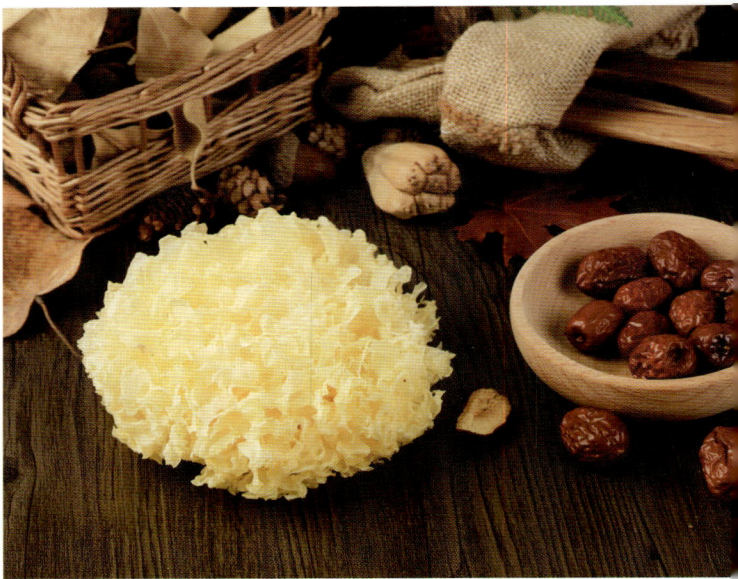

小孩流鼻血时，处理办法是先让孩子坐下，头向前倾，注意不要仰头，这样会使鼻血倒流进鼻腔、口腔，年纪小的孩子可能会因此呛到。家长可以捏住小孩

鼻梁，用冰袋、冷毛巾等冰敷额头，使血管收缩。血止住后，告诉孩子不要去抠鼻腔里的血块。

邻居老李的孙子小胖子今年5岁，爹妈平时上班照顾不到，就把小孩交给爷爷奶奶带。老人对他疼爱有加，在这种溺爱的环境里成长，小胖子养成了刁蛮的性格。吃东西不仅挑食，还偏爱各种小零食，尤其是油炸类和肉类等高热量食品，又不爱吃蔬菜水果，日积月累就养成个小胖子。营养不均衡，身体免疫力就低，一到换季就容易出毛病。最近小胖子经常无缘无故地流鼻血，可把他爷爷奶奶急坏了。老李以为是小孩体内火气大，就拿些家里清热解毒的药丸给小胖子吃，但小胖子嫌药苦，死活不肯吃。

老李最后带着小胖子来找我支招，问我有没有不苦的药治流鼻血。我先给小胖子把把脉，看看舌象，他的脉搏比较浮数，舌苔薄白而干。我又问他平时有没有痰，喝水多少，排便情况怎么样。老李埋怨道："这孩子就爱喝饮料，不肯喝水，痰暂时没有，小便特别的黄，大便很臭。"根据脉象和老李的描述，我判断小胖子是肺经热盛引起的流鼻血，需要清热去火才行。考虑到小胖子对中药的抗拒，我就给他开了个简单的方子，即银耳红枣汤。用银耳和红枣一起熬煮成汤即可食用，1周后即可见效。

从中医学的角度看，经常流鼻血多是由于肺燥血热引起的。银耳具有滋阴润肺、降燥去火、益气清肠的作用，是非常好的保养类食品。经常流鼻血的患者多食用银耳羹不仅可以清除肺火，而且还可以收到保健的效果。红枣素有补血养气的功能，对于经常流鼻血的患者，既可以补充流失的血液，还可以美容养颜。

我还特别叮嘱老李，秋季流鼻血关键还是要多给孩子补水，喝水是清热解毒的简单办法；形成良好的饮食习惯，注意平衡膳食，不宜挑食；饮食宜清淡，少辣，多吃滋润清肠的食物，如荠菜、芹菜、马兰头、莲藕、橙、苹果、酸枣等。

最灵老偏方：银耳红枣汤

银耳250克，红枣10个。将银耳洗净，泡发，放进锅中，加上红枣和冰糖，熬煮成汤即可。每天1剂，1周为1个疗程，可经常服用。**此方具有润肺降燥的功效，适用于肺燥血热引起的流鼻血。**

更多食疗方

凉拌荠菜

鲜荠菜150克。流鼻血的当天可将鲜荠菜洗干净后切成段，在开水锅中焯3分钟后捞出来沥干水，加入少许食盐、香油、醋，搅拌均匀即可食用。此方具有解毒下火的功效，适用于肝火上逆所致小儿流鼻血。

桑叶汤

桑叶5克，白茅根8克，麦冬6克。水煎代茶饮。此方具有清热解毒的功效，适用于肺火所致小儿流鼻血。

鲜藕汁饮

鲜藕半根。将鲜藕洗净，榨成汁，用少量白糖调匀，炖滚后服。此方具有清热解暑、凉血止血的功效。

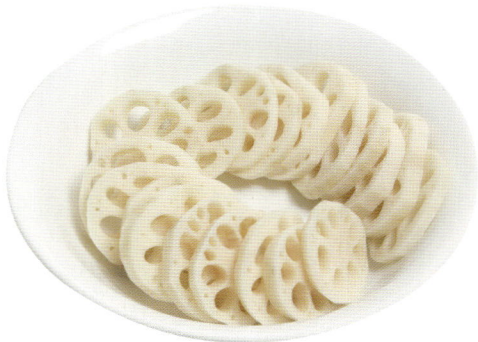

红旱莲茅根方

红旱莲、白茅根各30克，瘦肉少许。三味加水3碗炖至1.5碗，吃肉喝汤，分3次服用。本方具有散热解毒的功效，适用于血热导致的鼻出血。

栀子仁粥

取栀子仁3~5克，粳米50~100克。将栀子仁碾成细末，先煮粳米为稀粥，待粥将成时，调入栀子末稍煮即可。本方具有下火排毒的功效，适用于肝火引起的鼻出血。

鲜藕汁饮

鲜藕半根。将鲜藕洗净，榨成汁，用少量白糖调匀，炖滚后服。此方具有清热解暑、凉血止血的功效。

处理伤口要冷静，生地蜂蜜来止血

前一阵子，我去乡下走访亲戚。亲戚们待我很热情，尤其是广友家的男孩小顺，非常乖巧懂事，虽然年纪小，但是为人很有礼貌，每次见到我都会亲切地喊徐爷爷，十分讨人喜欢。我一有空就给孩子讲各种故事，一老一小，聊得不亦乐乎。

每天下午四五点，我就会提个保温瓶，带一卷报纸，去外面散散步。黄昏的太阳总是很迷人，柔和无伤。闻着清新的空气，听着小鸟叽喳，看着一望无际的乡野，让我顿感愉悦，这种日子胜过神仙啊！路过小顺学校的操场时，我看到小顺和他爸在踢足球。足球快速朝他的反方向滚去，小顺想跑过去接，但是心急跑太快了，一不小心绊到自己的腿摔倒在地，我见状赶紧快步过去扶他。他的膝盖破了一大块皮，血顿时流了出来，小顺大哭。他爸爸也赶了过来，我招呼广友把他抱回家。

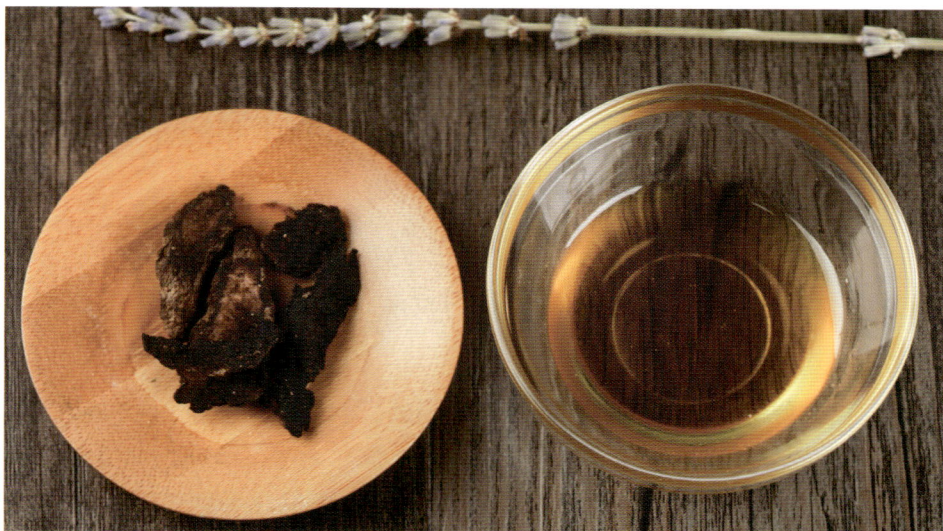

到家后，把伤口清洗干净，我叫他们找干净的纱布出来，我把纱布覆盖在他的伤口上，让他爸轻轻压住出血处。然后我回家拿了一些生地，回到广友家叫他把蜂蜜找出来。我把生地用温水浸透，加入适当蜂蜜，捣烂如泥。然后我轻轻地将小顺膝盖上的纱布拿开，检查伤口，血被止住了，好在没有伤及筋骨。我用生理盐水将伤口内外的异物清理干净后，轻轻地涂上生地蜂蜜汁。过了一会儿，血不流了，药汁在慢慢凝固。我跟小顺说，伤口恢复前尽量少动，足球就先不踢了。

广友看到血止住了，小孩也不哭了，放下心来，好奇地问我："徐伯，这是什么药材啊，止血效果这么好！家里的小孩常常磕磕碰碰的，以后我也常备一些预防万一。"我就给他们讲解："这是一种常见的中药，名字叫作生地，药店有卖。生地性凉，味甘，入心、肝、肾经，既能凉血，又能滋阴，具有清热滋阴、凉血止血、杀菌消炎的功效；蜂蜜常用于治疗外伤，可以减轻疼痛、控制感染、促进伤口愈合。"

我跟他们说，碰到外伤出血的情况一定不要慌张，自乱阵脚，要学会冷静处理。较严重的外伤，可能伤及组织和神经，甚至破坏主要血管，这样的情况最好及时就医。身为家长，遇到突发状况更要临危不乱，保持冷静，安抚小孩，因为小孩大哭大闹，会加速血液循环，出血就越多。大部分的外伤出血可以采取直接施加压力的办法达到止血的目的，可以用干净的纱布覆盖在伤口上，再用大拇指或手掌直接压迫出血处，一般的伤口在几分钟内就会止血。小孩的皮肤比较娇嫩，外伤处理不好可能会留下疤痕。尤其是在夏天，气温高，出汗多，伤口容易感染。

后来几天，我给小顺换了几次药，他的伤口也渐渐地愈合了，操场上又可以看见踢足球的阳光"小梅西"了。

最灵老偏方：生地蜂蜜汁

生地、蜂蜜各适量。将生地切碎后用温水浸透，外伤血肿、皮肤未破患者加冰片少许或风油精数滴，皮肤已破者加适量蜂蜜，共捣如泥，敷患处。一般可数分钟见效，连续涂 3 天。此方具有消肿止痛、杀菌消炎的功效，适用于外伤出血。

更多老偏方

大蓟汁涂搽法

新鲜大蓟叶5克。将其洗净，然后捣碎，取其汁液或直接用捣碎的大蓟涂抹于伤口处即可。此方具有止血、祛瘀、消肿的作用。

石膏大蒜汁

石膏、大蒜等量。研为细末，用蜂蜜调为糊状，摊于双层纱布上，置于肿胀处，其面积应略大于患处。每日2次，1个疗程用2天即可。此方具有杀菌消毒、止痒的功效，适用于外伤肿痛。

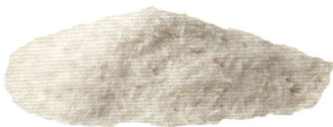

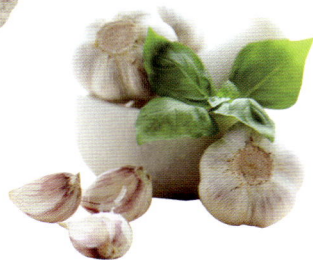

木槿花根皮

木槿花根皮适量，将其洗净切细，捣烂外敷伤口。此方具有凉血止血的功效。

紫株叶

紫株叶适量。把紫株叶晒干，研碎筛成粉末，装在瓶子里备用。外伤后直接涂敷到伤口处，迅速用药棉垫好，片刻即止。此方具有消炎、散瘀消肿的功效。

茶叶涂抹法

取喝剩下的茶叶研碎，涂抹于伤口处（忌用隔夜茶），适用于割伤流血。本方对细胞修复有较好的促进作用。

创伤出血急救法

在受伤部位直接加压止血，抬高受伤部位，检查有无内出血的可能，情况严重尽快就医。此方具有控制出血的作用。

家中常备芦荟，摔伤处理有妙用

小孩子们生性比较调皮好动，喜欢攀爬桌椅，东走西跑，没大人看顾的话很容易摔伤。父母们要掌握一些伤口的处理方法，以备不测。

我的小外孙女莹莹最近刚学会骑自行车，每天放学后就骑车到处乱走。马路上车水马龙，人来人往，我经常在家暗暗捏一把汗，担心莹莹的安全。但事情还是发生了。那天下午莹莹迟迟未归，平常5点的时候她早已经回到家了。正当我们想出去找她时，她自己一个人推着自行车回来了。我们见她灰头土脸，脸上挂着泪痕，身上校服也擦破了一点，就连忙围了上去，问她怎么回事。

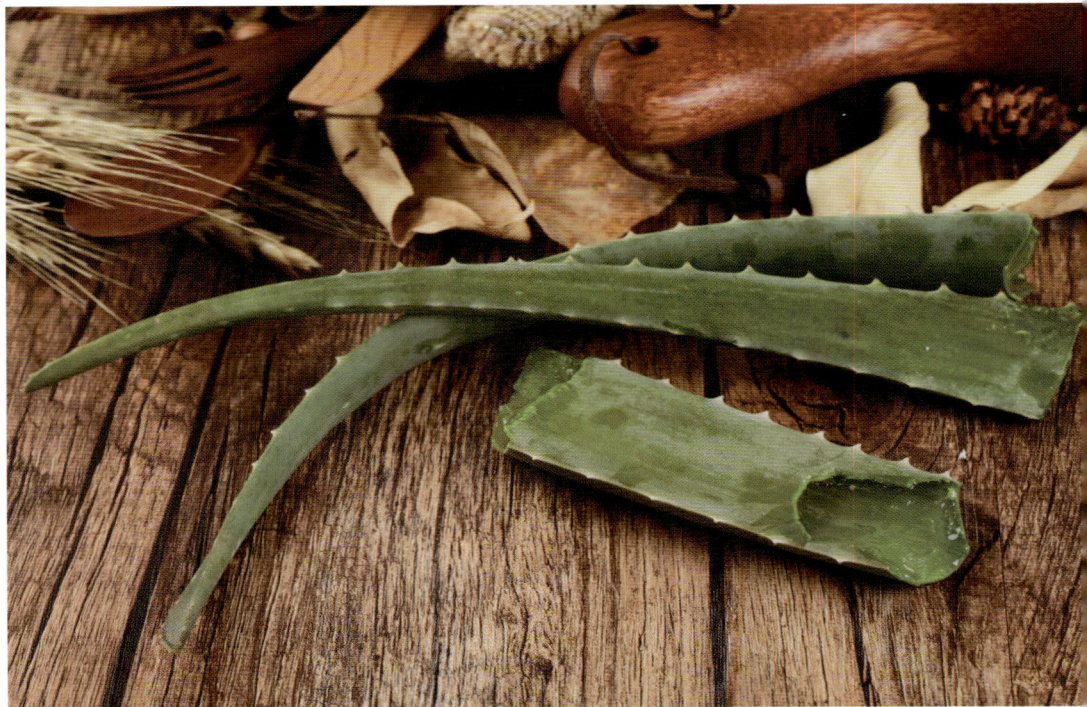

人的坚强往往靠着一丝微乎其微的定力撑着，有人关心反而令这点定力瞬间崩溃。莹莹听到大家的关怀顿时嚎啕大哭起来，我叫她坐下慢慢说。莹莹啜泣着说差点被人撞了，又把裤脚卷起来，让我们看她的膝盖。我看到她的膝盖擦伤了一片，有些红肿，上面带着少许血迹和沙子。原来莹莹过红绿灯的时候为了躲避一辆闯红灯的私家车，摔着自己了，自行车压到了身上。莹莹也算坚强，自己推着车回到家。"现在那些闯红灯的人太多了，交警也不好好管管。"莹莹妈妈愤怒地说。我安慰小孩说："回到家了，没事了，莹莹不哭，坐下来，让外公给你包扎伤口。"我先用生理盐水仔细清洗伤口，将伤口上的泥土、小沙子清洁干净，以防细菌感染。伤口完全停止出血后，我去阳台花盆里摘了两片芦荟，清洗干净，把皮去掉，用芦荟汁轻轻涂抹孩子的伤口。

莹莹这时擦掉眼泪说："好舒服，好凉爽呀，这是什么呀？"我回答："这是芦荟，芦荟上下都是宝，不仅有营养价值，还具有消炎抗菌、增强皮肤弹性的功效，用来处理伤口还能防止伤口出现瘢痕。"

后来我又去花卉市场买了两盆芦荟回家，留作备用。莹莹的伤口涂了3天芦荟汁之后慢慢结痂了。莹莹的伤势还算是比较轻的，摔伤较为严重时很容易导致骨折，因此应迅速检查全身状况，及时清洁伤口，避免发炎。情况严重或有其他不适症状时应尽早送进医院诊治。过了1周，莹莹差不多就恢复如初了，又变回蹦蹦跳跳、活泼开朗的阳光女孩。看见她没事了，我们也很欣慰，我们叮嘱她现在社会上很多人不遵守交通规则，过马路一定要注意安全。

孩子在玩耍嬉戏时，很容易滑倒、跌倒造成擦伤，虽然擦伤的伤口不深，出血量不大，但也容易感染细菌，特别是炎热的夏天。所以，要及时将伤口清洁、消毒，这是处理伤口的第一步，非常重要。孩子若是摔伤、擦伤时，父母要多给孩子补充高蛋白、钙质丰富的食物，如牛奶、鸡蛋、瘦肉、鱼类等，这有利于伤口的恢复和增强骨质；饮食宜清淡，辛辣刺激的食物不利于伤口恢复。

最灵老偏方：芦荟汁涂抹法

芦荟2片。将芦荟洗净，去皮，用芦荟汁轻轻涂抹伤口。1天可涂抹3次，涂3天即可。**此方具有杀菌消肿、止血凉血的功效。**

更多老偏方

黄豆猪骨汤

猪骨500克，黄豆100克。加水用小火煮熟，调味即可。此方有助于补充钙质，加快摔伤后骨头的修复。

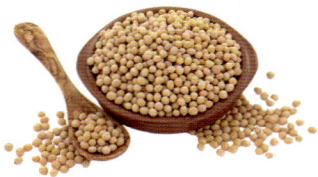

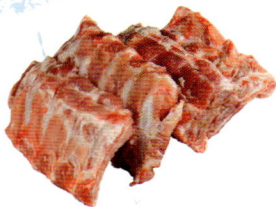

热鸡蛋敷

将鸡蛋煮熟，趁热敷于红肿处，敷至鸡蛋变冷。此方具有活血化瘀的功效。

鱼肝油贴伤口

先按常规方法清洗处理伤口，然后把鱼肝油丸剪破，把里边的油液倒在伤口上，令油液完全覆盖伤口。此方具有促进组织生长和修复的作用，有助于加快伤口痊愈。

韭菜汁

韭菜100克。洗净捣碎，用纱布包好搽抹伤痛部位。此方具有活血消肿的作用。

冰敷法

冰块数块。把冰块敷在肿起的地方即可。此方适用于摔伤导致的肿胀，具有消肿止痛的作用。

大蒜膜贴伤口

取1个大蒜，剥去外皮，取下晶莹透亮的薄膜贴在常规清洁后的伤口上，注意用紧贴蒜瓣的那一面贴。此方具有杀菌消毒的功效。

猪油消肿

猪油一匙。用消毒棉签蘸上猪油涂抹在伤口处。此方具有消肿止痛、化瘀血的效果。

黄豆油

黄豆油适量。清洁伤口后，涂上黄豆油。黄豆油有较强的抑菌和隔离作用，可以防止伤口感染。

跌打扭伤敷土豆，消肿活络见效快

现在的孩子大多比较活跃，特别是男孩子，到处上蹿下跳，稍有不慎就容易扭伤手脚。扭伤了该怎么处理，这也是家长们的必修课之一。

扭伤是闭合性软组织损伤之一。多在外力作用下，使关节发生超常范围活动，造成关节内外侧副韧带损伤。关节出现疼痛、肿胀、皮下瘀血、关节功能障碍等症状。孩子扭伤时，首先要分辨伤势的轻重来采取不同的处理方法。如果扭伤时发出声响，活动手脚时会剧烈疼痛，无法站立或挪步，且迅速肿胀，这是骨折的表现，应马上到医院诊治。一般的软组织扭伤，不会带来剧痛，这时应该先停止活动，抬高伤处，用冰块敷伤口。热敷和冰敷都是物理疗法，作用却截然不同。血遇热而活，遇寒而凝，所以在受伤早期应冷敷，减少局部肿胀，24小时以后再热敷，加速消散伤处周围的瘀血。这是大家容易混淆的处理方法，需要多加注意。

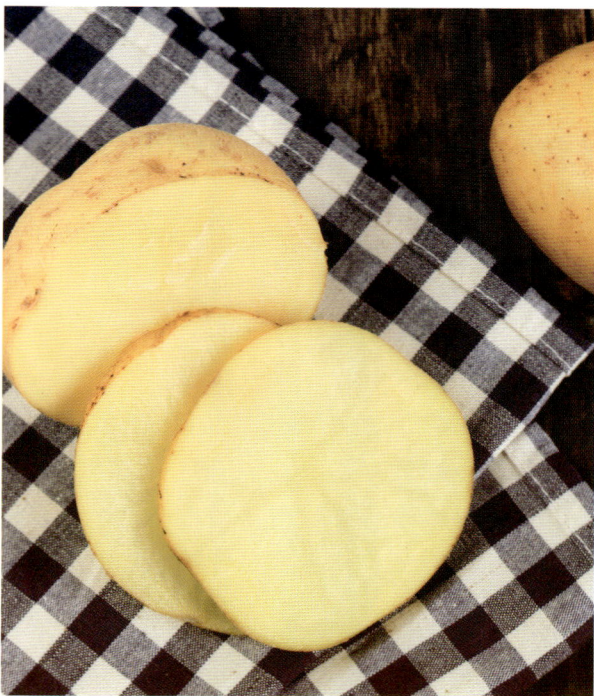

前阵子我就诊治过一个扭伤的案例。患者叫小杰，今年8岁，是我邻居的孩子。小杰生性调皮，爱爬树翻墙，惹是生非。在他上学的途中有一棵果实累累的荔枝树，小杰看到那么多成熟的荔枝，怎能不心动呢？这小子二话不说就往树上爬，一不小心脚打滑，从树上摔了下来，同学们顿时吓坏了，把小杰背到我家来了。

我看到小杰整个脚踝又红又肿，问他能不能转动，他说可以，就是有些疼。我检查了一下，好在没有骨折，问题不大。我用生理盐水把他的伤口清洗干净，然后从冰箱里取出1个土豆，洗净，去皮，切成小块，放进榨汁机里榨成汁，拿来给小杰涂抹于患处。然后问了小杰家里的电话，叫他爸爸过来接他。敷了一会儿小杰说没那么疼了。小杰他爸接到电话来接儿子回家，又是羞愧，又是愤怒："好的不学你学坏，还偷人东西了！"经我劝说，他冷静下来，也检讨了自己，向我道谢："徐医师啊，我平时只顾着工作，疏忽了孩子的教育，这次既是给小杰一个教训，也给我一个反思的机会。您给他涂的是什么，我看好像消肿挺快的。"

我说是土豆，大家都吃过土豆，却不要小看它，它功效可大着呢。土豆切片外敷（榨汁亦可），有散瘀消肿之疗效，可有效软化血管，同时有抵抗细菌黏附的作用，还可以减轻疼痛感。

我叮嘱小杰他爸，平时还要注意饮食调养，要多给他补钙，有助于骨骼修复。钙的来源以牛奶及其他奶制品为上，或者每天喝骨头汤，它们的钙含量多，且容易吸收。另外，豆类制品、虾皮、蔬菜等，含钙也比较丰富。多吃肉类和鱼类，补充身体所需的蛋白质；合理地调配饮食，对伤后恢复十分重要，并且要有适量的康复运动，可在患处进行按摩，促进血液循环，加快康复。

最灵老偏方：生土豆片敷贴法

把土豆洗净，去皮，切成小片，放进榨汁机里榨成汁，涂抹于患处，或生土豆直接切片敷贴。1天敷贴3次，敷至消肿即可。**此方具有散瘀活络、减轻疼痛的功效。**

更多老偏方

韭菜泥

取韭菜150克（带根）洗净，捣如泥状，然后加75％酒精5毫升、甘油5毫升即成。用时将配制好的韭菜泥外敷于伤处，范围应超过肿胀区2~3厘米，24小时后重新更换，3次为1疗程。**此方具有止血散瘀的功效。**

丝瓜络

干丝瓜络2个。剪成小块放入锅内，加热15分钟后，丝瓜络捞出焙成炭，将其研成细粉末，装入瓶中备用。用时取5克丝瓜络炭，加适量蜂蜜，调成糊状，敷于患处，用纱布包裹、胶布固定，每日换2次。**此方具有杀菌消毒的功效。**

牛膝方

鲜牛膝适量，洗净，捣烂，加少许食盐，和匀涂患处，外用绷带固定，每日1次。**此方有消肿止痛的功效。**

萝卜丝热敷消肿

新鲜白萝卜1条，擦成丝，放在干净的铁锅上炒熟，待萝卜丝降温至45℃时敷在患处，用纱布包裹，冷却后换上热的即可。**此方适用于跌伤发肿，具有消肿止痛的效果。**

双仁丸

核桃250克，栗子120克，一起捣烂，搓成丸。每次3克，每日2次嚼着吃。**此方具有补血活血、加快伤口恢复的功效。**

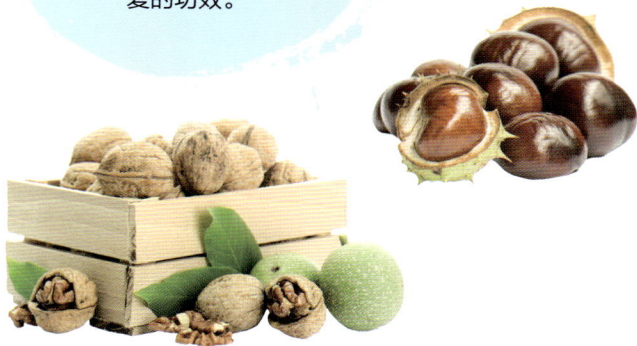

姜汁半夏方

生姜汁、半夏各适量。半夏研为细末，加入生姜汁调成糊状，敷于患处，盖上纱布固定，每日换药1次。**此方适用于跌打损伤，具有消肿散瘀的功效。**

葱白消肿

生葱1把、老生姜1块。取葱白、生姜捣烂敷于患处，每日1次。**此方具有消肿止痛的效果。**

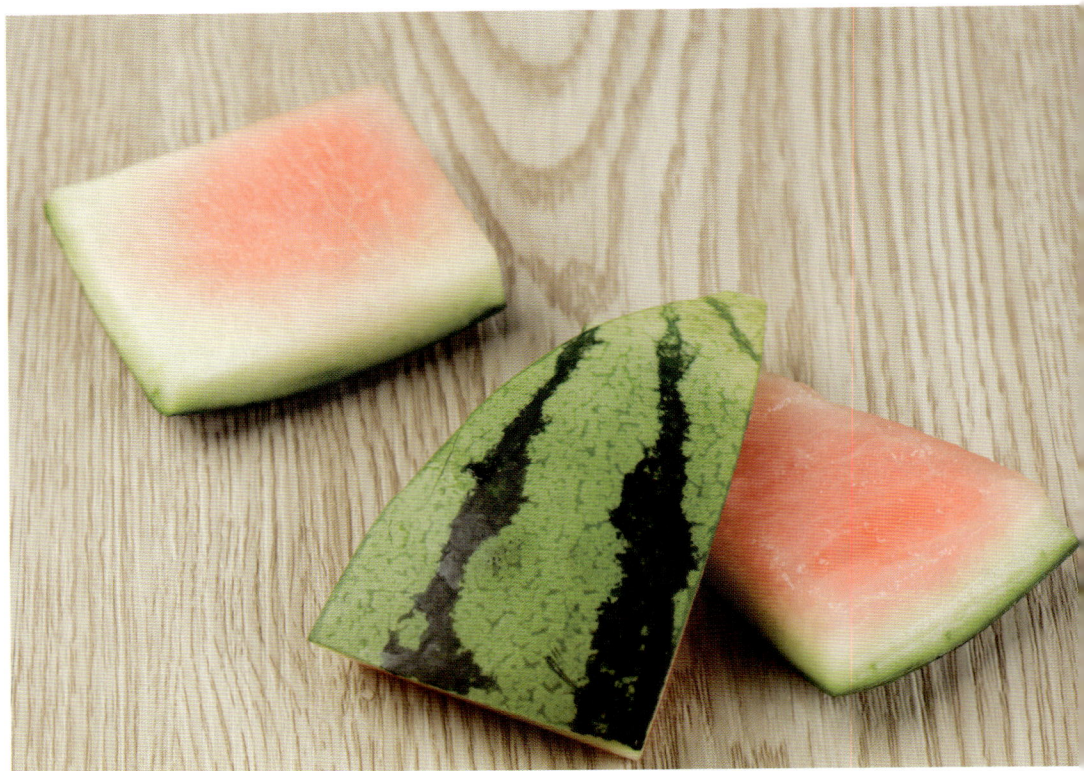

西瓜皮用处大，处理晒伤很管用

　　游泳池或沙滩是人们最喜欢的解暑去处，一家老小其乐融融地玩水，促进家庭的和谐。可是对于幼儿那吹弹可破的娇嫩皮肤来说，烈日下暴晒极其容易晒伤。医学上称晒伤为日光性皮炎，是指被日光中的紫外线过度照射后，引起人体局部皮肤发生的光毒反应。

　　赵先生是偶然认识的朋友，他陪朋友来看病，一问之下才知道原来还是街坊。赵先生比较喜欢养生，由于有共同话题，我们的聊天总是其乐融融，彼此联系也渐渐增加，一有时间就会互相串门。一天，他告诉我，由于放暑假孩子在家无聊，吵闹着出去玩，所以他准备带家人去海边游玩，问我去不去。我说你们一家人去玩，我个老头子去干嘛。又对他说千万要注意防晒，带上太阳帽和防晒霜。

谁知当晚他就火急火燎地打电话给我，说孩子被晒伤了。我问怎么回事，具体症状如何。他说："我们是早上出发的，心想着难得出来一次，想多玩一会儿。阳光也不是特别毒辣，大人没事，小孩却晒伤了。小宝由于平时比较少见海，还没涂防晒霜就跳下水了。回来之后发现小宝的脸、脖子和手臂上全被晒红了，小宝还说好像被热水烫了一样生疼呢。"

我问他家里有没有西瓜，赵先生答道，昨天吃剩一半的西瓜正在冰箱里保鲜着。我说这样就好办了。我让赵先生马上把冰冻过的西瓜皮放在晒伤的肌肤上反复涂抹。赵先生照做，说西瓜皮的汁液很快就被小宝的皮肤吸收了。我又叫他用刀把西瓜皮切成薄片，越薄越好，敷在晒伤的皮肤上。过了一会儿赵先生说，小宝说没那么疼了，很凉爽。西瓜皮含有大量维生素C，敷在皮肤上具有消炎、止痛的功效，很适合治疗被晒伤的皮肤，可以有效减轻灼热的疼痛感。由于幼儿皮肤稚嫩，照射阳光时间过长容易被晒伤，因此做好防晒和晒后护理很重要。一旦发现宝宝有不适反应，应该马上躲进阴凉处，并帮孩子的皮肤补充水分。

过了几天，赵先生带个大西瓜来见我，他高兴地告诉我小宝的晒伤好了，红斑也消退了。

小宝宝的皮肤非常细嫩敏感，可能晒上十几分钟就会被晒伤，甚至在阴天或凉爽的天气也可能被晒伤。造成晒伤不必非得有光照，紫外线才是无形的杀手。如果宝宝在日晒后3~5小时内出现明显的红斑，有轻度烧灼、刺痛或触痛，就属于轻度晒伤。这时候爸爸妈妈就要懂得一些简要的处理方法，如用冰袋冷敷。如果起水疱，需在严格消毒的情况下将水疱刺破，但不要撕掉皮，轻轻挤出疱液，然后上药。如果晒伤部位红斑颜色还在加深，伴有水肿、水疱、疼痛剧烈、晒伤面积扩大，伴有畏寒、发热、头痛、乏力、恶心、呕吐等，是为重度晒伤，必须到医院及时治疗。

最灵老偏方：西瓜皮涂抹法

用刀把西瓜皮切成薄片，在晒伤的皮肤上反复涂抹，也可以直接敷上。此方具有消炎、散热的功效，可以给晒伤的皮肤补充水分。

更多老偏方

丝瓜汁

取丝瓜1条，带皮绞汁涂搽患处即可，1天可多次。此方具有消肿、减轻灼热的功效。

芦荟叶

芦荟适量，将芦荟的叶片清洗干净，去刺及表面，榨汁敷于患处，一般敷半小时即可，要注意在不过敏的前提下才能使用芦荟。此方具有消炎去肿的功效，可减轻灼热感。

米醋

米醋适量。拿几张纸巾浸在白醋里，然后贴在晒伤的部位，纸巾晾干后方可拿开。如果晒伤严重，可重复几次使用。此方具有消炎消肿、帮助皮肤降温的功效。

黄瓜汁

取黄瓜适量，将其洗净，榨汁。取黄瓜汁敷在疼痛的皮肤上10分钟即可。此方具有美肤、祛热的功效。

牛奶

牛奶适量。取普通的纸巾浸透牛奶，早上晚上各敷半个小时，连敷3天就能看到效果，可以缓解晒伤后的疼痛及炎症。此方具有补水、滋润皮肤的功效。

番茄外敷

番茄1个。将番茄切片，敷于晒伤处。此方可以补充皮肤暴晒后丧失的水分，恢复皮肤弹性。

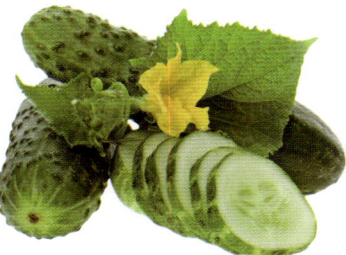

生菜汁涂抹法

生菜适量。将生菜榨出汁，往晒伤部位涂抹。此方具有凉血补水的效果，可以缓解晒伤的灼热感。

烫伤烧伤易留疤，蛋清蜂蜜来修复

很多90后都是独生子女，从小到大都过着"衣来伸手饭来张口"的生活，生活经历不多，匆匆忙忙地为人父母后，对小孩的照料由于缺乏经验，很容易造成意外。

前几天去老李家做客，老李跟我说："老徐啊，王家的小丫头妮妮你知道吧？昨天烫伤了，还伤得不轻呢，手又红又肿的，日夜哭个不停，那哭声听了怪叫人心疼的！"我问怎么回事，于是，老李就将这事细细道来。

妮妮她妈很年轻，才二十出头，自己都还照顾不过来，突然小生命就呱呱坠地了，新妈妈难免就要手忙脚乱、不知所措了。最近妮妮学会走路了，小孩子看见啥都很好奇。昨天中午，小王正在准备午饭，妮妮妈端着滚烫的浓汤从厨房出来，妮妮也是好奇，屁颠屁颠地跑过去抓她的腿。做妈妈的没看到她，突然被东西撞到，吓了一跳，一失手，意外发生了。小孩被绊倒了，打翻的浓汤全泼洒在妮妮的手背上，手背很快红肿起来，水疱也出来了，小孩疼得哇哇叫。当妈的看在眼里，疼在心里。妈妈抱起小孩就往诊所跑，毕竟是女孩子，手上留疤可不是小事啊。去了社区诊所，医生给她上了药。

遇到烧伤烫伤，首先要避免造成感染，谨慎处理，去医院让大夫诊治自然是最保险的，但首要还是先缓解小孩的疼痛。伤处会有灼热感，将烫伤部位放在水龙头下用冷水持续冲洗降温，持续二三十分钟，这种办法就叫做"冷散热"，是最直接可行的，日常生活中相当管用。灼热感消退了，再看情况，严重的话就上医院，不太严重的低温烫伤，大可不必花钱上医院，下面我教大伙儿一个民间方子，做法简单，效果还很好。

需要谨记的是，烫伤发生后，千万不要揉搓、按摩、挤压烫伤的皮肤，也不要急着用毛巾拭擦。简单地清洁消毒后，可以到厨房取鸡蛋和蜂蜜，将鸡蛋的蛋黄用勺子舀出来，只留下蛋清，然后加入适量的蜂蜜，调匀后即可涂在伤处。鸡蛋清，味甘，性微寒，具有清热解毒的功效。鸡蛋清含有醋酸，醋酸则可以维持皮肤的微酸性，以防细菌感染。此外，鸡蛋清还有收敛的作用，结成的蛋痂可以成为皮肤的保护膜，能消肿并帮助皮肤愈合，而且温和不刺激，最适合小孩稚嫩的皮肤了。蜂蜜具有解毒抗菌、杀菌消炎的功效，可以防止腐烂，保护创伤面，促进细胞再生和伤口愈合。古代医学著作《本草衍义》说蜂蜜："汤火伤涂之痛止。"

最后我还是要唠叨点提醒大家，这个方子虽好，但不是立竿见影，要坚持按照这个办法不断涂，直至皮肤恢复。另外，像妮妮这个年龄段的孩子，才刚刚咿呀学语，刚学会爬行、走路，家长们一定要多花点心思呵护小孩，提起十二分精神，不仅要看好，还要告诫小孩明火、炉灶、开水的危险性，不许小孩在厨房打闹，危险物品放置在小孩无法触及处。这样的意外伤害本来是可以避免的。一不小心，给小孩带来痛苦，甚至留下疤痕，还会伴随一生，到那会儿就后悔莫及了。

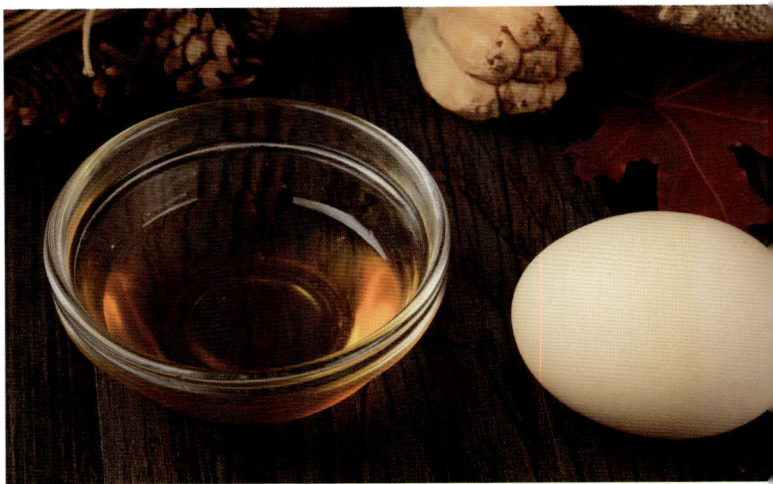

我让老李把偏方给妮妮妈试用，过了十来天，老李笑呵呵地跑来告诉我："孩子的皮肤基本恢复了，最神奇的是居然没留下疤痕！"

最灵老偏方：蛋清蜂蜜

蛋清蜂蜜：鸡蛋2个，蜂蜜适量。将鸡蛋的蛋黄取出，留下蛋清，再加入适量蜂蜜调匀即可外涂于患处，1天使用2次，涂至伤口恢复。此方能有效缓解烫伤的疼痛，帮助伤口修复，适用于轻度烧伤、烫伤。

家庭常用的老偏方：小孩小病一扫光

更多老偏方

米醋

米醋20毫升。倒入干净器皿内，用医用消毒棉签蘸醋，反复涂抹于伤处，每日3~5次。**此方可以杀菌消炎，适用于轻度烫伤患者。**

茶油

干茶叶、菜油各适量。将茶叶渣放在火上烘焙至微焦后研磨成粉，与菜油混合调成糊状，涂抹伤处。**此方可以消肿止痛，适用于轻度烧伤、烫伤患者。**

姜汁

将生姜碾出姜汁，然后用消毒棉签蘸姜汁外涂，或用棉纱浸泡姜汁湿敷在烫伤处。**此方可缓解疼痛，治疗轻度烫伤。**

芙蓉花粉

木芙蓉花适量，晒干后研磨至粉末状，用麻油调匀抹于患处。**此方具有散热活血的功效，适用于轻度烫伤患者。**

侧柏叶泥

鲜侧柏叶适量，洗净后捣烂如泥状，加适量75%的酒精调成糊状，敷于患处，隔天换1次药。**此方具有散热凉血的功效，适用于轻度烧伤、烫伤患者。**

绿豆粉

取绿豆100克研末，用75%的酒精调成糊状，30分钟后加冰片15克，再调匀后敷于烧伤处。**此方可以减少烧伤的痛苦，加快结痂，不留疤痕。**

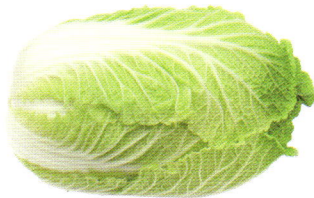

大白菜

大白菜适量。将大白菜捣碎敷在患处即可。**此方可以加快皮肤的散热，止痛效果明显。**

孩子误吞异物，快用海姆立克急救法

婴幼儿的认知方式与大人不同，他们眼中的世界也不是大人眼中的世界。他们的大脑远不及成人发达，无法理性地观察和认识周围的事情，因此才会本能地运用自己的方式和感官去看去听、去闻去嗅、去触摸、去啃咬等，借此获取成长所必需的信息和知识。什么东西能吃，什么东西不能吃，他们没有清晰的认识，从咬自己手指开始，他们把触手可及的东西都往嘴里塞。如果吃进去的是食物那还好，万一放进嘴里的是纽扣、硬币、玻璃珠等异物，那就可能会危及到他们的小生命。

家有婴儿的父母要学的第一节必修急救课就是：快速排出异物。孩子误吞异物，首选应即刻去医院，请医生处理。但如果情况紧急，孩子已经出现呼吸急促、面部发紫等窒息的现象，就要马上采取急救手段。一旦延误，后果不堪设想。从医多年，误吞异物的病例遇到许多，回顾以往那些例子，尤有余悸，推荐给大家最实用有效的办法是海姆立克急救法。

记得有一回，一位年轻女士抱着个小男孩满脸焦急地跑进我的诊室。小男孩约莫3岁左右，小脸憋得通红，还不停地咳嗽。女士着急地说："大夫，我是住您附近的，我儿子不小心吞了个玩具车轮，好像被卡住了，您快救救他！"我一看情况紧急，就立刻对小男孩进行急救。我从背后抱住他，并让其身体稍微前倾；将双臂分别从孩子两腋下前伸并环抱；左手握拳，右手从前方握住左手手腕，使左拳虎口贴在患者胸部下方，肚脐上方的上腹部中央，形成"合围之势"；然后突然用力收紧双臂，用左拳虎口向小孩上腹部内上方施压，迫使其上腹部下陷。由于腹部下陷，腹腔内容上移，迫使膈肌上升而挤压肺及支气管，这样每次冲击可以形成一股气流，从而将异物从气管内冲出。施压完毕后立即放松手臂，然后再重复操作。重复了七八次后，小男孩一阵猛烈地咳嗽，终于把车轮子给呛了出来。女士脸上的愁云顿时舒展开来，不停地道谢，说总算可以放下心来了。

这个办法也要分年龄使用。对于3岁以上的孩子，误吞异物，可使用该办法急救，以免造成无法挽回的后果。若孩子尚幼，在3岁以下，应该让其脸朝下，背朝上俯卧在父母的前臂上，同时捏住宝宝颧骨两侧，父母则用大腿支撑自己的胳膊，保证宝宝头部的水平位置比身体低，用另一手掌在宝宝背部两肩胛骨之间的脊椎部位，连续拍击5~8次。拍击要有一定的力度，但不能过猛。一边拍，一边观察宝宝是否将异物吐出。重复几次后，可以扒开宝宝的嘴，若能看到异物，就用手指夹出来。

吞服异物是典型的婴幼急症，家长应该具备急救知识。为了避免孩子受罪和家长担忧，预防才是关键。身为医生，我们建议不给5岁以下的孩子喂花生、瓜子等坚果；不给3岁以下的孩子喂果冻，若要吃，必须由监护人用小勺切割再喂，不能让孩子自己整个吞服；发现孩子有咬异物的习惯，要及时纠正；家里不要放能放入嘴里的小东西，或者置放在他们无法触及处；吃饭时不要逗笑，改变边吃饭边说话的不良习惯等。

最灵老偏方：海姆立克急救法

施救者从背后环抱患者，双手一手握拳，另一只手紧握住握拳的手，从腰部突然向上腹部施压，迫使其上腹部下陷，使得患者胸腔压力骤然增加，促使异物排出。本方适用于误吞异物，可以帮助异物排出。

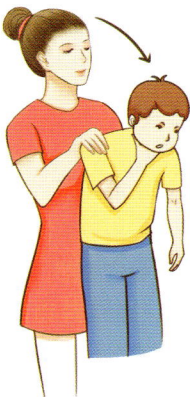

①施救者从背后环抱患者　②施救者一手握拳　③另一只手紧握住握拳的手　④从腰部突然向上腹部施压

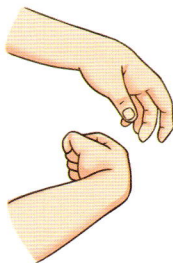

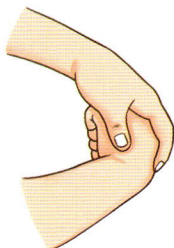

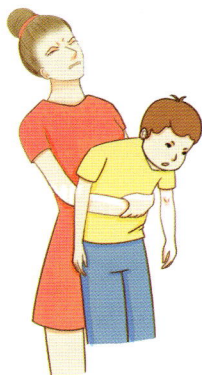

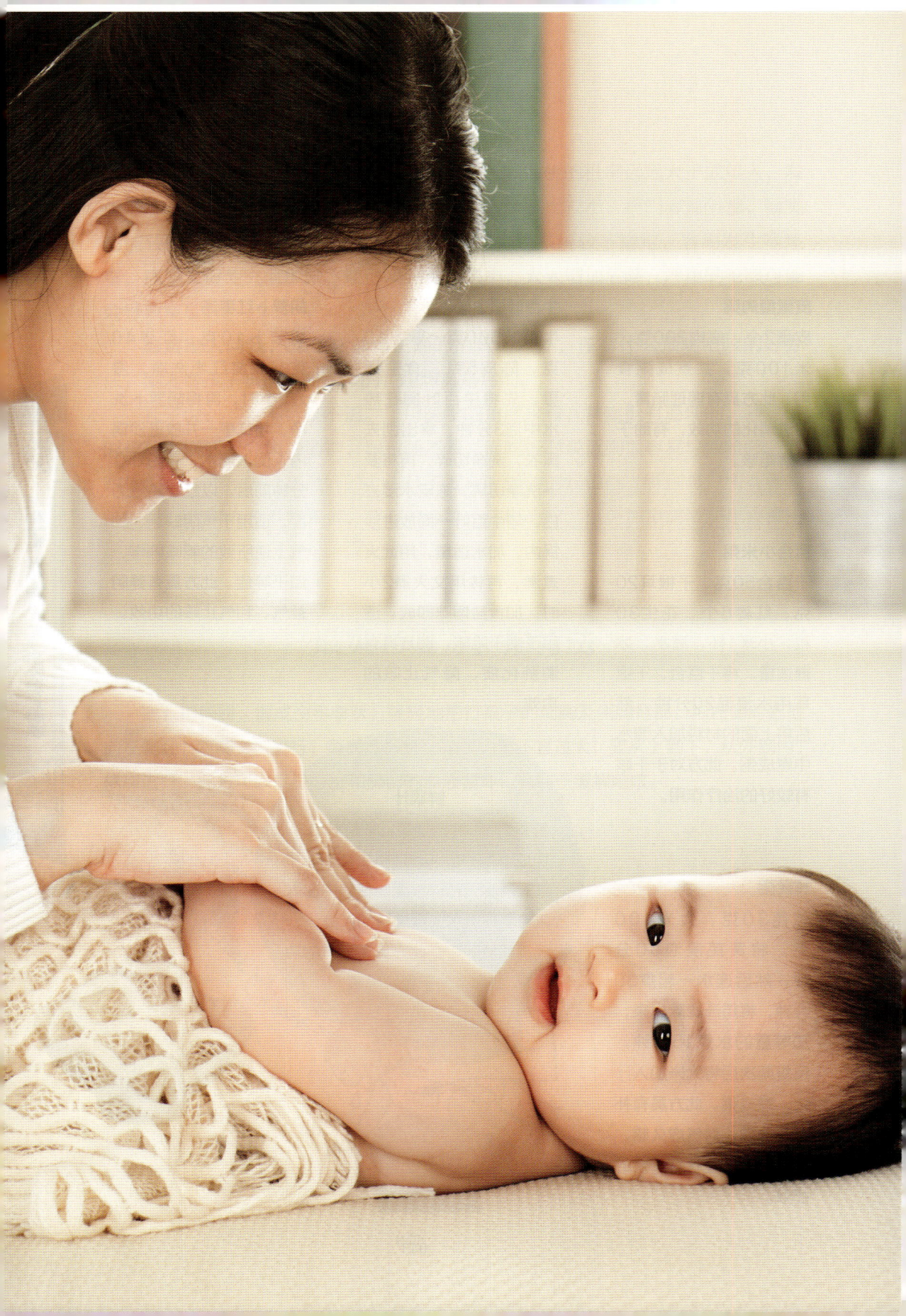

小儿疝气烦恼多，试试简单按摩法

春天是万物复苏、生机勃勃的季节，到处都是芳草碧绿，鸟语花香。人们都喜欢在这个喜气洋洋的季节结成连理，喜上加喜。医馆的会计阿德就是在去年春天办的喜事，妻子是他以前的同学，夫妻俩很是恩爱，今年春末生下一子，小名春天。作为夫妻俩爱情的结晶，两人自然对春天疼爱有加，春天平时有个什么小毛病都会让两人着急得吃不下饭。

这天，两人匆匆忙忙地把孩子抱到我家。阿德开门见山地说："徐伯，这次问题不小，赶紧帮忙看看！"我问怎么了。阿德说："孩子这两天有些便秘，昨晚忽然大哭起来，我们俩看到小家伙的脚在狂晃，我们以为是他的尿布湿了，脱下之后看到这孩子腹股沟有一个肿块，我们俩吓坏了。没想到把孩子放平后给他按压那个肿块，竟然消失了。过后孩子也睡了回去，可我们不敢大意，觉得还是带来给您看看为好。"

正当我给孩子把脉的时候，孩子从睡梦中醒过来，忽然大哭起来。这时阿德赶紧看了看孩子的腹股沟，肿块又出现了，阿德想把它按下去，却没成功。纳闷地说："奇怪，昨晚还能按下去的。"我止住阿德，并把孩子仰卧放在床上，用单手掌由腹部左侧向右侧做旋弧状揉捏，用拇指按压天枢、气海、关元穴各1分钟。过了一会儿，肿块消失了。阿德连忙叫我教他这个手势。我叫他别急，先听我说完。

根据春天的情况，我判断春天是得了疝气。小儿疝气即为小儿腹股沟疝气，俗称"小肠气"，是小儿常见的疾病。在胚胎时期，腹股沟处有一个"腹股鞘状突"，可以帮助睾丸降入阴囊或子宫圆韧带的固定。有些小孩出生后，此鞘状突关闭不完全，导致腹腔内的小肠、网膜、卵巢、输卵管等进入此鞘状突，即形成疝气。如果有腹腔液进入阴囊内，会发展为阴囊水肿。早产儿和男孩的发病率比较高。中医认为，疝的发病多与肝经有关。金元时代医家张子和说"诸疝皆属于肝"，凡肝郁气滞，或寒滞肝脉，皆可致疝；也有先天脏气薄弱，不能收摄而致疝的。所以本病的发生与先天禀赋不足、气滞、寒湿、气虚有关。治疗疝气，应该药食调治，辅助按摩手法，疏肝理气，温化寒湿，补中益气。

疝气初期症状不明显，仅在站立行走、剧咳、大哭等腹内压增高时，腹股沟区有胀痛感或轻微疼痛。此后阴囊部、腹股沟部或大阴唇部发现有可变性肿块，平卧或用手推抚后肿块消失，随病程加长，而沉重下坠感会加重，慢慢演变为阴囊水肿。刚才我给春天按摩腹部，起到疏肝理气的作用。天枢穴，主治腹痛、腹胀、便秘、水肿，小儿消化不良等；气海穴，主治腹痛、水肿股胀、疝气等；关元穴具有培元固本、补益下焦之功，主治泌尿、生殖器疾病。

我跟阿德夫妇说："预防和治疗小儿疝气，有几点需要注意的。要及时治疗咳嗽、便秘等疾病；注意喂养，避免孩子大哭大闹；按摩时尽量避免患儿哭闹咳嗽，以免疝内容物再次脱出；加强体育锻炼，增强免疫力。用正确的按摩方法和合理调补小儿身子，小儿疝气是可以治愈的。"

最灵老偏方：按摩腹部

让患儿仰卧于床上，施术者用单手掌由腹部左侧向右侧做旋弧状揉捏，用拇指按压天枢、气海、关元穴各1分钟。每日按摩2次。**此方具有疏肝理气的功效。**

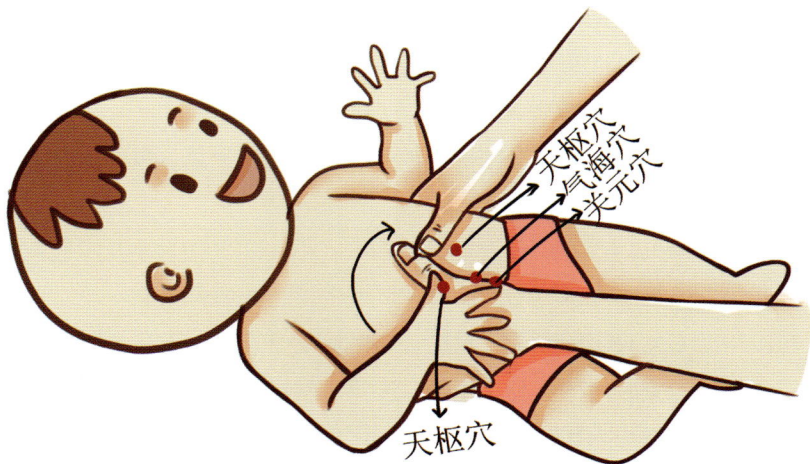

更多食疗方

茴香粥

小茴香15克，粳米100克。先用清水煎小茴香，去渣取汁，然后加入粳米煮成稀粥，每天服用2次。本方具有行气止痛、健脾开胃的功效，适用于小儿疝气、睾丸肿胀、阴囊橡皮肿等症。

荔枝核粥

荔枝核30克，粳米50克。先将荔枝核加入清水煎，去渣取汁，放入粳米一起煮粥。本方具有温中理气、止痛的功效，适用于寒疝气痛、小腹冷痛等症。

小茴香煎蛋

小茴香15克，食盐4克，青皮鸭蛋2个。将小茴香豆和食盐一同炒熟研末，和打入碗中的鸭蛋拌匀，在油锅中煎成蛋饼，每晚临睡时用温米酒送服。此方具有行气止痛、消肿散结的作用。

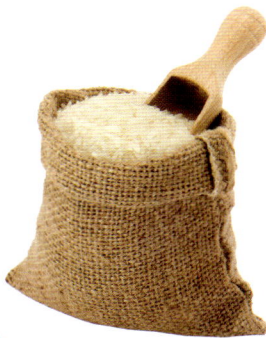

怀山药黑鱼汤

怀山药30克，桂圆肉20克，黑鱼一条。黑鱼洗净，与怀山药和桂圆肉放入炖盅，隔水炖熟服用。此方适用于脾胃虚弱引起的疝气，有补气养虚的功效。

茄子汁

茄子50克。把茄子用水煎，取汁，饭前温服，每日2次。对轻度疝气有收敛固提之效，并可改善疝气带来的不适感。

双核饮

橘核、山楂核各30克，用水煎服，每日2次。此方具有行气散结、通络止痛的效果。

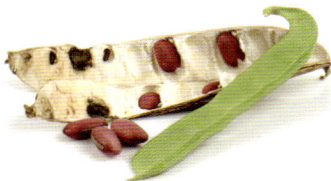

刀豆粳米粥

刀豆50克，粳米50克。将刀豆和粳米放在一起煮成粥，每日两次。此方具有温中和气、止呃逆、益肾补气的功效。

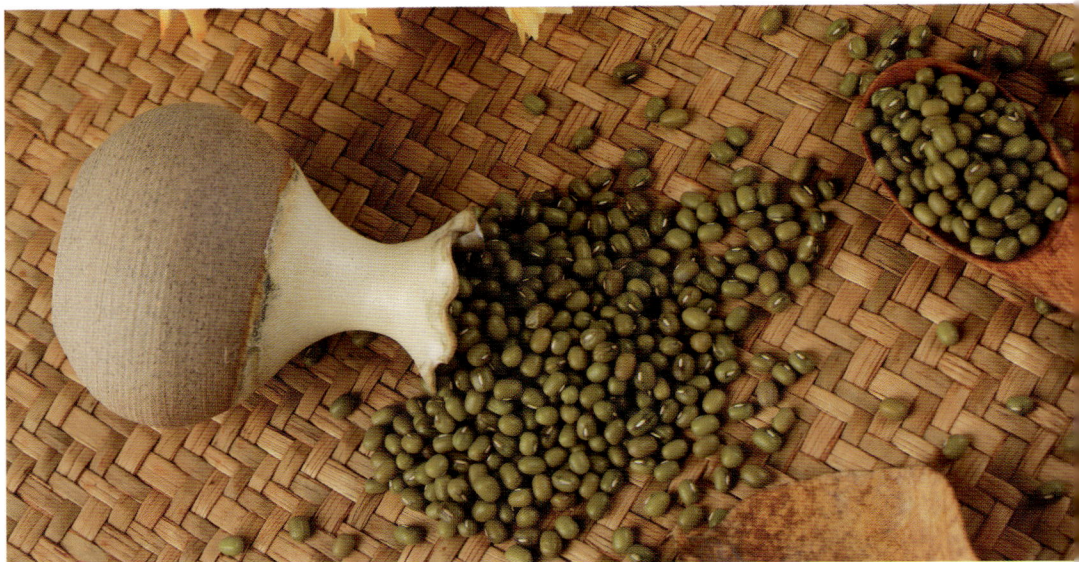

夏日中暑别担忧，绿豆汤来解你愁

　　邻居曹女士的儿子小坤很爱玩滑梯，每次我去公园都看得到他在那玩。这天下午我去公园散步又看见他玩得热火朝天。

　　七月的天气，虽然太阳已经快要下山，但还是能感觉到迎面而来的阵阵暑气，估计要等晚上才会稍微凉快一些。正当我转头走开的时候，忽然曹女士大喊起来："救人啊！"我快步走了过去，看到曹女士抱着小坤坐在地上，不知所措，周围不少人围观。我上前询问，她说小坤刚才玩滑梯时晕倒了，让我帮忙看看。

　　我看到小坤昏昏沉沉的，头上大汗淋漓，大口喘气，面色和嘴唇都有些苍白。我赶紧叫大家走开一点，然后把小坤抱到阴凉处。小坤的脉搏很细弱，皮肤湿冷，应该是中暑了，就给他按摩太阳穴。过了好一阵子，小坤渐渐清醒过来，我叫曹女士赶紧带他回家休息，补充一些盐水。刚好我也准备回家，就跟她顺路一起回了。

　　暑之为气，时应乎夏，在天为热，在地为火，在人为心。暑气伤人，先着于心。通俗来说，中暑就是高温和失水过多引起人体体温调节功能失调，使得体内的热能过度蓄积，导致心血管功能紊乱而出现一系列不适反应。

曹女士说："我可是等太阳要下山了才带他出来的，现在也不那么热了啊。"我跟她说，虽然现在太阳下山了，但高温晒了一天之后，地面和滑梯都充分吸收了热气，小坤这时候来玩，热气就很容易进入身体，引起中暑。中暑反应分为轻度、中度、重度三种程度。常见的轻中度症状包括发热、乏力、皮肤灼热、头晕、恶心、呕吐、胸闷、血压下降；重症中暑表现为头痛剧烈、昏迷、痉挛等。小坤刚才应该是中度中暑了，我给他按摩太阳穴，可以缓解疲劳、振奋精神、止痛醒脑，带他到阴凉处，使得他体内的热气可以散发出来。曹女士问："那有什么好办法可以治疗中暑吗？"我给她推荐了绿豆汤，做法比较简单，用浸泡过的绿豆煮成汤就行了，高温时节经常服用，能有效预防中暑。绿豆，味甘，性寒，无毒。中医认为，绿豆可以消肿通气、清热解毒，经常食用可以调和五脏，安神，通行十二经脉、滋润皮肤，煮汤可以解渴、生津。常用于解暑、解酒毒、明目降压、清血利尿、治呕吐下泄。现代人还用绿豆来祛痘、减肥呢。

"原来绿豆还有这么多功效啊，平时真小看它了！"曹女士说。说着话，不知不觉就要到家了，这时曹女士把小坤交给我，说要到超市去买绿豆。我问小坤现在怎么样了，小坤说："身体有点热，全身没了力气，头也有点晕。"我说："下次你要玩滑梯，叫妈妈早上带你去吧。回去喝了绿豆汤，多休息，明天就应该没事了。"

我跟曹女士说，老人和小孩由于身体机能比较差，所以更应该提高防暑意识。大人也要防止中暑，夏日出行注意躲避烈日，备好防晒用具，可以随身携带一瓶风油精；多喝开水，出汗较多时可以补充一些盐水；饮食上，多食用含水量较高的瓜果蔬菜；夏天气温高，人体新陈代谢旺盛，容易感到疲劳，保持充足的睡眠，可以使身体的各系统得到恢复。

最灵老偏方：绿豆汤

绿豆 100 克，白砂糖适量。将浸泡后的绿豆放入锅中，用大火煮沸后用小火煮至绿豆变烂，加入白砂糖即可。每天喝 1 次，可经常饮用。**此方具有清热解毒、止渴消暑的功效。**

更多食疗方

薏苡仁炖鸭

冬瓜 500克，薏苡仁30克，鸭1只。将鸭去毛及内脏，洗净切块。冬瓜去皮切块，与薏苡仁和鸭同放锅中，加水适量煮汤服食。此汤有清利湿热的作用，适用于中暑先兆及轻症患者。

冬瓜荷叶粥

冬瓜10克，荷叶1张，粳米60克，一起放入水中煮成粥。此方具有清热祛暑的功效。

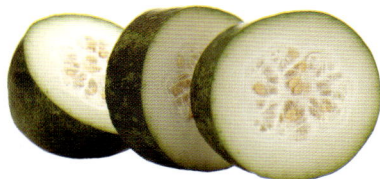

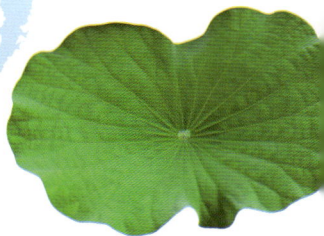

红枣绿豆粥

取红枣100克、绿豆300克，加水1500毫升，大火煮沸后再改文火炖熬，使绿豆酥烂为止，加白糖100克调匀凉凉食用。此方具有清热解毒、祛暑止渴、利尿消肿之功效。

麦冬粥

麦冬30克，粳米100克。将麦冬煎汤取汁，加入粳米煮成粥。本方具有养心、滋阴、润肺、祛暑降温的功效。

苦瓜粥

苦瓜100克，大米100克。把苦瓜洗净去瓤，切成小块。将大米加水煮沸后放入苦瓜，加适量食盐，煮成粥。此方有消暑降热、清心明目、去烦解毒之功效。

荷花汁

鲜荷叶或荷花适量，用水煎服。本品具有清热解暑的功效。

杨梅汁

鲜杨梅500克、白糖50克。置瓦罐中捣烂后加盖，7天后用纱布绞汁，再取汁入锅中煮沸即可饮用。此方具有解暑降热的功效。

宝宝尿床就喝莲子羹，健脾益气又美味

一般来说，幼儿 1 岁半左右可以养成排尿习惯，但由于幼儿中枢神经系统的发育还不完善，他们在摄入大量水分、过度疲劳、环境变化、精神刺激等影响下，仍可能会出现遗尿的现象。遗尿俗称尿床，3 岁以下小儿尿床或 3 岁以上小儿偶尔尿床，是正常的现象，随着年龄增长可以不治而愈。但是在五六岁以后，在睡眠中有尿液不由自主地排出，每周 2 次以上并持续达 6 个月，医学上就称之为"遗尿症"。

中医理论认为，"虚则遗溺"。小儿肾气不足，下元虚冷，肝脾气虚，肝经湿热或病后虚弱，均可导致遗尿。遗尿症是一种常见小儿病，普遍情况下，男孩子比女孩患此病的概率要高。该病可能会影响小孩的心理，家长需要引起重视。尤其是女孩，尿床容易产生心理阴影，出现自卑感，影响健全性格的形成。

楠楠已经 9 岁了，正在读小学三年级，性格内向，不敢和同学一起玩闹，甚至话也很少。开家长会，班主任和楠楠妈妈谈到楠楠。楠楠妈妈一脸的为难，最

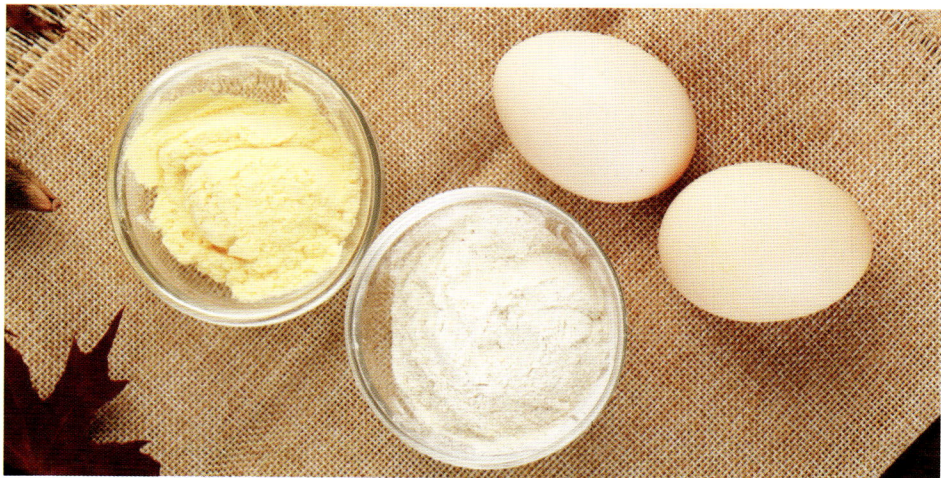

后还是开口说出了心底话，原来楠楠妈妈发现女儿已经9岁了却还经常尿床，她怕这事会伤害到孩子的自尊心，想带她去就诊却怕孩子害羞，正为这事犯愁着呢。班主任说："早治早好，我认识一位中医，他开的方子很有效果，治疗小儿疾病很有一手。以前有过类似情况的学生，后来在他那儿都治愈了。你不妨把孩子带到他那去看看，跟孩子说是检查身体就行了。"

后来她就带着楠楠来到我这儿，我给楠楠把脉，发现楠楠有点肾气不足、脾胃虚弱，于是给她写了个补肾固气的方子。2个月后，楠楠妈妈反馈说方子效果很好，味道也不错，相比于中药，楠楠很乐意吃这个，现在她已经很少尿床了，人也变得开朗起来。

这个方子叫作莲子羹，做法简单，将莲子粉和栗子粉加上清水，加入鸡蛋一起入锅蒸熟成羹即可，一般1周后即可见效。莲子和栗子均有固气养脾的功效，搭配鸡蛋可以健脾益气，补肾固摄，适用于治疗肾气不足、脾胃虚弱导致的小儿遗尿。

对于小儿遗尿，治疗途径还有很多，莲子羹是其中较为简单有效的一种。我建议家长不要急于给孩子进行药物治疗，可以从以下两个方面入手：其一，习惯培养和心理疏导。晚上限制孩子饮水量，睡前少饮水乃至不饮水，夜间用闹钟唤醒小儿起床排尿1~2次，养成良好的作息制度和卫生习惯，避免过劳，帮助儿童走出遗尿的阴影。切忌大声呵斥或表现出不耐烦的情绪，多进行心理减压、多鼓励。其二，饮食方面。肾气不足者宜吃温补固摄的食物，如糯米、怀山药、韭菜、黑芝麻、桂圆等；肝胆火旺者宜吃清补的食物，如粳米、莲子、绿豆等；晚餐宜吃干饭，以减少水分摄入，可多食猪腰、猪肝等。忌吃辛辣、刺激性食物，由于小儿神经系统发育尚未成熟，若食用这类食物，会使大脑皮质的功能失调，易发生遗尿；多盐、多糖、生冷以及具有利尿作用的食物也不宜食用；生冷食物会削弱脾胃功能，对肾无益，故应禁忌。

最灵老偏方：莲子羹

莲子粉、栗子粉各30克，鸡蛋1个，盐少许。将莲子和栗子粉放入碗中，加盐拌匀，打入鸡蛋，加清水少许，搅至起泡，入锅蒸熟成羹即可。空腹食用，每日1剂，1次食完，连食5~7日，以后每星期食1剂。**此方具有补血养气、固肾培元的功效。**

更多食疗方

韭菜籽饼

韭菜籽10克，面粉适量。将韭菜籽研细末后与面粉和为一团，烙成饼吃，1~2次可愈。**此方可以滋补元气。**

猪肚益智仁

鲜猪肚1具，益智仁9克。把猪肚切开洗净，将益智仁放入肚内，炖熟后把猪肚和益智仁全都吃下，每日1次，连服3日可见效。**此方可以增强膀胱的收缩能力，增大膀胱容量。**

糯米蒸猪肚

糯米100克，洗净，浸泡一晚。猪小肚1具，洗净。红枣50克，冰糖适量。把红枣、冰糖、糯米和少量猪油拌匀，塞入猪肚内，用针线扎紧猪肚口，放碗内，高压锅蒸熟。每天晚上睡前吃，连吃2~3次即可。**此方有助于增强膀胱的收缩能力，滋补肾气。**

高粱米粥

高粱米50克、桑螵蛸10克。将桑螵蛸装在纱布袋内，放水中煮沸数分钟即将布袋取出，留水，再将洗净的高粱米放此水内，煮至米烂成粥即可食用。此粥每日1次，可持续1~2个月，直到症状好转为止。**此方具有健脾益气、补肾固涩的功效。**

荔枝干炖猪膀胱

干荔枝肉30克，糯米50克，塞入猪膀胱内煮熟服用。**此方具有益气固涩的功效，适用于遗尿症。**

炒白果

白果炒熟备用，每晚吃2~5个。**此方适用于脾肺气虚型遗尿，具有培元益气的功效。**

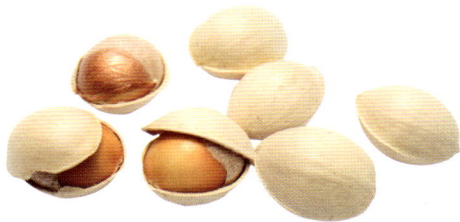

吃**虾皮豆腐汤**，巧治婴儿夜啼

最近看到护士小杨总是一副满脸倦容的样子，精神恍惚，黑眼圈十分明显，做事也有点丢三落四。我关心地询问她："小杨，你这是怎么了，怎么每天都无精打采的。你不是那种经常熬夜的夜猫子呀，是失眠了还是？"小杨又打了个

哈欠，无奈地说："还不是我家那小祖宗，天天夜里哭闹，不肯安稳踏实地睡觉，任你怎么抱怎么哄就是死活不肯入睡。我们都伤透了脑筋，一家老少都被搞得彻夜无眠，早上起来个个都是黑眼圈，我家简直变成'熊猫养殖场'。邻居都投诉我们了，可我们有什么办法啊，把孩子抱去医院，又看不出什么所以然。听说小孩子有阴阳眼，你们说，会不会是受什么惊吓了，我去庙里请道平安符来你们觉得怎样？"我听后哈哈大笑，说："亏你还是知识分子呢，这么迷信。哪有什么妖魔鬼怪，别疑神疑鬼的，小儿夜啼我也治过不少，你有空把他抱来，我给他看看。"

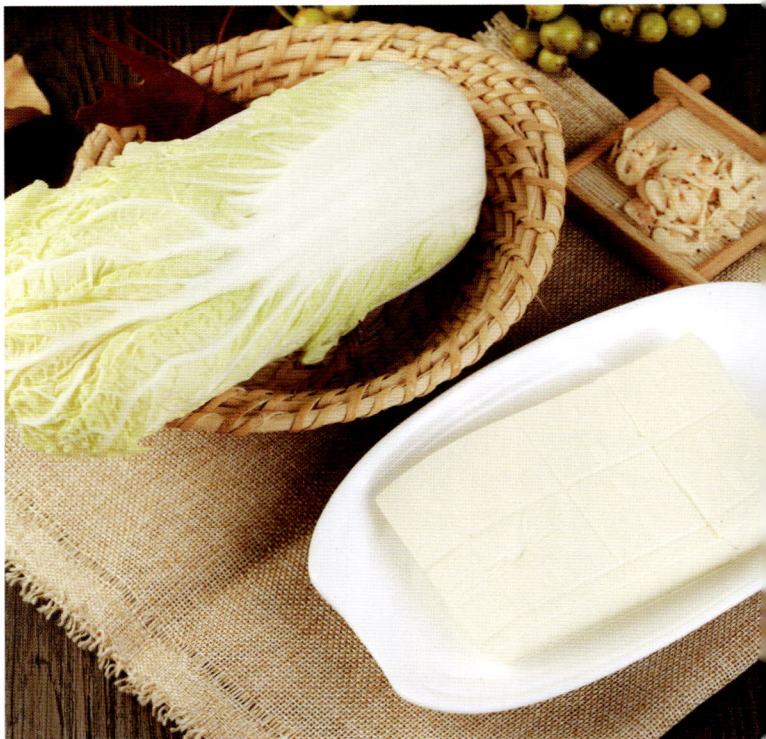

医院的检查报告显示，小杨的儿子有些缺钙。现代医学认为，当血浆里的钙浓度降低时，神经肌肉的兴奋性会增高，会引起抽搐，导致小儿睡眠不安而哭闹。而我诊治之后，发现小杨的儿子脾胃有点积热失合，"胃不合则卧不安"，脾胃积热或虚寒都可能导致孩子晚上睡不安而夜啼，治疗的关键在于调理脾胃。

我开了1个补充钙质、调和脾胃的食疗方给她。这方子叫作虾皮豆腐汤，用豆腐和虾皮以及一些配菜煮成汤，连续服用7天即可见效。豆腐含有丰富的蛋白质和钙质，具有益气和中、调和脾胃的功效。宁原《食鉴本草》认为豆腐："宽中益气，和脾胃。"虾皮的钙含量很高，还具有补肾壮阳、理气开胃的功效。

婴儿不会说话，哭闹是他们表现情感、提出要求的常见方式。引起宝宝夜间哭闹的原因除了缺钙外，还有许多其他的因素，如肚子饿、口渴、过热或过冷、尿布潮湿、衣服过紧、被褥过重等非疾病性原因；部分宝宝平时被家长养成抱、摇、哄的习惯，加上白天睡眠较多，就容易发生夜间哭闹并形成条件反射；有的宝宝白天过于兴奋或受过惊吓，晚上会哭闹不安，夜间做梦也会导致突然哭闹。会引起宝宝疼痛、瘙痒等不适的疾病也会致使宝宝夜啼。

另外，如果宝宝感染了寄生虫，寄生虫会爬到宝宝的肛门口，使宝宝因肛门口痒而哭闹。所以要针对其原因采取不同的治疗方法。此外，宝宝大脑神经发育尚未成熟，在生理上尚未形成固定的作息时间表，某些神经类型的小孩晚上不睡白天睡，这就需要引导孩子调整生物钟。

最灵老偏方：**虾皮豆腐汤**

石膏豆腐200克，白菜200克，虾皮15克，食盐、味精、葱花、生姜、香油各适量。虾皮洗净，水泡一下，石膏豆腐切成小方块，白菜洗净切小块。在锅内加清水适量，放入虾皮、姜块，烧沸后下豆腐，再加白菜，白菜熟后放食盐、味精、葱花和香油调味即可。每天食用1次，7天为1个疗程，可经常食用。**本方具有调和脾胃、补钙安神的作用。**

更多食疗方

雪梨炖灯芯草

灯芯草3克，雪梨1个，冰糖10克。将雪梨洗净，去皮、核，切块。锅内加适量水，放入灯芯草，文火煎沸20分钟，加入雪梨块、冰糖，再煮沸即成。本方具有润燥安神的功效。

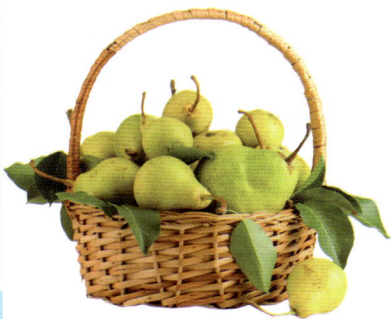

菊花钩藤药香

茯苓50克，菊花80克，钩藤80克，淡竹叶50克、灯芯草50克，琥珀20克，五味子10克。将上述药打碎后装袋密封，夜晚当枕用。本方具有疏散风热、清心降火的功效，常用于治疗心烦不寐、小儿夜啼等。

蝉蜕钩藤汤

蝉蜕5克，钩藤6克，柏子仁6克，夜交藤3克，茯神5克，黄连3克，甘草5克，酸枣仁（捣碎）10克。水煎服，每日1剂，分2次服用。本方具有散风除热的功效。

地麦粥

生地10克，麦冬6克，先煎生地和麦冬，然后取液适量，加大米30克，煮成粥，1日内分次食完。此方适用于心热型夜啼，具有清除邪热的功效。

茯苓龙齿汤

桂枝、甘草各3克，白芍药、钩藤各6克，陈皮6克，姜半夏、茯苓各9克，龙齿15克，生姜2片，红枣3枚。水煎服，分2次服用。此方具有健脾和胃、宁心安神的功效。

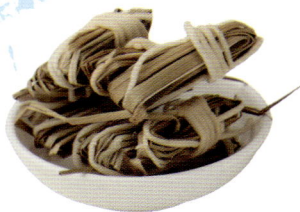

生姜红糖汤

生姜10克，红糖15克。生姜切片，加适量红糖，用水煎服。本方具有温中散寒的功效，适用于脾胃虚寒导致的夜啼。

干姜粥

干姜5克，大米30克，将二味煮成粥服用即可。此方适用于脾寒型夜啼，具有温中散寒的功效。

蚊虫叮咬不要挠，蒜汁止痒很有效

有年夏天我去乡下亲戚家度假，天气炎热，蚊虫很多。一日傍晚，我吃过晚饭后邀请亲戚的小孩阿森去池塘边大榕树下散步纳凉。阿森和我一起出去，微风徐徐吹来，身体的燥热降了不少，晚霞漫天红遍，很是美丽。可是，蚊子太多大煞风景，不仅嗡嗡嗡地乱飞，还"见缝插针"，朝我们裸露的皮肤不断进攻。尤其爱挑细皮嫩肉的小孩子下口。不一会儿，阿森就被蚊子叮得起了不少红疹大包，阿森不停抓啊挠啊："徐爷爷，蚊子咬我，好痒呀。"看到他的皮肤都快被抓烂了，我赶紧叫他别挠，并把他带回家，给他处理叮咬的皮肤。

宝宝被蚊虫叮咬后可能会引发皮炎，这是夏季小儿常见的病症。当宝宝被叮咬后，皮肤就会出现红肿、丘疹，引起局部瘙痒，这时要

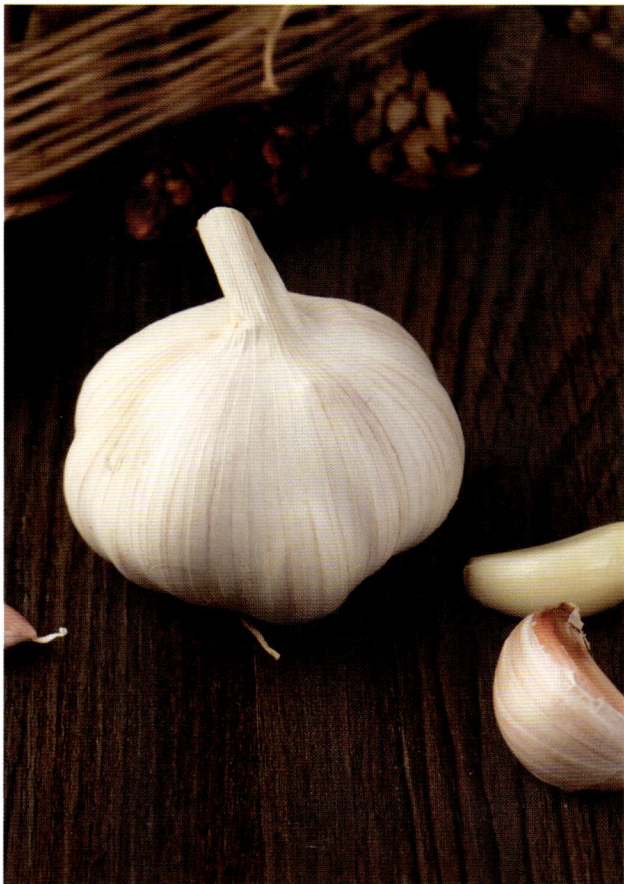

避免过分挠抓。宝宝自控能力差，他们会使劲抓痒，最后往往造成皮肤溃烂、感染。因此，被蚊虫叮咬后应该立即消炎、去肿、止痒。我给大伙儿推荐一个很实用的办法。如果情况不是很严重，家长们可采用这个方法。如果叮咬部位出现明显的水肿、水泡或感染迹象时，要及时带宝宝去医院止痒、消肿，以免贻误病情。

这办法就是用大蒜搽。大蒜包含的硫化合物具有奇强的抗菌消炎作用，对多种球菌、杆菌、真菌和病毒等均有抑制和杀灭作用，是当前发现的天然植物中抗菌作用最强的一种。中医认为大蒜具有解毒杀虫、消肿止痛、止泻止痢、治肺、驱虫等药用价值。用切成片的大蒜在被蚊虫叮咬过的皮肤反复搽1分钟，具有明显的止痛、消炎、去痒作用，即使被咬处已成大包或发炎溃烂，也可以用大蒜搽。一般数小时过后即可消炎去肿，溃烂的伤口24小时后可痊愈。大蒜不仅能消除蚊子叮咬后的红肿，它强烈的气味还能把蚊子赶跑。需要注意的是，不要搽太多，以免伤害宝宝幼嫩的肌肤；另外，大蒜刺激性较大，皮肤敏感的宝宝应慎用。

预防方面，重点要注意室内清洁卫生，定期打扫，不留卫生死角，不给蚊虫以藏身繁衍之地；开窗通风时不要忘记用纱窗做屏障，防止各种蚊虫飞入；在暖气罩、卫生间角落等房间死角定期喷洒杀蚊虫的药剂，最好在小孩不在的时候喷洒，并注意通风；父母还要监督宝宝常洗手，勤剪指甲，以防宝宝抓挠叮咬处时感染。

宝宝睡觉时，为了让他享受酣畅的睡眠，可以给他的小床配上透气性较好的蚊帐；或插上电蚊香，注意电蚊香不要离宝宝太近；还可以在宝宝身上涂抹适量驱蚊剂；睡觉前沐浴时可以在宝宝的澡盆里滴上适量花露水，使宝宝洗澡后肌肤上留有花露水的味道，对驱散蚊虫也有一定功效。

最灵老偏方：大蒜汁

大蒜3~5瓣。用切成片的大蒜在被蚊虫叮咬处反复搽1分钟，一般数小时后即可消炎去肿，溃烂的伤口24小时后可痊愈。皮肤过敏者应慎用。**此方有明显的止痛去痒消炎作用。**

更多老偏方

肥皂水

把肥皂水涂于被叮咬处。肥皂的碱性和蚊子分泌的蚁酸可以中和。本方具有较好的止痒效果。

土三七汁

土三七又叫景天三七，取其叶用水冲洗净，挤出汁涂抹于蚊虫叮咬处。本方能消炎止痒。

氯霉素眼药水

被蚊虫叮咬后，可立即涂搽1~2滴氯霉素眼药水，本方具有止痛、止痒、消炎的功效。

马齿苋汁

鲜马齿苋茎叶少许。在手里揉搓出水后，涂搽于患处，此方具有止痒消肿效果。

牙膏止痒方

取牙膏少许，涂抹于被叮咬处。本方具有减轻瘙痒的作用。

粥膜止痒

大米适量，食用碱少许。把大米加入锅中，加食用碱煮米粥，等粥凉后，轻轻挑出米粥表面的一层粥膜，敷在叮咬部位上。此方具有消肿、止痒的功效。

雄黄大蒜方

雄黄10克，大蒜（独头蒜或紫皮蒜，去皮）10个，浸泡在200毫升60°的白酒内，待10天左右即可使用。用时搽蚊虫叮咬处，每天1~2次。此方可解毒、镇痛、止痒、消肿。

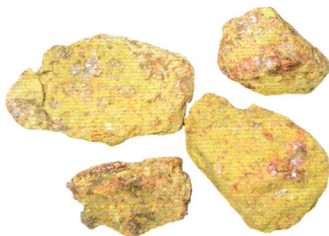

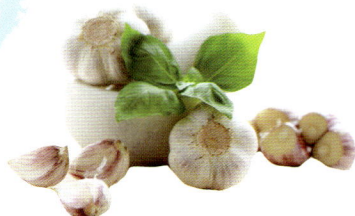

飞虫入耳怎么办，就拿香油侍候它

　　一家老小趁着周末结伴出游是一件很怡情的事情，郊游少不了野营，而野营需要多加小心。在昆虫繁多的森林地带，做好必备的防护措施非常重要，比如带好防身道具、食物水源、穿长衣长裤、喷花露水预防蚊虫侵袭等。但是，有些部位是无法防御的，比如眼耳口鼻。这些脆弱的部位经常会受到各种小虫子的袭击，让人苦恼不已。

　　有一晚，邻居吴先生和吴太太带着小女儿英子来到我家，英子一副痛苦的样子。吴先生开门见山地跟我求助，说女儿的耳朵进了个虫子。他跟我说："英子学校组织夏令营活动，目的是让孩子体验大自然和提高野外生存自救的能力。英子是喜欢热闹的孩子，我们就给她报了这个活动。但在一次'生存游戏'后，英子开始感觉到耳朵里有小东西在动，有些痒，还有一点嗡嗡声，应该是玩游戏时不小心钻进只小虫子。于是她就拿棉签去掏，没掏出来，反而把虫子推进深处。渐渐地，小虫子越钻越深，英子疼痛也加剧了。现在英子说右边的耳朵听不到声音了，该不会是聋了吧？我见情况严重，就赶紧带您这来了。"

　　飞虫钻入耳朵后，会在耳道内爬行、活动，小孩会感到耳朵奇痒难忍，继而坐立不安、大哭大闹，做父母的也急，就想尽办法把它弄出来，掏啊挖啊，但情急之下采用不当的方法反而会使虫子越钻越深。

　　那么，怎么样才能把耳朵里的不速之客"请"出来呢？我有一个办法，操作很简单，就是拿香油（食用油）让它们"滑"出来。我从厨房取来一小瓶香油，叫英子侧着头，把进虫子的耳朵朝上，滴了几滴香油进她的耳朵里。过了一会儿，英子很开心地说："耳朵好像安静了，不疼了，小虫子也不闹了。"我判断虫子已经窒息死了，于是叫英子把进虫的耳朵朝向地面，让油流出来。过了一会儿，虫子果然伴着油一块儿流出来。清洁耳道后，我们检测英子的耳朵，并无大碍，没有影响到听力。夫妇俩连连向我道谢，心头大石总算可以放下了。我跟他们说："这个办法对付入耳的虫子最便捷，油比较浓厚，进入到外耳道后，可以把虫子黏住，虫子很快就会闷死，之后再侧着耳朵让其自行流出。虫子取出后，把油清理干净，听力也就恢复了。"当飞虫钻进耳朵时千万别乱掏，尤其是小儿耳道和鼓膜比较娇嫩，很可能会受到损伤而影响听力，甚至造成耳聋。对付这些无孔不入的小小"不明飞行物"，家长应保持冷静，切勿慌张。另外，由于人的外耳道外侧软骨表面的皮肤中有耵聍腺，能分泌一种淡黄色黏稠的物质，称为耵聍，俗称"耳屎"。它像"哨兵"一样守卫着外耳道的大门。一般来说，1个月最多掏2次耳朵就可以了，小孩更要减少次数。掏得过于频繁，使耳朵失去了"天然屏障"，飞虫入耳造成的伤害也就大大增加了。

最灵老偏方：食用油

食用油或香油数滴。向耳内滴入几滴食用油，将虫子黏住闷死。当耳内的虫子停止挣扎，没有动静时，侧头让虫子流出，或用温水冲洗耳道将虫子冲出。一般数分钟可见效，虫子出来后注意清洁耳朵。此方能高效、简单地去除耳中飞虫。

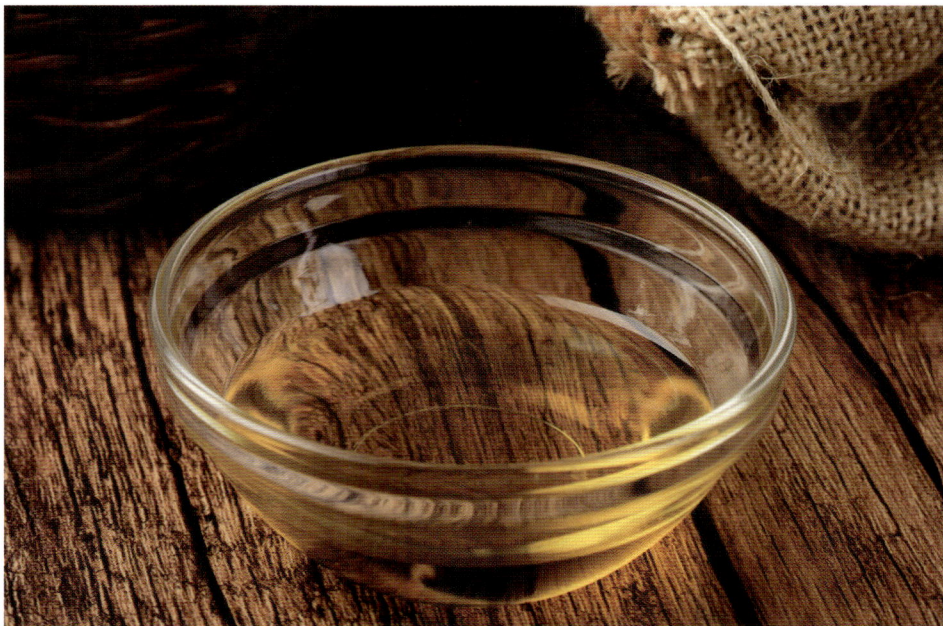

更多老偏方

鼓气法

掩鼻及另一只耳朵，闭上眼睛和嘴巴，把进虫的耳朵对着光亮处，反复运气（鼓气），让虫自出。此方适用于喜光的虫子，虫子出来后注意清洁耳朵。

喷烟法

吸口香烟吹进外耳道，让小虫气闷而出。此方具有易操作、安全性高的特点。

手电筒照射法

把孩子抱到暗处，用手电筒向耳道内照射，飞虫见光后会引出来。此方适用于喜光的虫子。

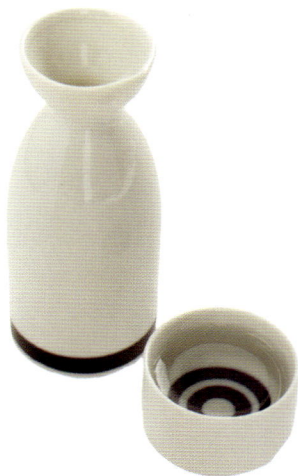

韭菜汁

韭菜适量。捣成汁，滴入耳中，虫子闷死后偏头把虫子控出，注意清洁耳朵。此方具有杀菌的作用。

单脚跳方

用手捂住没进虫的耳朵，把进虫的耳朵朝向地面，单脚跳跃，把虫子震出。需要注意的是，左耳进虫应该右脚跳，反之亦然。此方可以把虫子震出。

滴白酒

白酒数滴。向耳道内滴几滴白酒，迅速将其淹毙或杀死，然后侧头让其流出，或用镊子或棉签轻轻取出。此方具有清洁杀菌的功效。

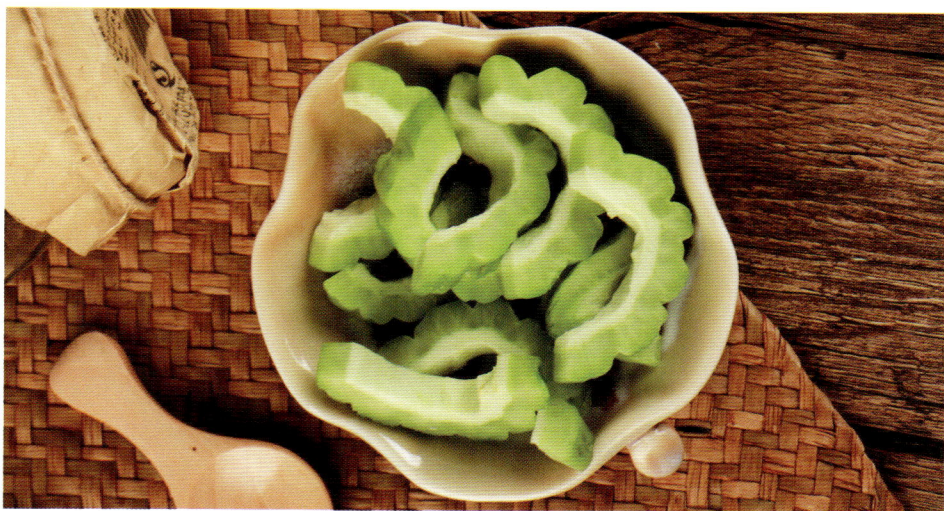

动物抓咬需谨慎，苦瓜汁来消毒

俗话说："春天到，疯狗闹。"每年立春过后，猫犬类动物开始进入"发情期"，会出现情绪暴躁不安的情况。老一辈的人都会告诫我们，千万不要去招惹怀了崽子的动物。它们的攻击性和自我保护意识很强，也是出于护子心切的天性吧。春夏两季是猫狗伤人事件的高发期，家中养了宠物的人们，对待它们千万要多加小心。

这不，蔡女士家里养的猫就打起架来，还伤到了她的爱女。蔡女士是个爱猫人士，家里养了4只猫，近日又添了1只波斯猫。动物跟人一样，有"排外"的心理，因为猫群中有新猫来，需要时间磨合关系。原来的猫和新猫就打起架来，由于寡不敌众，新来的波斯猫被其他猫打得落荒而逃，掉落的毛到处都是，默默地躲在角落里瑟瑟发抖。蔡女士9岁的女儿小茹看它可怜，就去抱它，没想到这只看上去可怜的猫却处于戒备之中，一伸爪子挠过来，小茹的手马上出现几道细痕，还有一些轻微的血迹。蔡女士吓坏了，一方面把这只伤人的猫送走，一方面赶紧把孩子带到我这，问我需不需要去医院打狂犬疫苗。

我问她，猫有没有打针。蔡女士说，她家的猫每年都会按时注射预防针。我跟她说，不小心被猫狗抓咬后，并不一定都要注射狂犬疫苗。一般来说，若是被家里的宠物抓咬的小伤口，如果每年都进行了预防针的注射，只要不是严重的破皮或者大出血，就无须带到医院打疫苗，自己在家清洁消毒即可。我仔细看了小茹的手，发现伤口不是很深，有轻微的发肿，少许血液从伤口流出，就用生理盐水帮她冲洗伤口。想起家里刚买了苦瓜，我就去厨房将苦瓜洗净切块，榨成汁，再放到消毒纱布上，绞汁，去渣取汁，涂抹在小茹的伤口处，稍干后又涂上一些。我问小茹怎么样了，她说感觉手上凉快了许多，没那么发热了。蔡女士疑问道："这苦瓜有什么作用啊？"苦瓜汁具有清热解毒的功效，外用时可以杀菌消炎、止痛除痒、清凉皮肤，对动物咬伤有较好的消毒杀菌作用。也可以用大蒜泥，大蒜中包含的硫化合物具有很强的抗菌消炎作用，但考虑到大蒜刺激性比较大，怕引起过敏反应，导致感染。

我叮嘱蔡女士回去后可以继续给小茹用这个方子，直到伤口恢复，并劝小茹以后多注意保护自己，不要轻易去招惹动物。在动物发情期、哺乳期以及进食时，千万不要逗它，这时候的动物自我保护意识很强，容易攻击人；也不要随便去抚慰不熟悉的动物；若遇到家中两只动物撕咬打斗，应借助木板或其他工具将它们分开，不要直接用肢体接触，避免受伤。

需要提醒的是，很多人都以为只有狗才会传播狂犬病，其实狂犬病毒是在动物间流行传播的，并不单只是狗。无缘无故攻击人的动物都有可能是感染了狂犬病病毒。除了家养的猫狗之外，近年被野生动物，特别是老鼠咬伤而去注射狂犬疫苗的案例也逐渐增多。被动物咬伤，若有出血，应及时去医院，由医生诊断决定是否需要注射狂犬疫苗。不要自己在家处理伤口，以免误事。

最灵老偏方：苦瓜汁

苦瓜 3~5 块。将苦瓜洗净切块，榨成汁，再放到消毒纱布上，绞汁，去渣取汁，涂抹伤患处。1 天涂 3 次，连续涂 3~5 天。**此方可以杀菌消炎，适合清洁动物咬伤的伤口。**

更多老偏方

番薯叶木鳖汁

番薯叶、番木鳖（即马钱子）各适量。上药同捣烂，敷于伤处。**此方具有解毒功效。**

杏仁雄黄泥

杏仁、雄黄等量。将杏仁捣烂如泥，调入雄黄和匀。将伤口洗净敷上药泥，包扎固定。**此方可以解毒生肌。**

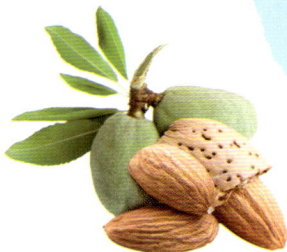

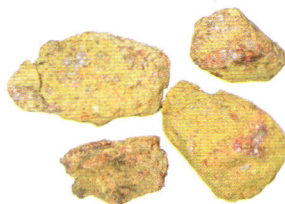

梨树叶汤

梨树叶2把。将梨树叶洗净，加水煎汤，饮服1碗，使汗出，并用梨叶水洗伤口。**此方具有清热解毒的功效，适用于被蛇咬伤。**

马齿苋汁

马齿苋适量。将马齿苋洗净，用纱布绞出汁，涂抹在伤口上。**本方具有杀菌消毒的功效。**

半边莲

鲜半边莲60克。取30克水煎，1日分2次服。另30克捣烂，外敷于伤口周围，不宜盖没伤口，以便于毒液流出。**此方具有排毒消炎功效，适用于毒蛇咬伤。**

肥皂水清洗

一般的抓咬伤，可以用肥皂水清洗伤口，并一边用活水冲洗一边挤压。**此方具有杀菌消炎的功效。**

医用酒精消毒法

伤口较小时把伤处的瘀血挤出，用医用酒精清洗后，用无菌棉签蘸酒精消毒。**此方具有消毒抗炎的功效。**

晕车晕船好扫兴，试试**鲜姜贴肚脐**

乘坐移动交通工具时由于颠簸、摇摆、旋转运动刺激人体前庭神经，会产生恶心、出汗、眩晕、呕吐等症，也就是我们常说的晕车、晕船，也叫晕动症，这其实不是一种病，只是一种不适的症状。

一般来说，小孩比大人更容易出现晕车、晕船反应。4岁以前的孩子前庭神经正处在发育阶段，比较敏感、脆弱。4岁后渐渐完善，到16岁时才完全发育成熟，因此小孩的晕车症状会比大人严重。另外，孩子本身的内在原因，如睡眠不足、胃肠不好、头痛感冒等，都易诱发晕动症。孩子晕车，大一点的还好，有一定的控制力和忍受度。像那些小宝宝，晕车时大哭大闹，影响到旁人，招来不少侧目，甚至有些还会指责家长，就难免出现不愉快了。家长们可以学习一些预防晕车的措施，在带孩子出行乘车时，就能减少很多烦恼，避免扫兴了。

小李是我的一个病人，由于两人比较谈得来，所以做起了朋友，并一直保持联系。他是一个爱旅行的小伙子，梦想是环游世界。他有个小宝宝，叫冬冬，今

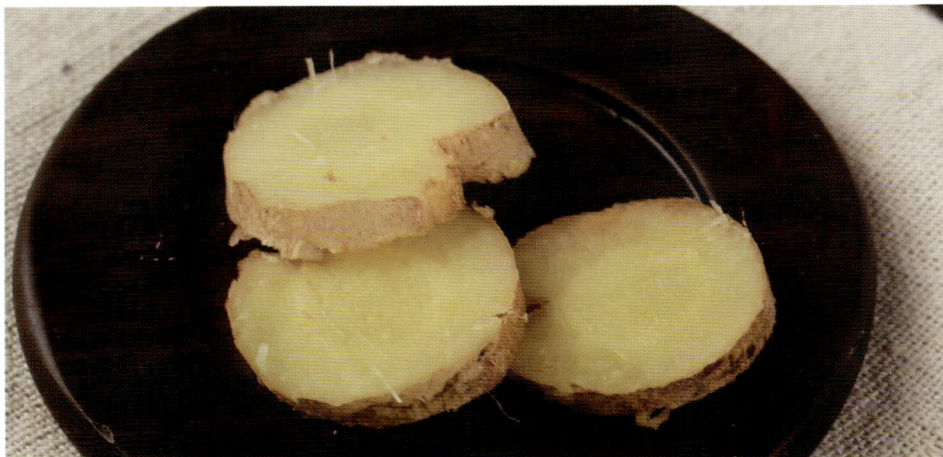

年3岁。小李跟我说："我想让孩子跟我一起去外面的世界看看，增长见识，所以旅行经常会带着他。可是冬冬每次坐车都会有不同程度的晕车反应。近一点的还好，远一点就不行了，不仅呕吐不止，还哭个不停。有时一上车就闹，后来我都不敢带他出门了，真是伤脑筋啊。不知道这是怎么回事，徐医师有什么好办法吗？"我笑着说："小李，看来这孩子破坏了你的计划啊，不用担心，我支你几招，让你安安心心带他去旅行。"

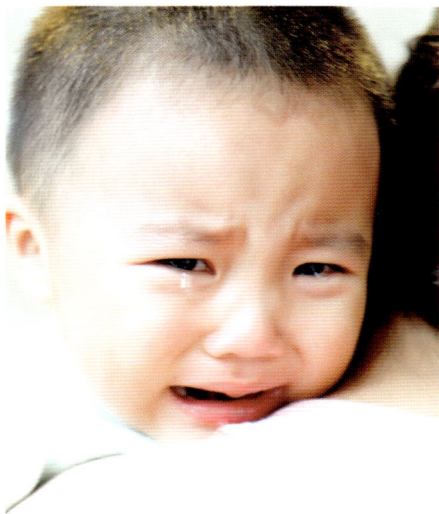

我让小李在乘车前，将洗净的姜片切薄，贴在冬冬的肚脐上，用伤湿止痛膏固定好。我跟他解释说，生姜具有培补元气、通经活络、活血散结的作用，是传统的治疗恶心、呕吐的中药，有"呕家圣药"之誉，可以有效缓解晕车反应。乘车前，不要让宝宝过饱或饥，应尽量选择靠前颠簸较轻的位置，并打开车窗，让空气流通。如发现孩子有晕车症状，可以适当用力按压他的合谷穴（合谷穴在大拇指和食指中间的虎口处），或用大拇指掐压内关穴（内关穴在腕关节掌侧，腕横纹正中上2寸，即腕横纹上约三横指处，在两筋之间）。按压这两个穴位也可以减轻晕车的症状。

让宝宝养成早睡早起的好习惯，充足的睡眠能让宝宝精神倍增。对于有晕动症的宝宝，家长平时应多让孩子参加一些体育锻炼，加强前庭神经功能；平时可以抱着宝宝原地慢慢地旋转；稍大的孩子，可以带他们荡秋千、跳绳、做广播体操；在父母的扶持下，让孩子走平衡木；进行平衡练习等。晕车严重的孩子，可以服用晕车药，剂量一定要小并按医嘱服用，1岁以内的宝宝不能服晕车药。

最灵老偏方：生姜贴肚脐

生姜片3片。在乘车前，将洗净切好的姜片贴在肚脐上，用伤湿止痛膏固定好。此方具有止呕补气的功效。

更多老偏方

风油精

风油精1瓶。将风油精搽于太阳穴或风池穴。也可以滴2滴风油精于肚脐眼处，并用伤湿止痛膏敷盖。**此方具有提神醒脑的功效。**

食醋

食醋数滴。乘车前喝1杯加醋的温开水。**此方具有促进脾胃消化的功效。**

指掐内关穴

用大拇指按摩内关穴。内关穴在腕关节掌侧腕横纹上约三横指处、两根筋之间。按摩的力度以出现酸麻胀感为标准。**此方具有缓解呕吐的功效。**

药物预防

胃复安半片。在上车前15分钟服下。乘车时又出现晕车症状者，可再服半片。途中临时服药的话，应在服药后站立15分钟再坐下。**此方具有见效快、副作用小的特点。**

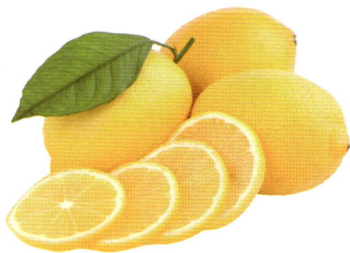

橘皮

乘车前1小时左右，将新鲜橘皮表面朝外，向内对折，然后对准两鼻孔两手指挤压，皮中便会喷射出带芳香味的油雾。可吸入10余次，乘车途中也照此法随时吸闻。**此方具有提神醒脑的功效。**

视线转移法

坐车时，眼睛盯住车外的1个固定不动的点，如远处的高楼，这样能让内耳和大脑保持同步，**可以缓解头晕。**

分散注意法

坐车时，听一些轻松的音乐**可以缓解晕车。**

嚼柠檬

晕车初期，口中的唾液会增加，唾液进入胃后，会加重恶心的感觉，柠檬所含的鞣酸可以中和消化液，嚼柠檬可以使得口腔变得干燥，**消除恶心感。**

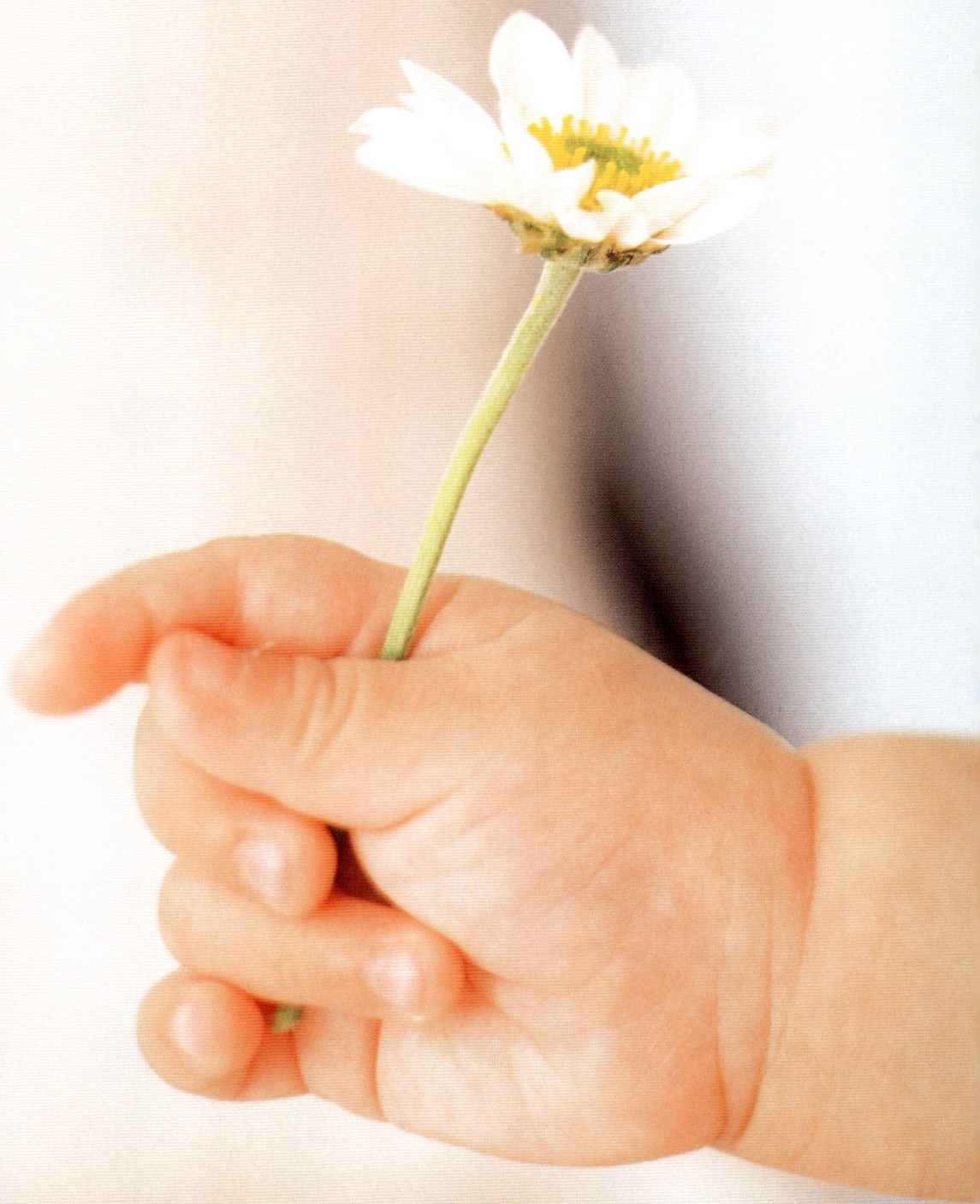

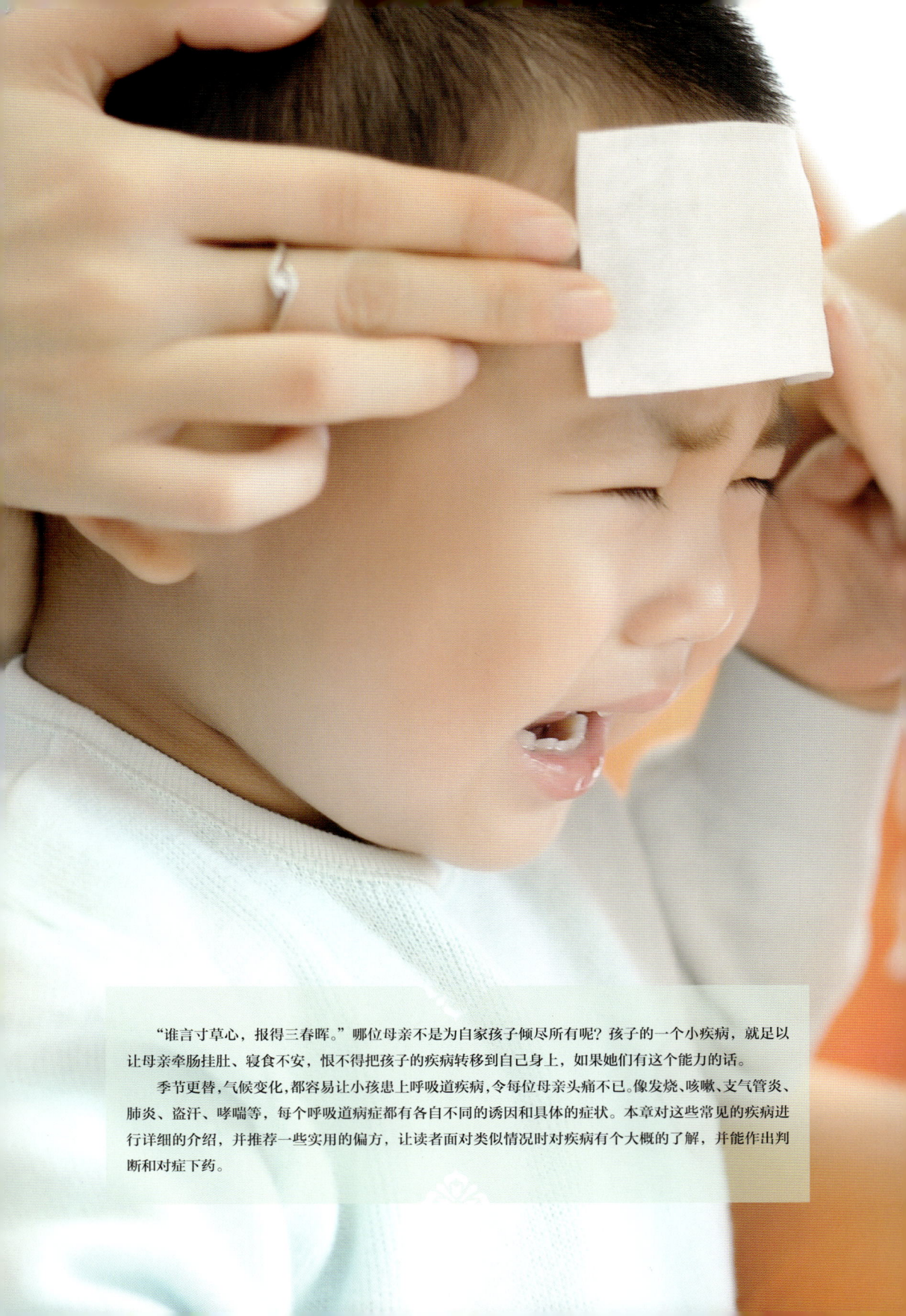

"谁言寸草心，报得三春晖。"哪位母亲不是为自家孩子倾尽所有呢？孩子的一个小疾病，就足以让母亲牵肠挂肚、寝食不安，恨不得把孩子的疾病转移到自己身上，如果她们有这个能力的话。

　　季节更替，气候变化，都容易让小孩患上呼吸道疾病，令每位母亲头痛不已。像发烧、咳嗽、支气管炎、肺炎、盗汗、哮喘等，每个呼吸道病症都有各自不同的诱因和具体的症状。本章对这些常见的疾病进行详细的介绍，并推荐一些实用的偏方，让读者面对类似情况时对疾病有个大概的了解，并能作出判断和对症下药。

第二章

呼吸道疾病偏方，
宝贝不感冒不发烧不咳嗽

Chapter Two

Huxidao jibing pianfang,
baobei bu ganmao bu fashao bu kesou

风热感冒：是由风热之邪犯表、肺气失和导致的，症状有发热、头胀、咽喉痛、咳嗽、痰黄等，多发于夏秋。

风寒感冒：是因风吹受凉而引起的感冒，症状为鼻塞流涕、咳嗽有痰、浑身酸痛等，多发于秋冬。

发烧：发烧指致热源的作用使得体温升高，受时间、季节、环境、生理等因素影响。小儿体温超过39℃应立即就医。

惊风：惊风是常见的急重病症，表现症状为抽搐、昏迷，病情凶险，变化迅速，具有较高的威胁性。

盗汗：盗汗是指人们入睡后出汗异常，醒后又止的病症，喻指汗液像盗贼一样偷偷泄出来。

扁桃体炎：分为急性和慢性两种，临床表现为咽部不适，有异物感，喉咙发干、痒，咳嗽、口臭等。

呼吸道感染：分为上呼吸道和下呼吸道感染，是最常见的感染病患，治疗时要根据引起感染的病原体来选择有效的抗生素。

风寒咳嗽：是由机体感受风寒、肺气失宣所致，表现为咳嗽声重，咽痒，恶寒无汗，头痛发热等。

肺热咳嗽：是由于肺内郁热、肺气失宣导致的咳嗽，表现为反复咳嗽、咳黄痰、口干、咽痛、便秘、尿赤、发热等症。

哮喘：哮喘是种气道慢性炎症性疾病，表现症状为喘息、气促、胸闷、咳嗽等，多在夜间或清晨发作、加剧。

百日咳：百日咳是由百日咳杆菌引起的急性呼吸道传染病，表现为咳嗽逐渐加重，成典型的阵发性、痉挛性。

支气管炎：指气管、支气管黏膜及其周围组织的慢性非特异性炎症，分为急性和慢性两种。

肺炎：肺炎是指终末气道、肺泡和肺间质的炎症，表现为发热、咳嗽、咳痰、痰中带血，可伴随胸痛或呼吸困难等。

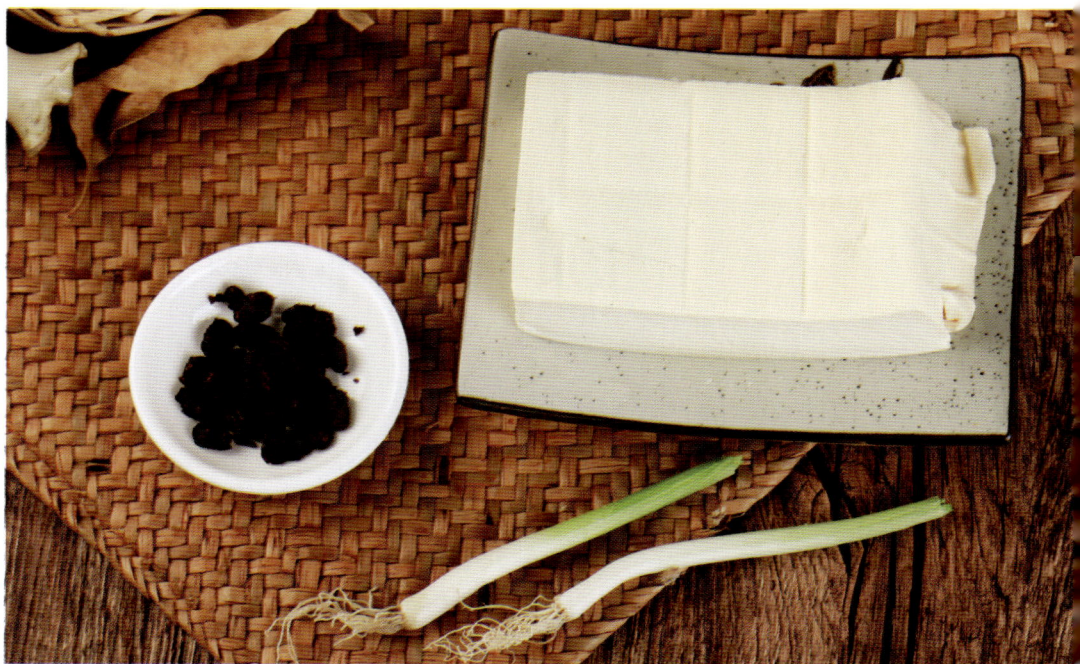

风热感冒多喝汤，煮碗葱豉豆腐汤

感冒发烧是宝宝的常见病之一，需要尽早治疗，贻误病情可能会进一步发展为肺炎。年轻的父母们一见到宝宝生病就往医院抱，吃药打针唯恐不及，其实很多小病可以通过生活中常见的食物来调养。对于常见的儿童感冒发烧，中医的治疗方法比较安全有效。

中医讲究辨证论治，一般感冒发烧分为风寒和风热两种，前者的具体症状表现为发热恶寒、无汗、头痛、流清涕、口不渴、咽不红等；后者表现为发热重、恶风、有汗或少汗、头痛、鼻塞、流浓涕、咽红肿痛、口干而渴等。可以根据症状和病因对症下药。

夏秋换季，中午阳光明媚，气温升高犹如盛暑，清晨和夜晚气温骤降，寒气逼人。昼夜温差变大让小孩措手不及，一不小心被寒气侵袭，体质虚弱、免疫力差的人就容易感冒。前一阵子，一对母子来到我诊所，说孩子感冒了。孩子叫阳阳，今年9岁，正是爱逗英雄的年纪。秋天来了，天气转冷，别的小朋友纷纷穿上了外套、长袖，阳阳仗着自己身体好，整天穿着个短袖上学，标新立异让他觉得"很有面子"。学校外新开了个烧烤档，热狗和鸡翅很受学生欢迎，阳阳去吃了两天后就感觉不妙，先是喉咙痛，鼻塞，慢慢出现流鼻涕，发烧也来了。

我给阳阳量了体温，38℃，不算严重，是低烧。我又让洋洋把嘴张开，看到舌头颜色猩红，舌苔薄黄；我再用压舌板向下轻压他的舌头，发现他的咽喉部位红肿发炎。我判断他是风热感冒。由于穿得少，使得风邪侵袭，加上吃烧烤热气入体，两者结合导致生病。我给阳阳的母亲推荐了葱豉豆腐汤，用豆腐、豆豉、葱白一起煮汤，连服7天就有效果。

葱豉豆腐汤是治疗风热感冒的一剂食疗妙方，豆豉是一味药食两用的清热解表佳品，具有发散风热、发汗解表的作用，是治疗风热感冒的常用药；豆腐含有石膏，石膏是清热泻火的良药。且豆制品富含蛋白质，既能给患儿泻热又能添加营养，一举两得；葱白具有发汗解表、通阳利尿的功效，适合治疗感冒头痛和鼻塞。

吃了几天葱豉豆腐汤，阳阳的体温便慢慢降了下来，流涕和咽痛也变轻了，食欲也渐渐变好了，过了一周就完全恢复了。后来经过阳阳父母的悉心教导，阳阳也改正了"标新立异"的做法，不再逞英雄了，自己学会了根据天气冷暖增添衣物，也不乱吃路边摊档。

小儿感冒发热期，应给宝宝准备一些流质食物，以易消化的流质如稀粥等食物为佳；居室要尽量保持安静，注意通风，温度和湿度宜恒定，不要太高或太低；要给孩子多饮水，注意休息，多吃蔬菜、水果等补充维生素的食物，保持大便通畅；加强体育锻炼，增强免疫力。如果发热持续不退，或者发生并发症时，应及时去医院诊治，以免贻误时机，加重病情。

最灵老偏方：葱豉豆腐汤

豆腐 200 克，淡豆豉 10 克，葱白 6 克。将豆腐切成小块，葱白洗净，切成圈；将豆腐、淡豆豉、葱白一同入油锅，翻炒几下，加少量水，煮熟，加盐调味即可。1天食用 2 次，7 天为 1 个疗程。**此方具有发散风热的功效。**

更多食疗方

米醋萝卜菜

生白萝卜250克，米醋适量。将萝卜洗净切片，加米醋浸数小时。每日当菜下饭，每日1剂。此方具有辛凉解表、消食解毒的作用。

杭菊糖茶

杭菊花30克，白糖适量。将杭菊花放茶壶内以开水浸泡，加白糖适量。每天让宝宝饮服。此方具有通肺气、止咳逆、清三焦郁火的作用。

贝母沙参蒸雪梨

雪梨1个、贝母6克、沙参10克、薄荷2克及冰糖适量。雪梨去核。所有材料合起放在碗内加水蒸熟，早晚分食，连吃数日。此汤具有润燥止咳、化痰宣肺的功效。

葱白芫荽汤

葱白、芫荽根、白菜头各适量。水煎代茶饮，趁热服用。此方具有散热解毒的功效。

冬瓜荷叶扁豆汤

冬瓜500克，白扁豆30克，鲜荷叶15克。将扁豆、荷叶、冬瓜洗干净，冬瓜连皮切成小块。把扁豆、荷叶一起放入锅内，加清水适量，大火烧沸后，下冬瓜，然后用小火煮1~2小时，调味即可饮用。此方有清除肺热、化痰止咳功效。

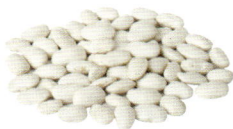

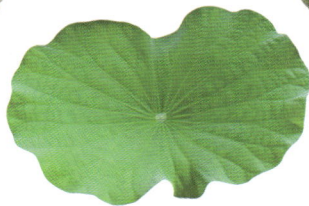

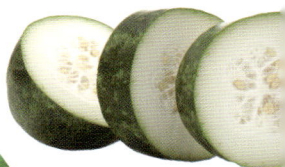

金银花山楂饮

金银花30克，山楂10克，蜂蜜250克。将金银花、山楂放入锅内，加水适量，置武火上烧沸，3分钟后取药液1次；再加水煎熬1次；将2次药液合并，放入蜂蜜，搅拌均匀即成，每日3次。此方具有疏风散热的功效。

桑菊饮

桑叶、菊花、薄荷、甘草各10克，混合后用滚水冲泡，代茶频饮。此方具有清热解表的功效。

风寒感冒要驱寒，就喝生姜红糖茶

我有不少西医的朋友，经常和他们交流，互相取长补短，有利于医术提高。就拿感冒来说，在西医看来，人的感冒是由人体上呼吸道感染病毒、细菌等微生物引起的疾病。而中医却不从病毒、细菌的角度立论，认为感冒还可以细分为很多种，有风寒引起的、有风热引起的，也有风寒、风热夹湿气引起的。风寒感冒是日常生活中最为常见的一种感冒。天气变冷，寒气侵入到我们体内时，我们会通过打喷嚏、流鼻涕等方式来排除体内寒气，属于正常的生理现象，但我们却常常服用药物来抑制身体的这种行为，导致体内的寒气不断积累，最终诱发更严重的疾病。

乐乐是我们口中常说的"药罐子"，总是隔三岔五地感冒发烧，附近药店的老板基本都认识他了。每次感冒，乐乐就头痛发热，鼻孔堵塞，呼吸只能靠嘴巴，闷得发慌，只能大口大口地呼吸，弄得晚上都睡不好觉。乐乐妈看在眼里急在心里，每次感冒，都是第一时间给他吃药，所以儿童感冒药、板蓝根、

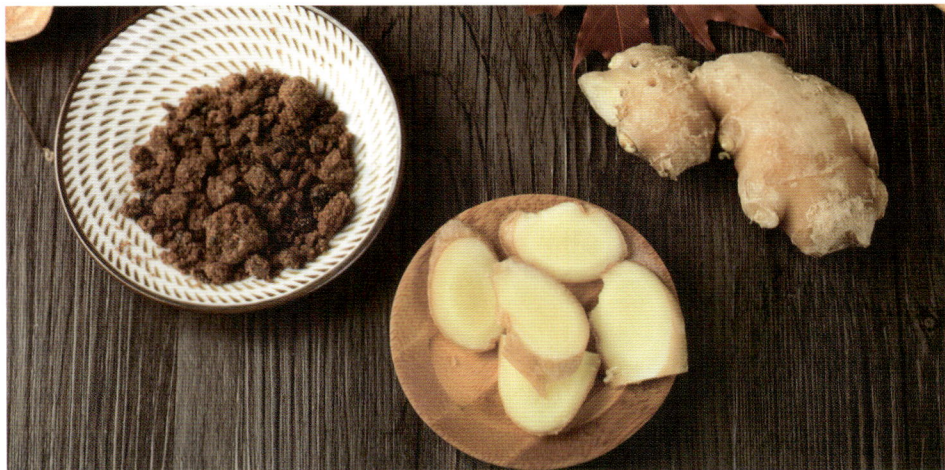

小柴胡等药，乐乐基本都吃过了。到后来，吃药已经成效不大，只能去医院打针。俗话说"是药三分毒"，感冒虽说是好了，可药吃多了，会让孩子身体越来越虚弱，免疫力下降，形成恶性循环。这不，秋天刚来，乐乐又生病了，鼻涕流个不停，还有轻微的发烧。乐乐妈妈的朋友叫她试试中医，就把她推荐到我这。6岁的小孩子，本来应该活蹦乱跳、生龙活虎的，可在我面前的乐乐却是一副无精打采、病怏怏的模样。

经我诊断，乐乐属于风寒感冒类型，治疗关键在于驱除他体内的寒气，并调养身体。体质虚，除了先天秉赋不足，还跟以往处理寒气不当，体内积压过多寒气有关。因此，驱寒是关键，排出体内寒气，补虚养气。日常生活中，有两样食物对预防和治疗风寒感冒效果很好，那就是生姜和红糖。生姜辛而散温，益脾胃，具有散寒发汗、解表祛风的作用，善温中降逆止呕，除湿消痞，止咳祛痰；红糖性温、味甘、入脾，具有益气补血、健脾暖胃、缓中止痛、活血化瘀的作用；我给乐乐开的就是这个方子，用生姜和红糖煎汁每日服用，能有效驱除体内寒气。大家可能都有过这样的经历，不小心淋了雨，回到家后长辈都会给你煮个姜汤，就是这个原理了。本方适用于风寒感冒所引起的流清涕、发热等。

7天后乐乐回来复诊，说已经差不多好了，乐乐的妈妈很意外，没想到这么有效。我又开了些滋补身子的方子，姜茶驱寒后，要补虚养气，调养身子，以增强抗病力。调理脾胃也很重要，脾胃好了，不管服用什么药物或采用什么食疗方，都能收到较好的效果。小孩平时的饮食要注意多样化，补充蛋白质，以提高免疫力，多食猪瘦肉、牛肉、蛋、奶、豆制品等食物。另外，要让小孩多进行体育锻炼，这是增强体质的重要方法，常运动还可以增强食欲，帮助消化；多晒太阳不仅可以帮助身体合成维生素D，从而促进钙的吸收，而且对肌肉、骨骼的发育以及全身的新陈代谢都有良好的帮助。

最灵老偏方：生姜红糖茶

取生姜5克，将生姜洗净，切片，入锅加水煎汁，煎煮10分钟后，加入适量红糖调匀至其完全溶化，即可饮用。每日1~2次，7天为一个疗程。**该方具有驱寒祛风的功效。**

更多老偏方

橘皮饮

取鲜橘皮30克或干橘皮15克，加水750毫升，煎至500毫升，加白糖适量饮用。**此方具有祛风寒、保湿开胃的功效。**

菜根姜片饮

白菜根1个，萝卜根1个，共切粗片。生姜3片，红糖50克。将上述材料加水适量，煮开3~5分钟，热服。**此方具有发汗驱寒的作用。**

蒸醋

食醋1碗。坐在室内关闭门窗，把一碗食醋放置于电炉或煤炉上加热，让它的水蒸气散发于室内，患者猛吸醋的水蒸气。15分钟后，涕水不多，鼻塞通顺。**此方具有通鼻透气的功效。**

大蒜红糖饮

取大蒜、生姜各15克，切片加水500毫升，煎至250毫升，临睡前加红糖适量服用。**此方具有驱寒的功效。**

陈皮白粥

大米50克，陈皮3克。大米煲粥，粥将近煲好时，加入陈皮，再煲约10分钟，便可食用，可代饭吃。**此方可以解表散寒。**

葱白生姜敷贴

葱白30克，生姜1片，胡椒5粒。将以上药材共同捣碎，装入干净纱布袋里，填置患儿肚脐，同时饮服适量温白开水，以助驱寒发汗。发汗后，取掉药袋即可。**本方具有驱寒养气的功效。**

麻黄苏叶贴

麻黄、紫苏叶、葱白、白芷、姜汁各等量。将麻黄、苏叶、葱白捣如泥，白芷研磨成粉与以上药材拌匀，用姜汁调匀后，敷于肚脐，用胶布固定，有汗发出时取下。**本方具有疏风解表、发散风寒的功效，适合于风寒感冒引起的流鼻涕症状。**

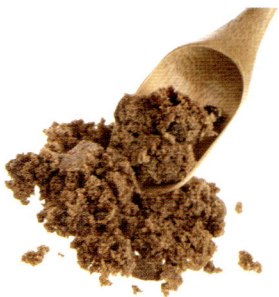

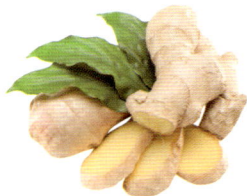

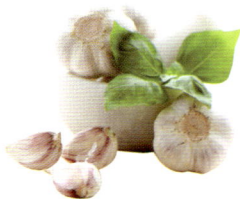

● 按摩特效穴：大椎穴、太阳穴

取穴精要

大椎穴： 解表通阳、清脑宁神，能够快速退烧。穴位后正中线上，第七颈椎棘突下凹陷中。

太阳穴： 清肝明目，通络止痛，清胃肠热，通络活血。穴位位于颞部，当眉梢与目外眦之间，向后约1横指的凹陷处。

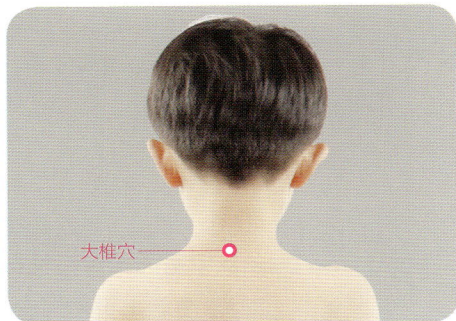

大椎穴： 背部后中线从上往下数第二根骨头的椎棘突下方的凹陷处。

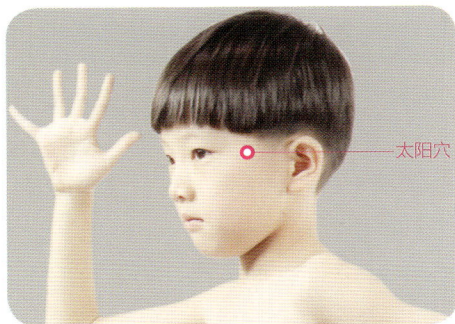

太阳穴： 耳廓前面，前额两侧，外眼角延长线的上方。

自我按摩

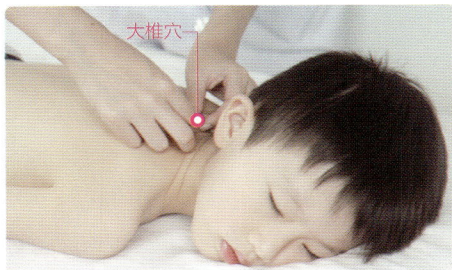

STEP 01
用拇指和食、中两指相对，提大椎穴，双手交替捻动，向前推进，重复操作100次，力度由轻到重。

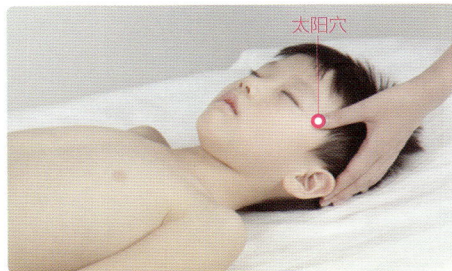

STEP 02
用拇指指腹紧贴太阳穴，以顺时针的方向揉按30~50次。

操作要领

①力度以出现酸、痛或胀、麻的感觉为宜。

②每次按摩1~3分钟。

发烧不要急，**姜茶泡澡**退烧快

有一天快要凌晨1点了，家里电话突然响了起来，我开灯后快步去接电话。提起话筒，一个熟悉的声音传来，原来是老李。只听他慌慌张张地说："老徐啊，我孙子发烧了！小孩才1岁大，下午老太婆带他出去，可能是不小心吹到风了，10点多孩子开始发热，39℃多了，敷毛巾、用被子捂汗，各种办法我们都试过了，烧还是没退。我没办法啦，深夜打扰你，实在对不住你，你有没有什么好办法啊，实在不行我们就打120了，我就这么个孙子……"听到这样的话，我心生怜悯，可怜天下父母心啊。我马上问他说："家里有没有安装空调？"老李忙说："有有有。"我说："将室温保持在26℃，并确保室内空气流通。减少孩子身上不必要的衣服和被子，多给孩子喝一些温开水。孩子有没有腹泻？"老李说："那倒没有！"我接着说："你按着上面的做，然后给孩子多量量体温。你家孩子是男孩，可以观察下他的睾丸，在健康的情况下，男孩子的睾丸是紧致有力的，一旦发烧，睾丸就会下垂。"老李观察后告诉我，孩子的精神状况不好，一直哭，睾丸有点下垂。我告诉他不用着急，可试试用茶叶姜汤泡澡。

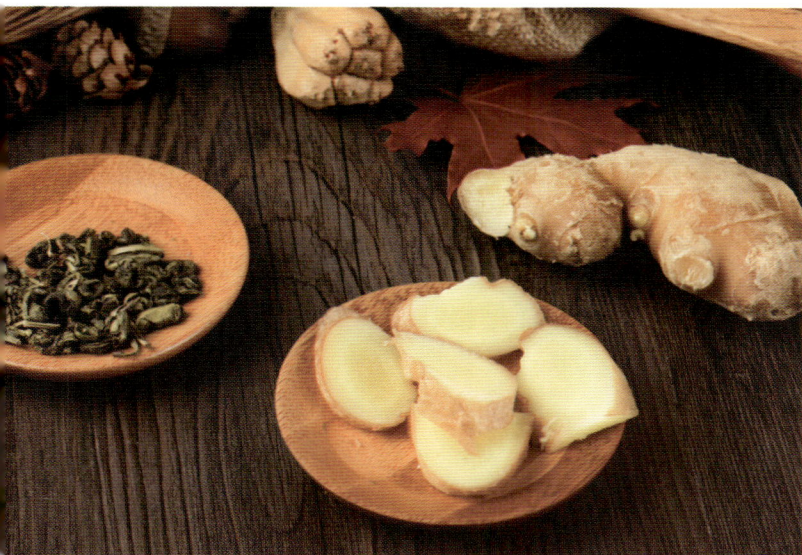

老李听后生气地说："都什么时候了还泡澡，赶紧开些药啊，万一泡澡吹到风，进一步着凉，加重了病情怎么办？"我说："泡澡这方法很有效，散热很快，一般当晚就能退烧，开药你还得去抓药熬药，耽误不少时间，何况现在药店也关门了。"老李马上问我怎么泡。我告诉他先将生姜片放入水中煮沸，水沸后再放入茶叶用小火煮10分钟，然后将姜汤和茶叶一起倒进浴桶，水温不宜太高，比手温略高刚好，以免烫伤小孩娇嫩的皮肤。泡的过程中要不断加入热水，以防水温过低。泡完澡后，要及时用大毛巾将小孩包裹住，以免着凉。

姜汤是民间普遍使用的驱寒退热、防治感冒的办法。中医学认为，生姜具有发汗解表、驱寒、解毒三大功效；茶有清火去疾的功能。《本草纲目》中说："茶苦而寒，阴中之阴，沉也，降也，最能降火，火为百病，火降则上清矣。"而生姜能"通神明"，也就是有提神醒脑的作用，可用于解表，与茶搭配，效果更显著。

第二天老李亲自来谢我，说昨晚给孩子泡过澡后，孩子精神好了许多，体温降下来了。我叮嘱老李，一定要注意室温，不能再着凉了，今晚还要接着给孩子泡澡。老李连连说好。

小孩发烧后，应该食用流质、营养丰富、清淡、易消化的饮食为主，如奶类、藕粉、少油的菜汤等。等体温下降，食欲有所好转，可改为半流质，如肉末菜粥、面条、软饭，配一些易消化的菜肴。另外，要多喝温开水，增加体内组织的水分，这对体温具有稳定作用，可避免体温再度快速升高。38.5℃以下不必服退热药，3岁以内的婴幼儿应首先采用物理降温方法，以免打针吃药引起药物毒性反应。如果发烧情况严重，要尽快送往医院诊治。

最灵老偏方：茶叶姜汤泡澡

茶叶20克，生姜10片。先将生姜片放入水中煮沸，水沸后再加入茶叶用小火煮10分钟；然后将姜汤和茶叶一起倒进浴桶，水温不宜太高，以免烫伤小孩娇嫩的皮肤，39℃刚好。泡澡时不断加入新鲜的热姜汁，保持水温。一般当天可见效，连续泡3天为佳。**此方具有退烧驱寒的功效。**

更多老偏方

绿豆汤

绿豆100克。将绿豆煮烂，加入适量冰糖，取绿豆汤喝。**本方具有清热解毒的功效，有助于排出体内毒素，帮助退热。**

冷盐水

小儿发烧时，可以适当喝些冷盐水。**此方具有退烧效果。**

喝温开水

小儿如在半夜突发高烧，可以给小孩多喝温开水。**本方具有散热降温的功效。**

生芦根粥

鲜芦根15克，粳米25克。芦根加水煎至一半纳米于汁中煮粥食之。**此方适用于发烧患者，具有解热的功效。**

荷叶粥

白米煮粥，粥熟时放入鲜荷叶，微煮即可食用。**此方具有凉血解热的功效。**

头部冷敷

可用头枕冰袋或用冷毛巾湿敷额头，或两者同时使用。**此方具有散热降温的功效。**

酒精擦浴法

用70%的酒精加水1倍备用。用棉花或干净柔软的毛巾蘸湿酒精后擦拭全身，避开敏感部位。**此方具有驱寒散热的功效。**

金银花菊花茶

金银花和菊花各10克。将金银花、菊花加水煮15分钟，取汁当茶饮。**此方可以缓解发热。**

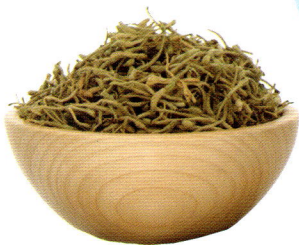

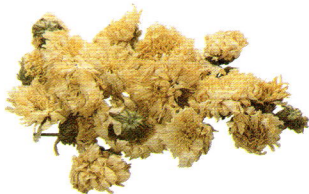

● 按摩特效穴：大椎穴、合谷穴

取穴精要

大椎穴：解表通阳、清脑宁神，能够快速退烧。穴位后正中线上，第七颈椎棘突下凹陷中。

合谷穴：镇静止痛，通经活络，清热解表。穴位位于手背，第一、第二掌骨间，第二掌骨桡侧的中点。

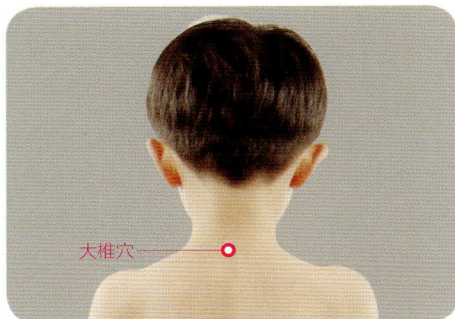

大椎穴：背部后中线从上往下数第二根骨头的椎棘突下方的凹陷处。

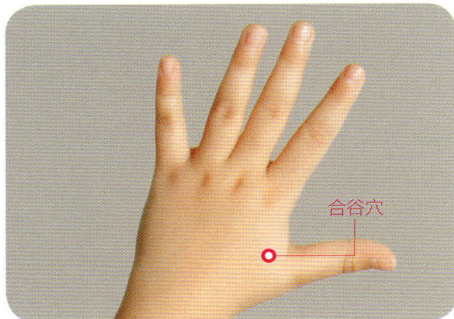

合谷穴：紧握拳头，虎口朝上，肌肉突起最高处即是。

自我按摩

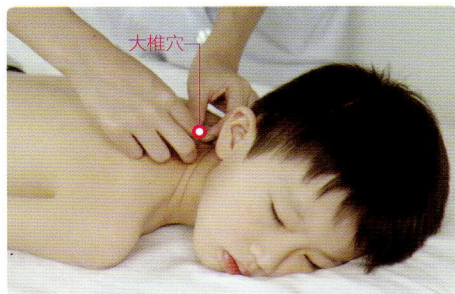

STEP 01
用拇指和食、中两指相对，提大椎穴，双手交替捻动，向前推进，重复操作100次，力度由轻到重。

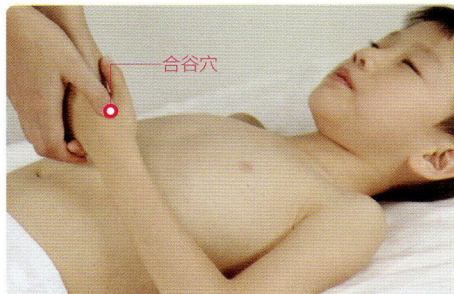

STEP 02
用拇指指端重掐合谷穴3~5下，再顺时针揉按50~100次。

操作要领

①力度以出现酸、痛或胀、麻的感觉为宜。
②每次按摩1~3分钟。

小孩惊风危险大，防治结合怀山药粥

　　小孩的成长道路总会遇到大大小小的儿科疾病，惊风就属于比较严重的一种疾病。古代医学家认为惊风是一种很危险的疾病，如《东医宝鉴》说："小儿疾之最危者，无越惊风之证。"

　　前一阵子，朋友阿坤就带着孩子来找我，说前几天孩子忽然抽搐，把他们都吓坏了，去医院看，说是惊厥，吃了几天药没什么效果，昨天又复发了。我们觉得中医治疗这种病更靠谱，就赶紧上您这来了。

　　惊风，又称惊厥，是小儿常见的一种急重病，以抽搐、昏迷为主要特征。无季节限制，多发于5岁以下的小儿，年龄越小，发病率越高。症状比较凶险，变化迅速，有可能会威胁到生命。惊风分为急惊风和慢惊风两种。急惊风表现为突然发病，出现高热、昏迷、两眼上翻等症状，持续几秒甚至几分钟，严重时可能反复发作，可能危及生命。慢惊风表现为呕吐、腹泻、面色苍白、嗜睡、抽搐无力等，多发生于大病或久病之后，气血阴阳俱伤，或者先天不足，后天失调，导致脾肾两虚，筋脉失养。

　　阿坤的孩子小庆今年4岁半，身材偏瘦。我询问阿坤孩子的具体发病症状，阿坤说："两次发病都差不多，都是忽然抽搐起来，幅度不是很大，面色很苍白，还说很想睡觉。"我就给小庆把了脉，脉象比较细弱无力，看来是肝肾有些不足；接着我看了他的舌苔，色泽较淡，面色显得萎黄，我判断他脾肾阳虚，属于慢惊风。慢惊风的治疗，以补虚治本为主，治疗过程可结合活血通络，化痰行瘀之法。我问阿坤小庆是不是得过大病。阿坤一拍脑袋："我忘跟您说了，几个月前，他发了一场高烧，去医院打了几瓶点滴呢！"我说，这就怪不得了，大病过后的人比较虚弱，更容易得惊风。阿坤问我："那有什么好方子吗？"我说："方子是有，你一边给小庆滋补身子，一边多带他去锻炼，增强抵抗力。"然后我给他推荐了怀山药对虾粥。做法简单，将粳米和怀山药煮粥，快熟时放入

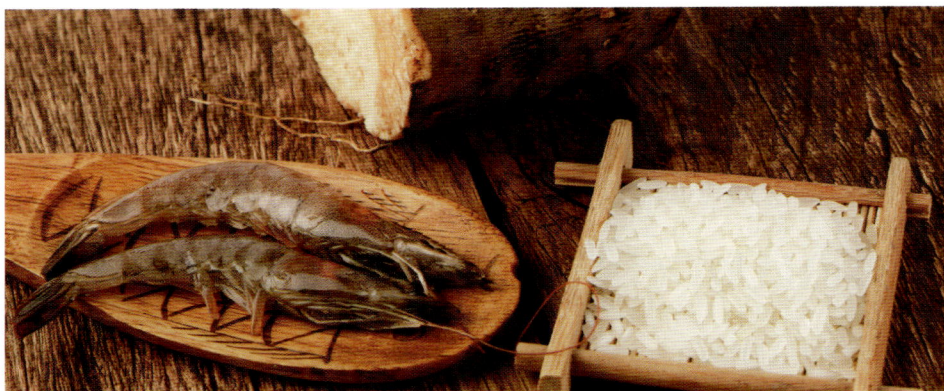

对虾即可，连续服用，对脾肾阳虚的体质有明显的改善。对虾，性温湿，入肾、脾经，有补肾壮阳、养血固精、化瘀解毒、益气滋阳的功效，适用于肾虚、手脚抽搐、身体虚弱的患者；怀山药，味甘、性平，归脾、肺、肾经，有补脾养胃、生津益肺、补肾涩精的功效；粳米，味甘、性平，具有益脾胃、除烦渴的功效，可以滋补身体，修补脾胃阴伤、胃气不足。

平时要多引导小孩加强体育锻炼，提高抗病能力；注意饮食卫生，加强营养，不吃腐败、变质的食物；发生惊风时切莫紧张，可将牙刷柄放于小孩口中，防止咬伤舌头，同时将患者头部侧歪，防止呕吐物吸入；保持室内的洁净和通风。

后来和阿坤偶遇，阿坤说那次从我这离开之后，他经常给小庆做这个食疗方，并天天带小庆去户外锻炼。期间出现过一次惊风，不过程度很小，只是轻微抽搐了一下，后来就再没出现过了。阿坤还说："自己平时忙于工作，对孩子的关心不够，以后一定要多注意了，感谢徐老的方子和建议。"

最灵老偏方：怀山药对虾粥

怀山药30克，对虾2只，粳米50克，食盐少许。对虾洗净切成两半。锅里加入清水和洗净的粳米，烧开后加入怀山药块，用文火煮成粥，等粥快熟时，放入对虾，调味即可。每天食用1次，1个月为1个疗程。此方具有滋肾益精、补脑益脑的功效，可以辅助治疗惊风。

更多食疗方

桑仁粥

鲜桑葚30克，糯米50克，冰糖适量。将洗净的糯米放入锅中煮，然后放入桑葚一起煮成粥，粥将熟的时候放入冰糖。此粥具有补血滋阴、生津止渴的作用，用于小儿惊风恢复期或惊风后遗症的调理。

番茄汁

鲜番茄250克，白砂糖30克。将番茄洗净，用沸水烫后，除去皮，用干净的纱布包好，绞出汁液，加入白砂糖拌匀即可。此方可以清热止渴，养阴凉血。可用于辅助治疗风热型惊风。

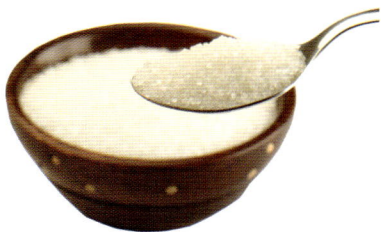

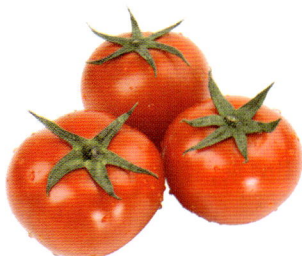

枸杞子鲜菇炒猪心

猪心500克，枸杞子20克，鲜蘑200克，调料适量。将猪心放入锅中，加入调料，水煮30分钟后捞出切片。炒锅烧热，倒入少许油，放入姜葱、枸杞子、猪心片、鲜菇、料酒等炒熟即可。此菜补肾养心，益血镇静，除烦安神，可治疗小儿惊吓害怕症。

蚌汁饮

取活蚌1个，挑开，滴入姜汁少许，将蚌仰向上，待其流出蚌水，用碗盛取，隔水炖热灌下。此方具有滋阴解毒的功效，可治小儿惊风。

连翘萝卜汁

白萝卜50克，连翘15克。将白萝卜洗净切碎，以洁净纱布绞取汁液。连翘煎煮15分钟后去渣取汁，并加冰糖适量，每次饮50毫升，日服3次。此方具有解表除湿的功效，适于风湿所致的急惊风。

康。该病分为上呼吸道和下呼吸道感染，是最常见的感染病症，治疗时要根据患者的具体情况辨证施治。

反复呼吸道感染是因为孩子先天不足、后天失调、脾失健运所致，可用食疗和药膳加以调理。根据欣怡的症状来看，她的病情比较轻微，但反反复复不止，且带有咳嗽，把脉后我判断她属于肺热引起的感染。治疗需从润燥清热，滋润脾胃入手，于是我给吴大妈推荐了百合花生粥。先将鲜百合和花生仁煮熟，然后与糯米一起煮成粥，连续服用几日便可见效。新鲜百合含黏液质，具有润燥清热作用，中医用它治疗肺燥或肺热咳嗽等症，常能奏效；花生其实也是一味中药，适用营养不良、脾胃失调、咳嗽痰喘、乳汁缺少等症。因此，百合花生粥是一味相当不错的小儿养生粥，而且味道相当可口。

我告诉吴大妈，锻炼身体是预防呼吸道感染的最好方法，要让孩子经常到室外活动，充分晒太阳和呼吸新鲜空气，晒太阳与可以帮助人体合成维生素D，从而促进钙的吸收，对肌肉、骨骼、呼吸、循环系统的发育，以及全身的新陈代谢都有很好的帮助；经常运动还可以增强食欲，促进新陈代谢，使得孩子摄入足够的营养，增强抵抗力。

过了几天，我去公园散步的时候，碰见吴大妈和她的孙女，这时欣怡已经生龙活虎的样子了，不像之前那样无精打采。还没等我问，吴大妈就先告诉我："这几天早餐一直吃百合花生粥，并每天带她来散步晒太阳，饮食都是清淡为主，欣怡的咳嗽减轻了不少，现在只是偶尔咳嗽几声。我就说嘛，西医哪里比得上我们中医呢！"

最灵老偏方：百合花生粥

鲜百合 20 克，花生仁 30 克，糯米 60 克。将鲜百合和花生仁煮熟，然后与糯米一起加水共同煮粥。忌用铁锅，以搪瓷锅或沙锅煮为佳。每日吃 1~2 小碗，咸甜任意，7 天为 1 个疗程，连续食用一段时间。**本方具有润燥清热的作用。**

更多食疗方

枸杞子黄芪膏

枸杞子、黄芪、太子参各150克，蜂蜜适量。将诸药择净，分别水煎取汁，共煎3次，三液合并，文火浓缩成膏，加蜂蜜适量调匀即成。每次10克，每天2次，开水冲饮。**本方具有补气治虚、安神益精的功效。**

参芪膏

党参、黄芪各250克。将党参、黄芪洗净，冷水泡透，加水适量煎煮。每半小时取煎液1次，加水再煎，共煎3次，合并煎液，再继续以小火煎煮浓缩，装瓶备用。每次10克，每日2次，开水冲饮。**本方具有补气养虚的功效。**

沙参金银花汤

沙参10克，金银花10克，菊花、杏仁各9克，薄荷（后下）6克，甘草2克。用水煎服，每日1剂，分3次服用。**本方具有清热解毒的功效。**

人参五味子粉

人参、五味子、川贝母各适量，按3：2：1配伍，共研为细末。**此方具有补肾养气的功效。**

银香羹

银耳10克，干香菇6克。先将干香菇煎汁，滤去渣，再将汁以文火熬银耳至酥黏成羹状为度，加冰糖少许。一日服完，可常吃。**此方具有滋阴润肺的功效，可以增强人体免疫力。**

补气双菇面

黄芪10克，鲜蘑菇25克，卷子面150克。先用黄芪煎汁约50毫升，备用。鲜蘑菇用水发好，切碎，在油锅中略爆炒一下，加入黄芪汁煮熟。将卷子面在沸水内煮熟捞起，放在香菇蘑菇黄芪汤中，再加些鲜汤调料煨至熟烂即成。**此方具有补气养血的功效，可提高人体免疫力。**

黄精枣汤

黄精6克、红枣20克。将两者煮成汤。喝汤吃枣，每日1碗，连续食用一段时间。此方具有补血润燥的功效，适用于小儿反复呼吸道感染。

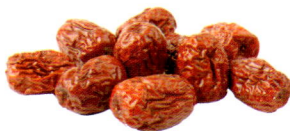

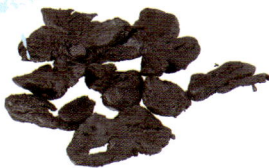

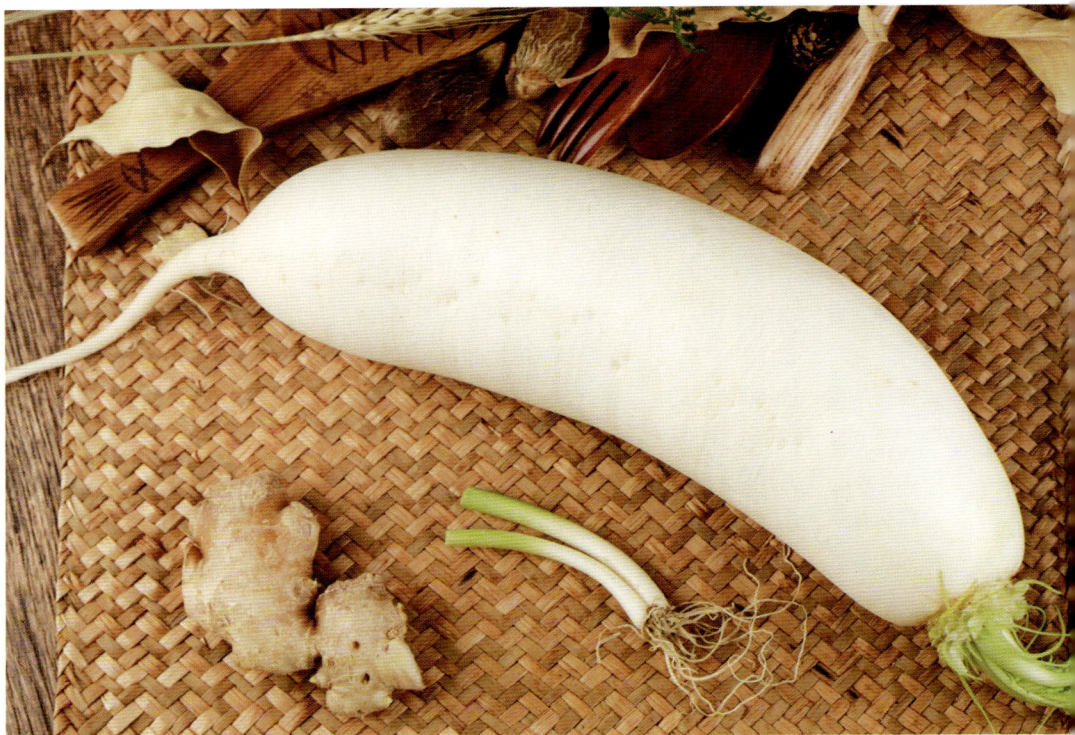

风寒咳嗽痰难出，来喝生姜葱白萝卜汤

我常常对人说，看待事物要持有一分为二的观点。前文说过感冒分为风寒和风热两种，咳嗽也是如此。治疗咳嗽应先区分咳嗽的类型，根据病症辨证地加以施治，问题不大时不必去医院，可以使用食疗方法，祛病的同时还不会带来副作用。

风寒咳嗽是由机体感受风寒、肺气失宣所致，表现为咳嗽声重、鼻塞、喷嚏、咽痒、痰稀、恶寒无汗、头痛发热等。

小静是我外孙女的同学，今年8岁。前阵子，她的妈妈带着她来到我家，手里提着一些水果。我以为是来找外孙女玩的，正要叫外孙女时，小静妈告诉我，她是带孩子来看病的。我问她什么情况，她说："上周末晚上，小静洗澡时窗户没关紧，估计是被风吹到了，当晚就开始打喷嚏，流鼻涕，还一直说很冷。我没有太在意，让她吃了点感冒药就去睡觉了。过几日好了些，不怕冷了，也不流鼻涕，只是开始咳嗽，老是说喉咙里有东西，又咳不出来，还老是说很困，今天早上还闹脾气不吃早餐呢。我给她喝了一点止咳水，可还是没什么效果，眼看着咳嗽加剧了，我赶紧带到您这来了。"我叫小静张开嘴，看了一下她的喉咙，发现有些发红，肺部听诊时听到呼吸音很粗糙，指纹色泽较红，脉象比较弦滑。我问小静的妈妈，孩子的痰是什么颜色的，小静妈说颜色比较清淡。根据脉象和小静的症状，可以判断小静是风寒外感，是由于风寒侵袭、肺失清肃导致的咳嗽，治疗应以驱除风寒、宣肺止咳为主。

我跟小静妈妈说："孩子还小，药还是不要吃太多，我给你开个食疗方，你按要求回去煮给她吃。另外还要忌口，小儿患了风寒感冒时，宜吃温性的食物，忌食生冷寒凉食物和瓜果，如西瓜、猕猴桃等。也不能吃酸味、涩味的食物，如食醋、酸白菜、泡菜以及山楂、乌梅、酸枣等果品。"

我给小静推荐了生姜葱白萝卜汤，连服7天，对风寒咳嗽有很好的疗效。生姜性温，有驱寒发汗、温中和胃之功效；葱白，味辛，性温，有发汗解表、通达阳气之功效，主要用于外感风寒，阴寒内盛；萝卜味甘，入肺、胃经，具有消滞化积、下气宽中、宣肺止咳的功效。

我叮嘱她说，平时要引导小孩形成良好的作息，早睡早起；加强体育锻炼，增强抵抗力；尽量少去人口密集的公共场所，避免感染病菌；注意饮食，饮食不宜肥甘滋腻，也不宜食生冷之品，以免阻碍脾胃运化功能，助生痰湿，加重咳嗽；应荤素结合，饮食多样化，不能挑食厌食等。

最灵老偏方：生姜葱白萝卜汤

萝卜1根，葱白6根，生姜15克。用水3碗将萝卜煮熟，再放葱白、姜，煮成一碗汤。一天喝2~3次，7天为1个疗程。**此方具有驱寒发汗、宣肺止咳的功效。**

更多食疗方

萝卜麻黄汤

大白萝卜半根，蜂蜜15克，白胡椒5粒，麻黄2克。将萝卜洗净，切片，放入碗内，倒入蜂蜜及白胡椒、麻黄，加水，蒸半小时趁热顿服，萝卜连皮一起吃。此方具有宣肺利尿、驱散风寒的功效。

紫苏杏仁汤

紫苏、杏仁、生姜、红糖各10克。将紫苏与杏仁捣成泥，生姜切片共煎，取汁去渣，调入红糖再稍煮片刻，令其溶化。每日1次，分2次服用。此方具有驱寒养气的功效。

芫荽米汤

芫荽、饴糖各10克，大米30克。先将大米洗净，加水煮汤。取大米汤3汤匙，与芫荽、饴糖搅拌后蒸煮10分钟，趁热一次服完。此方具有驱寒暖胃的功效。

生姜粥

生姜9克，粳米100克，红枣2个，葱白2根。将生姜切成细粒，与粳米、红枣、葱白一起熬粥服用即可。此方可以帮助散寒祛风，适用于外感风寒导致的咳嗽痰多。

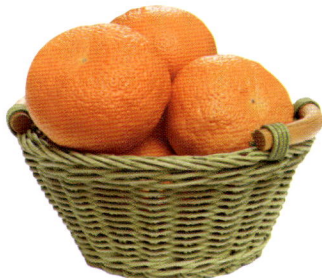

猪粉肠

猪粉肠适量，将猪粉肠、冰糖少许，橘饼两三个共放入大碗中加水慢蒸，待猪粉肠熟透，即可食用。此方具有润肺养肝的功效。

大蒜水

大蒜2~3个，冰糖适量。将大蒜拍碎后放入半碗水中，加入冰糖，加上盖之后放到锅里蒸，大火烧开后改小火蒸15分钟。蒸好后服用即可。此方可以帮助治疗寒性咳嗽。

烧橘子

橘子1个。将橘子直接放在小火上烤，并不断翻动，烤到橘皮发黑，并从橘子里冒出热气即可。待橘子稍凉一会儿，剥去橘皮，让孩子吃温热的橘瓣。此方具有润喉止咳的功效。

肺热咳嗽有偏方，试试鱼腥草芦根汤

有些疾病虽然问题不大，却反反复复出现，令人烦恼不已。肺热咳嗽就是这种疾病。肺热咳嗽表现为反复咳嗽、咳黄痰、口干、咽痛、便秘、尿赤、发热等。

肺热咳嗽是由于风热邪毒犯肺，或风寒化热，邪热蕴积于肺，肺受热毒所伤，失于宣降清肃，导致肺内郁热、肺气失宣，出现以咳嗽为主的一种症候，常在肺热感冒后出现。肺热咳嗽临床以痰多、反复发作为特点，严重者会出现呼吸困难、面红耳赤、口唇青紫等症状。一般来说，该病一年四季都可发生，冬春两季比较多发。年龄越小，发病率越高，病情越重，家长们要引起足够的重视。

通常在小孩出现咳嗽时，家长们就会给孩子吃止咳药，这个不行吃那个，小孩仿佛成了"小白鼠"。俗话说病急乱投医，其实是不可取的。咳嗽有多种多样，应该根据病症来辨证治疗。

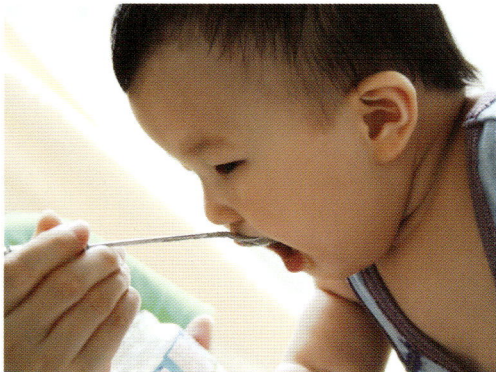

小周今年3岁，被他爸爸抱来我诊所就诊时已经咳嗽三四天了。他的咳嗽比较气急，而且脸色发红，眼睛发赤，呼吸也有些困难。据他爸爸说，起初他们以为孩子是感冒着凉引起的发烧和咳嗽，以为是小问题，就去药店买了退烧药给小周服用，烧是退了，但咳嗽不见好转，反而越来越严重了。

我看小周舌质较红，舌苔偏黄，是痰热壅肺之象。再根据脉象，我怀疑是肺热咳嗽，就问小周爸爸是不是给孩子吃了什么热气的东西。小周爸爸想了一想，说："好像有，他爷爷从乡下带来一些野味，他吃了不少呢！"我又问他："小

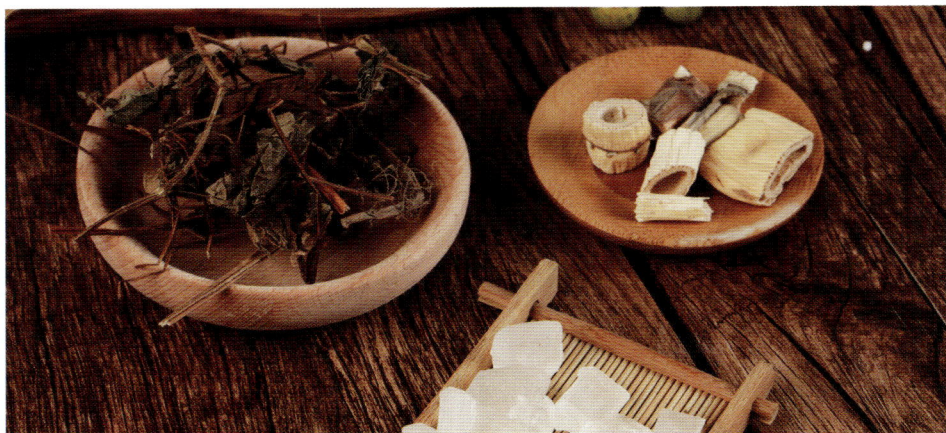

孩的痰是什么颜色的，大便情况如何？"小周爸爸说痰是黄色的，大便次数比以前少，很臭。我基本确定是肺热引起的咳嗽，治疗应该以清除肺热、滋润养肺为主。我就给他推荐了鱼腥草芦根汤，取鱼腥草和芦根煎汁饮用，连服7天就有效果。鱼腥草是清泻肺热、止咳化痰的良药，常与芦根、橘梗一起使用，具有清热解毒，消肿排脓的功效，尤其适合咳吐黄痰以及腥臭脓痰的肺热咳嗽患者食用；而芦根具有清透肺热、利尿排毒的功效，常用于治疗肺热、牙龈出血、百日咳等。两者结合，可以降燥润肺，去火排毒。

我叮嘱小周父亲："以后小孩发烧、咳嗽一定要留心，切勿再乱用药。小孩在患病期间饮食要尽量清淡，多喝水可以加快身体排毒；切勿乱吃燥热性的食物，上火时可以多喝绿豆汤、丝瓜汤等清热泻火食物；家里有小孩时，大人不要吸烟；尽量少去那些人多嘈杂、空气污浊的公共场所；室内过于干燥时可以在室内使用加湿器；多带孩子出去晒晒太阳，有助于他体内合成维生素D，促进身体的发育。"

最灵老偏方：鱼腥草芦根汤

鱼腥草20克，芦根20克，冰糖适量。将鱼腥草、芦根洗净，入锅，加水500毫升，煮至药汁300毫升，滤去药渣，分2次饮用，连续服用1周。**此方具有清热解毒、降燥润肺的功效。**

更多食疗方

杏仁粥

杏仁10克，大米30克。将杏仁去皮尖，水研滤汁后与大米加水共煮粥服用。此方具有暖胃润肺的功效。

川贝百合蒸梨

梨1个，川贝5克，百合10克，冰糖少许。将川贝磨成粉末；百合洗净，切碎；把梨靠柄部横断切开，挖去核后放入川贝粉、百合、冰糖。把梨放入碗里，上锅蒸30分钟，至熟即可，每日蒸1个，分2次服。此方具有润肺止咳的功效。

牛奶白糖饮

鲜牛奶250克，白糖少许。将鲜牛奶煮开后，加白糖少许调味饮用。本方具有养气润肺的功效。

无花果冰糖水

无花果10克，冰糖适量。煲汤饮用，每天1次，连服3~5天见效。此方具有润肺利咽的功效。

胖大海冰糖茶

胖大海3~5个，洗净放入碗内，加冰糖适量调味，冲入沸水，加盖闷半小时左右，代茶饮用。此方具有清热润肺的功效。

冰糖香蕉汁

香蕉2根，去皮切段。加入冰糖和水适量，蒸熟食用。此方具有清肺止咳的作用，常用于治疗肺燥咳嗽、便秘、大便出血等。

枇杷粥

枇杷叶15克，粳米50克。先煎枇杷叶，去渣取汁，加入粳米煮作粥，空腹食用。此方具有降燥化痰的功效。

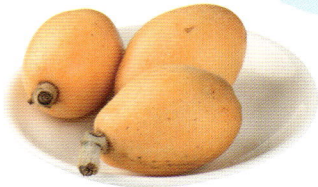

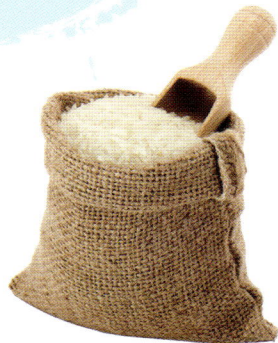

哮喘反复发作，尝尝温肾定喘汤

　　哮喘是种很麻烦的疾病，一旦得了这个病，会让人饱受折磨，反复发作还很难治愈，严重者更是痛不欲生。它属于气道慢性炎症性疾病，表现症状为喘息、气促、胸闷、咳嗽等，多在夜间或清晨发作、加剧。根据有无过敏源和发病年龄，临床上分为外源性哮喘和内源性哮喘。外源性哮喘常在童年、青少年时期发病，多有家族过敏史；内源性哮喘则多无过敏源，常在成年期发病，无明显季节性，少有过敏史，多发于青年。

　　中医认为，不论内因还是外因所致之哮喘，其病机都是气机的升降出纳失常，使肺气失宣、失降、失纳所致，治疗的关键在于理顺气机。而理顺气机的要点，总的来说，可以概括为宣、降、纳三法，因为肺气以宣为用，以降为顺，以纳为益(受纳于肾)。

　　哮喘这种疾病相当顽固而且难治，对于哮喘病人而言最痛苦的是病魔没完没了地纠缠。随着大气污染日益严重，空气质量不断下降，呼吸道疾病成为人类健康的最大敌人。哮喘病有明显的遗传倾向，多数在年幼的时候就已经有苗头，初发年龄以1~6岁多见。如果能在出现苗头时及时根治，那么可以防止日后再发。

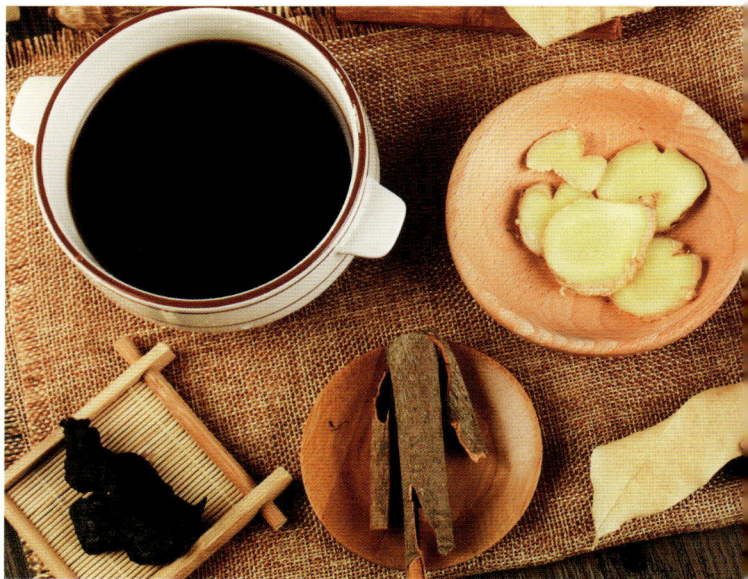

有个典型的小孩哮喘的案例，是一个6岁的小女孩，叫娜娜，人如其名，很是温柔可爱。据她妈妈说，她的哮喘已经反复发作一年多了。我问娜娜妈："这次发病时间有多长，以前发作过几次？"她哽咽着告诉我们："从去年冬天到现在，发作4次了，天气一转冷就容易发作，尤其是冬季，之前情况较轻，每次发作完很快就没事了，我们也没太在意，只带她在附近的诊所拿了点药吃，这次发病比较严重，持续了4个多小时，脸色一直发青，呼吸很急促，喉咙中好像听得出有痰在里面，而且四肢发凉，整个人看上去很疲倦，把我们都吓坏了。"通过脉象和症状判断，娜娜属于肾虚不纳肺气导致的哮喘，治疗当以温肾散寒、纳气平喘为主。

我给她开了个偏方，叫温肾定喘汤。用肉桂、生姜、熟地、蛤蚧、五味子、炙甘草、半夏、一起煎水服用，每日1剂，水煎2次，将2次的药汁兑匀，分2次服用，2周后见效。肉桂，主治肾阳不足、四肢发冷；生姜具有温中散寒、温肺通脉的功效，被中医称为"温中回阳第一要药"。熟地，主治肝肾亏虚。蛤蚧，主治肾虚气喘，肺虚咳喘。五味子，主治肺虚喘咳；炙甘草具有补脾和胃、调和药性的功效。半夏具有燥湿化痰的功效。

半年后我在路上偶然遇到娜娜和她妈妈，我问她们有没有再复发。娜娜妈妈说，后来复发了1次，不过病情很轻微，持续时间也很短，再后来就没发过病了。

有过哮喘病史的患者在日常生活中应注意以下几点：创造良好的生活环境，不要在家里饲养宠物等可能包含过敏源的动植物；避免接触刺激性气体、烟雾、尘埃和油烟；出现感冒等呼吸道疾病时要及时治疗；加强营养，多参加强度低的体育锻炼，出门随身携带止喘药物等。

最灵老偏方：温肾定喘汤

肉桂、干姜各2克，熟地5克，蛤蚧、五味子、炙甘草、半夏各3克，共煎水服用，每日1剂，水煎2次，将2次的药汁兑匀，分2次服用。2周为1个疗程，服用1个月。此方具有温中散寒、宣肺止咳等功效。

诊治后说她是得了百日咳，以前我们没听过这种病症。医生给她开了一些药，吃了2天，效果不大。我们夫妻俩商量着让她看中医试试，就带到您这来了。"这时小敏又咳了起来，我听声音果然和她爸说的一样，鉴于这种病有传染性，我找出1个干净的口罩给她戴上，然后给她把脉。

中医治疗百日咳和其他病症一样，要辨证施治。百日咳分为肺热病、暴咳、肺痨3种，具体症状都有所不同。肺热以发热、咳嗽、胸痛为主要表现，小敏脉象比较细数，舌红苔黄，属于肺热的情况。该症又分为初咳期、痉咳期和恢复期，小敏刚咳不久，症状处于初咳期，可以通过治疗而痊愈，治疗的关键是疏风、宣肺、止咳。我问他们有没有吃什么热气重的东西，她爸爸一拍脑袋说："好像是有，我们去海边玩的时候吃了不少烧烤！"我又问他们有没有接种过百白破三联疫苗。他们说没有。我嘱咐他们孩子病好以后尽快去接种疫苗，并开了个方子给他们。这个方子是百部杏仁雪梨汤。用百部、杏仁、雪梨入锅同煮，去渣饮汤，每日2~3次，连续服用5~6天，就有效果。此方中的百部味苦、微甘，性微温，归肺经，具有润肺止咳的功效，可有效抑制百日咳杆菌；杏仁具有止咳、化痰平喘的功效；雪梨具有生津润肺、清热化痰的功效，对百日咳痉咳期有较好的疗效。

2周后他们来复诊，这时小敏的咳嗽已经很轻微了，收尾时也没有鸡鸣样吼声了。小敏妈妈说："这个方子一直在服用，小孩晚上不怎么咳了。前一阵子天天看她咳得睡不着，真把我们急死了。现在孩子已经差不多康复了，太谢谢您了。"小孩出生后，要及时接种白百破三联疫苗，这是预防百日咳最有效的措施。同时要多注意饮食调养，荤素搭配，不挑食、偏食。多带孩子进行户外运动，提高抵抗力。

最灵老偏方： 百部杏仁雪梨汤

百部 10 克，杏仁 10 克，雪梨 1 个。将百部、杏仁洗净，雪梨去皮、去核，切块，入锅同煮，加少量白糖，去渣饮汤，每日 2~3 次，连续服用 5~6 天，1 周为 1 个疗程，一般 2 个疗程可见效。此方具有止咳润肺、清热化痰的功效。

更多食疗方

芹菜粥

鲜芹菜100克，大米50克。将芹菜择净，切细备用。大米淘净，放入锅中，加清水适量煮粥，待熟时调入芹菜，煮沸即可。此方可以清热润肺，止咳化痰。

罗汉果粥

罗汉果2个，大米100克。将罗汉果洗净，榨汁备用。大米淘净，放入锅中，加清水适量煮粥，待熟后，下罗汉果汁，煮沸即可。此方可清肺利咽。

川贝冰糖米汤饮

川贝母15克，冰糖50克，米汤500克。以上3味隔水炖15分钟，每日早晚各1次，5岁以下小儿酌减量。此方具有润肺、化痰、止咳的功效，主治百日咳干咳痰少，或呈呛咳。

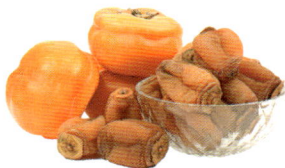

柿饼罗汉果饮

柿饼3个，罗汉果半个，加水1200毫升，煮至500毫升，去渣，加冰糖饮用。此方具有清热润肺、生津止咳的功效。

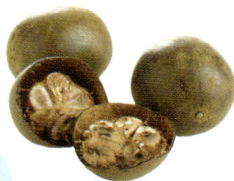

甜葶苈子川贝母

甜葶苈子100克、川贝母100克、射干50克、白僵蚕50克、甘草各50克，共研细粉。1~9个月小儿每次服0.3克，周岁以内每次服1克，4岁以内每次服2~3克，4~8岁每次服5~6克，每日服3~4次，以开水冲服（或煎服）。此方具有温肺止咳的功效。

浙贝蛋

浙贝母2~3克，鸡蛋1个。把浙贝母研为细末，备用。鸡蛋洗净外壳，在其尖端钻一小孔，把浙贝粉由小孔内放入，摇匀后用纸封闭小孔，把鸡蛋放在饭锅内，小孔一端朝上，蒸熟。每日1~2次，每次吃浙贝蛋1个，连用5~7天。此方具有止咳平喘的功效，主治百日咳痉咳初期，咳嗽气喘。

支气管炎老干咳，莲子百合粥来止咳

　　去年刚进入冬天没多久，一个年轻的妈妈抱着婴儿来到我诊所看病，孩子被裹得像个粽子，脸色发红，咳嗽不止。年轻的妈妈说："我姓谭，我家宝宝叫小亮，8个月大。有一晚我们忘记关窗，寒风吹到宝宝了，第二天孩子就咳嗽发烧起来。我们赶紧给他泡澡降温，烧是退了，可是一直干咳，过了两天越来越严重了，甚至有些厌食了，喝进去的奶，又被咳了出来。我们赶紧带他上医院，医生说是得了支气管炎。孩子太小我们不想给他吃药，听人说您这开方子挺灵的，就赶紧带孩子过来看看。"

　　小孩的支气管炎大多是由于细菌或病毒导致的，分为急性和慢性两种。急性支气管炎初期为干咳，到后面痰量渐多，变为黏液脓性痰。慢性支气管炎以持续咳嗽为主，早晚加重，夜间更为明显，反复发作，可能引发支气管扩张。该病在

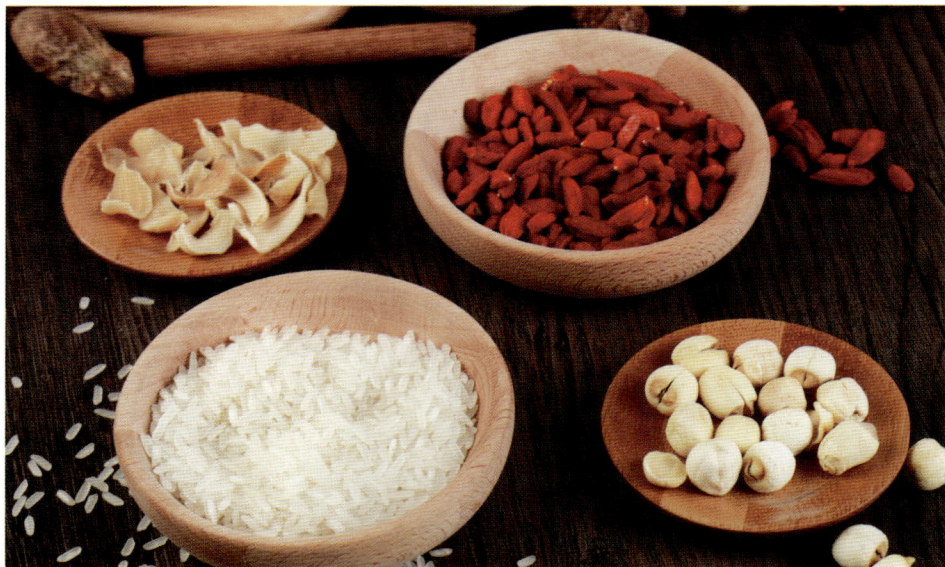

中医里属于"咳嗽"和"喘证"的范畴,咳嗽程度比感冒要严重一些。小儿脏腑比较娇嫩,容易受外邪侵袭而发病,发病后用药物治疗容易对药物产生依赖,建议用中医治疗,以清热解毒、降燥润肺、宣肺止咳为主,辨证施治,中药和食疗相配合,增强抵抗力,避免病情迁延不愈。

我问起小亮的症状,并解开他的衣服,小亮仿佛舒了一口气。我说:"穿太多了。"谭小姐说:"这不是怕他又着凉嘛。"接着说:"孩子就是老咳,您也看见了,气喘干咳,咳不出痰,手心有时会发热,有时还会腹泻。"经过我的观察,小亮手脚心有发热的症状、舌质黄腻、干咳明显,我判断小亮是由于肺热引起的急性支气管炎。如果不及时治愈,后果比较严重,容易转变成慢性支气管炎,进一步则可能会发展为肺气肿、肺气病。谭小姐连忙问我怎么治。

我给她推荐了莲子百合粥。用莲子、百合、枸杞子熬粥服用1周就可以止咳了。莲子,味甘,性平,具有清心醒脾、补脾止泻、安神养心、滋补元气的功效。百合,性微寒,入心经,具有润肺止咳的功效,常用于清肺、润燥、止咳,对肺热咳嗽有较好的功效。枸杞子具有滋肝养肾、增强免疫力的作用。通过降燥润肺,达到止咳的效果。

我跟谭小姐说,除了食疗之外,还可以配合一些按摩法,例如翻身拍背法,轻轻用空拳拍打孩子背部,由上到下,由里到外,每2小时1次,使孩子保持半卧位,有利于痰液咳出。同时要注意多喂水,支气管炎时有发热,水分蒸发较大,也可以用米汤、蛋汤补给,满足机体需要。多注意孩子的冷热,不要老想着孩子怕冷,过多衣物会导致出汗,更容易引起感冒。保持良好的家庭环境,居室需要温暖通风,采光良好,空气不可过于干燥。

最灵老偏方:莲子百合粥

大米150克,干百合25克,莲子25克,枸杞子2克,冰糖适量。将莲子洗净泡开,百合和大米洗净后与莲子一起放入锅内,加适量水,先用旺火烧开,再用小火熬煮,放入枸杞子,快熟时加入适量冰糖即可。7天为1个疗程,可经常食用。**此方具有健脾补肾、降燥润肺、止咳的功效。**

更多食疗方

鸭梨粥

鸭梨3个，粳米50克。将鸭梨去核切片取汁。粳米熬粥，将熟时兑入梨汁调匀服用。**此方可以清心润肺，止咳除烦。**

润肺汤

花生仁100克，冰糖50克。将花生仁洗净，与冰糖一起入锅，加清水2碗同煮，至花生仁熟烂即可，吃花生饮汤。**此方具有补脾润肺的功效，适用于小儿支气管炎、干咳痰少、秋冬燥咳等。**

生姜海带根

生姜75克，海带根500克，红糖适量。海带根、生姜切碎，加水煎熬20分钟，过滤去渣，再加入适量红糖，浓缩成450毫升糖浆。每次服15毫升，每日3次。**此方适用于慢性支气管炎，具有止咳效果。**

川贝梨

川贝5克，雪梨1个，冰糖适量。先将梨切去头部，剜空梨心，放入冰糖、川贝，再将梨头盖上，用牙签固定。放入碗内同蒸，将梨与汁同服。**本方适用于咳嗽初起的痰多者。**

柚皮煎

柚皮5克。用水煎服，每日3次。**本方具有顺气化痰、止咳的功效，适用于风寒咳嗽、咽痒、舌淡等患者。**

清热汁

生姜汁25毫升，梨汁、萝卜汁、茅根汁各50毫升，蜂蜜100克。将各汁混匀与蜂蜜装入瓷罐内煮沸即可。每天饮用3次。**此方适用于风热型支气管炎，具有清热润肺的功效。**

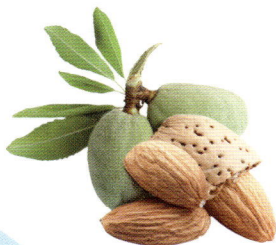

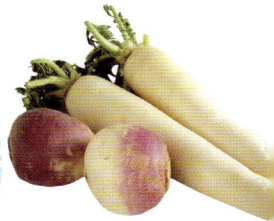

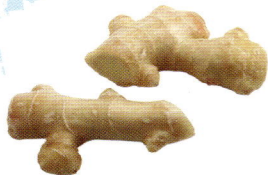

杏仁萝卜煎

杏仁10克，生姜3片，白萝卜100克。把以上材料用水煎服。本方具有疏风润肺、降逆化痰的功效。**用于治疗风寒咳嗽，适合畏寒、痰稀、流涕的患者。**

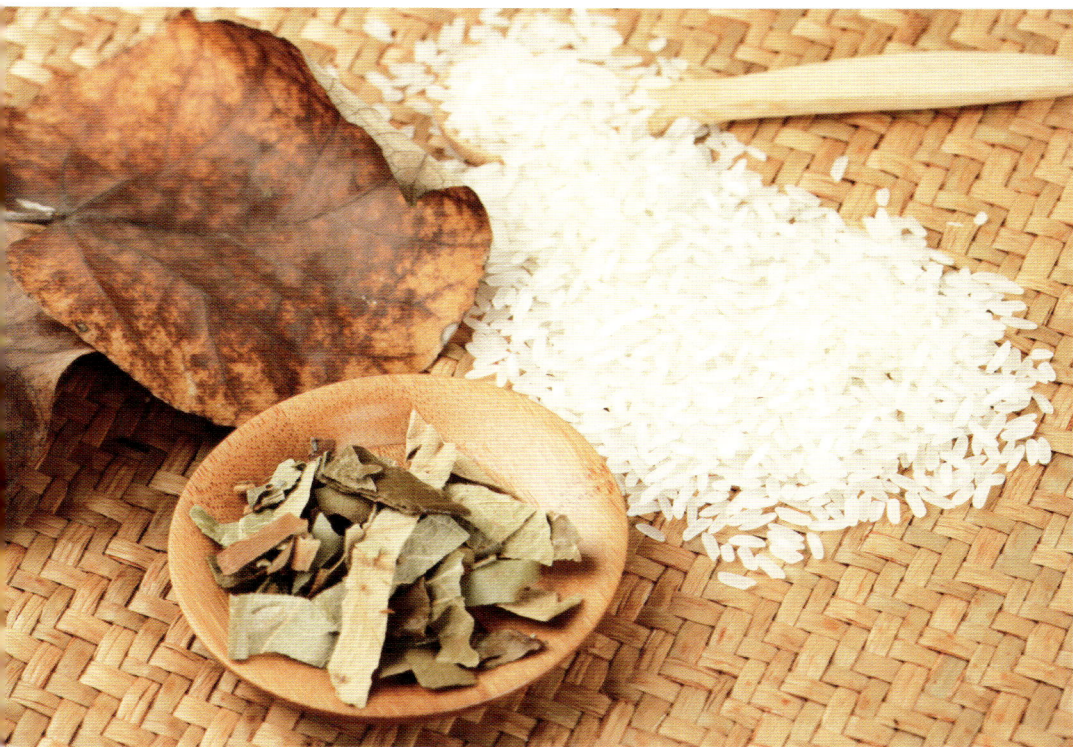

小儿肺炎很危险，枇杷叶粥治疗很安全

有些疾病的症状起初比较常见，容易让人疏忽，而病情恶化又很快，往往让人措手不及，甚至会导致死亡。肺炎就是典型的代表。对于抵抗力和免疫力低下的小孩来说，肺炎显得尤其可怕，是婴幼儿死亡的常见原因，应及早发现并治疗，避免病情加深。

小儿肺炎是婴幼儿时期的常见病，在冬春季比较多见。在中医学上，属于外感咳喘的范围，主要由六淫外邪引起，外邪犯肺引起肺气不能肃降而引发咳喘。如果肺炎在急性期得不到及时治疗，可能导致迁延性肺炎，会严重影响小儿的健康，因此小儿肺炎必需及时治疗。小儿肺炎主要临床表现为发热、咳嗽、呼吸急促、呼吸困难以及肺部啰音等。肺炎虽然可怕，但是依然可以通过治疗而痊愈，我这里就有一个例子。

前一阵子，儿子的同事张小姐带着她3岁的儿子万嘉来到我家，叫我帮忙给他看病。张小姐说："前几天孩子自己在阳台上玩，可能不小心吹到风了，晚上就开始发热咳嗽，并不停地说很冷。我们给他吃了一点退烧药，第二天他的烧退了一些，咳嗽却变重了，呼吸显得很困难，小脸憋得通红，还出现厌食、呕吐的情况。我们看情况严重，赶紧抱他上医院，医生诊断说是肺炎，我们吓了一跳，不是普通的感冒吗？听人说肺炎可能会致命啊，于是就给他打针，烧倒是消了，可咳嗽情况一直没多大好转，我们就想到看中医，就来找您了。"

中医治疗肺炎讲究对症下药、标本兼治，相较于西医的各种抗生素，副作用要小得多。根据引起肺炎的原因，分为4种类型：风热犯肺型、风寒闭肺型、痰热闭肺型、表寒里热型。万嘉咳嗽、呼吸急促、发热、恶寒、口渴，舌苔微黄，舌质淡红，脉浮数，这些症状是风热的表现，可以判断他属于风热犯肺型肺炎，治疗重点在于清肺润痰，止咳定喘。我随即给他开了个食疗方，方子叫枇杷叶粥，把枇杷叶和粳米煮粥，连续服用2周就可以了。枇杷叶的药用价值很高，常用于治疗肺热咳嗽、喉咙肿痛，具有止血止咳、利尿除湿、止渴生津、清肺润痰等作用。《本草再新》说它："清肺气，降肺火，止咳化痰，止吐血呛血。"

我还叮嘱张小姐，防治肺炎，要做到这几点：保持室内空气的新鲜，室内不能过于干燥或湿润；饮食上，避免食用辛辣、油腻、过甜和高热量的食物，以清淡、易消化、富含维生素的食物为主；避免接触呼吸道感染的病人；加强体育锻炼，培养良好的个人卫生习惯，多晒太阳。

2周以后张小姐告诉我，孩子已经好得差不多了，没有发热，胃口也恢复了，就是还有一点轻微的咳嗽。我又给她推荐了一些润肺养脾的方子，叫她务必让孩子"吃"好，不要留下隐患。

最灵老偏方：枇杷叶粥

枇杷叶 1.5 克，粳米 50 克。先煎枇杷叶，去渣取汁，加入粳米煮成粥，空腹食用，1 天 2 次，连续服用 2 周。此方具有凉血生津、润肺止咳的功效。

更多食疗方

栗子烧猪肉

栗子250克，瘦猪肉500克，调料适量。将栗子去皮，猪肉切块，加盐调味。将猪肉炒至半熟，加入栗子和适量水，炖熟即可。**此方具有益气补脾、补虚养气的功效。**

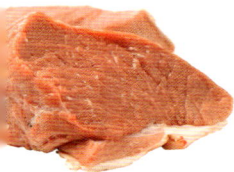

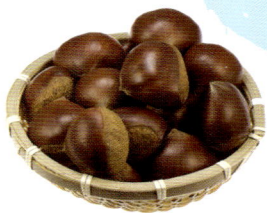

党参红枣粥

党参15克，糯米150克，红枣5个。加适量水共煮粥，用白糖调味服用即可。**此方具有补中益气、补脾益肺的功效。**

核桃汁

核桃仁30克，冰糖30克，梨150克。一起绞碎，加水煮服。每次1匙，每天3次。**此方具有润肺止咳、补气养虚的功效。**

薏苡仁红豆莲子粥

去心莲子10个，薏苡仁25克，红豆15克，糯米15克。莲子、红豆和薏苡仁用水冲洗干净，浸泡半小时。锅中加适量水，煮开。放入泡好的莲子、红豆和薏苡仁。大火煮半小时，放入洗净的糯米。中火煮半小时，开始用勺子搅拌。煮出黏稠的感觉，盛出即可食用。**此方具有健脾利湿、理气活血的功效。**

荠菜姜汤

鲜荠菜100克，鲜生姜10克。将荠菜和姜洗净切碎，加清水400毫升煮至200毫升，用食盐调味。**此方具有温中宣肺、止咳凉血的功效。**

杏仁粥

杏仁10克，大米30克。将杏仁去皮尖，水研滤汁，与大米加水共煮成粥服用。**此方具有止咳平喘、润肠通便的功效，适用于风寒闭肺的小儿肺炎患者。**

葱白生姜粥

葱白3根，大米30克，生姜2片。一起煮粥，趁热食用。本方适用于风寒闭肺的小儿肺炎患者。**具有发汗解表、利尿解毒、温中通阳的功效，常用于治疗头痛、鼻塞、小便不利等。**

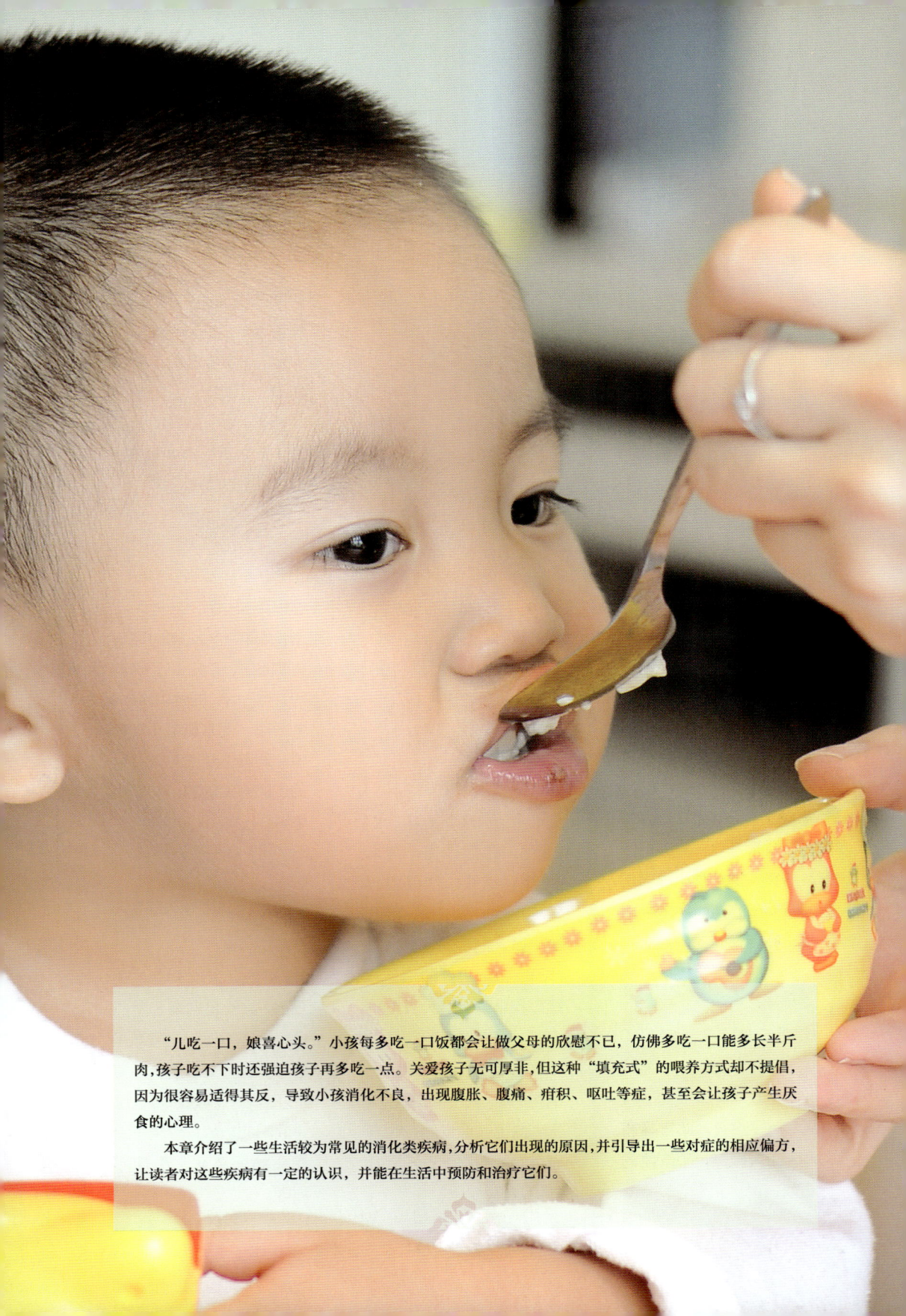

"儿吃一口，娘喜心头。"小孩每多吃一口饭都会让做父母的欣慰不已，仿佛多吃一口能多长半斤肉，孩子吃不下时还强迫孩子再多吃一点。关爱孩子无可厚非，但这种"填充式"的喂养方式却不提倡，因为很容易适得其反，导致小孩消化不良，出现腹胀、腹痛、疳积、呕吐等症，甚至会让孩子产生厌食的心理。

　　本章介绍了一些生活较为常见的消化类疾病，分析它们出现的原因，并引导出一些对症的相应偏方，让读者对这些疾病有一定的认识，并能在生活中预防和治疗它们。

第三章
消化道疾病偏方，
吃好喝好快长高

Chapter Three

Xiaohuadao jibing pianfang,
chihao hehao kuai zhanggao

小儿吐奶：婴儿吐奶主要与胃部发育不成熟有关，如果吐奶频繁，且量大，并伴有腹胀、腹泻等症，就要考虑病理情况。

呕吐：呕吐是因为胃失和降、气逆于上所致的病症，治疗以和胃降逆为原则，根据虚实分别处理。

厌食：厌食是指小儿较长时间食欲不振，甚至拒食。主要由于喂养不当、饮食不规律所致。治疗原则为健脾运气、养阴益胃。

疳积：疳积多因喂养不当损伤了脾胃，使得运化失职，气血两亏。表现症状为形体消瘦、面色萎黄、苍白，毛发稀疏等。

腹绞痛：是指肠道相对缺血引起的餐后上腹或中腹部疼痛的综合征。表现为伴有恶心呕吐、饮食渐少、动脉硬化等。

腹胀：是常见的消化系统症状，通常伴有呕吐、腹泻等，主要由于胃肠道胀气和各种原因所致的腹水、腹腔肿瘤等。

腹泻：是指排便的次数明显超过平日习惯的频率，表现为粪质稀薄，水分增加，或含有未消化的食物、脓血、黏液。

积滞：是因为小儿喂养不当、食积不化所引起的脾胃病症，特征为不思饮食、腹胀、大便酸臭、便秘等。

流口水：6个月~3岁的婴儿随着饮食转变，刺激唾液分泌增加，从而发生流口水。伴有不安、拒食、哭闹现象的流口水可能与其他疾病有关。

打嗝：多与饮食有关，饮食上快、过饱，摄入过冷、过热的食物和饮料都可能引起。

便秘：指排便次数减少、粪便量减少、粪便干结、排便费力等，与个人饮食、生活习惯、疾病有关。

寄生虫：多由于饮食不慎导致。食用生冷瓜果、不干净食物导致体内生虫，可引起腹痛、食欲下降、腹泻等症。

食物中毒：是指患者所进的食物被细菌或毒素污染，从而引起的中毒性疾病，表现为恶心、呕吐、腹痛、腹泻、过敏等。

急性黄疸型肝炎：是急性肝炎的一个分型，是各种原因导致的肝脏损伤，主要表现为胆红素代谢和排泄障碍。

吐奶呛奶原因多，烤米粉有奇效

《增广贤文》说："鸦有反哺之义，羊有跪乳之恩。"这句古语教育我们要感恩父母的养育之恩。可是很多小孩，不仅不珍惜母亲宝贵的乳汁，反而经常吐出来，让母亲们烦恼不已。

妈妈在喂奶时要掌握方法和技巧，可以有效避免宝宝吐奶、呛奶。如果吐奶频繁，且量大，并伴有腹胀、腹泻等症，就要考虑病理情况。呕吐物中带有胆汁、血液或粪便时，应尽早送到医院做进一步的检查治疗。

我的一个亲戚在两个月前顺利产下一个男婴，叫小虎。喝满月酒时我们看到小孩果然长得人如其名，虎虎生威，很是精神。前几天，亲戚给我打电话，她说："叔啊，这几天小虎喝奶时老是吐出来，有时还被呛得咳嗽，接着又大哭不止，我们都担心死了，您有什么好法子吗？"我说："是不是你喂养的方式不对啊？"亲戚说："应该不会，孩子最近喝得少，吃下去的又吐出来许多，而且有些腹泻，看他好像都变瘦了呢！"我叫她别急，等我过去看看。

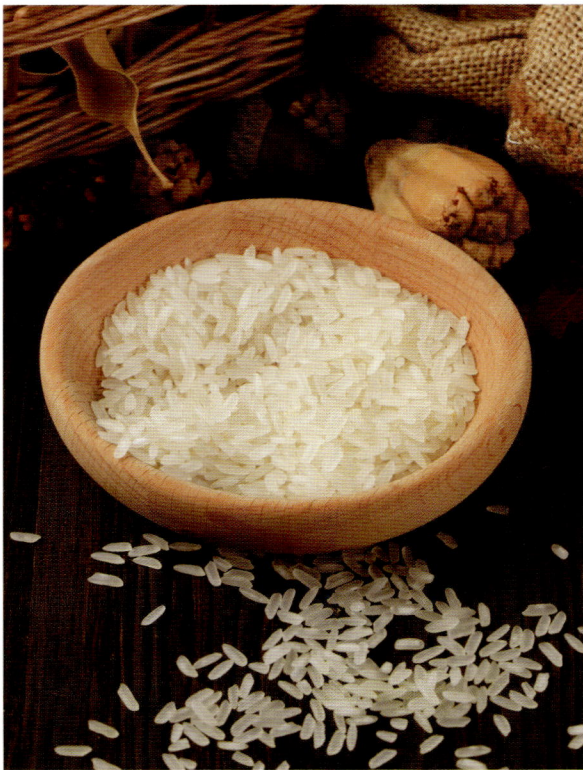

116

小虎脉象比较缓弱无力，舌淡苔白，是脾虚的表现。一般来说，婴儿吐奶主要与婴儿胃部发育不成熟有关，3个月后吐奶情况会少很多。宝宝的胃是水平位的，而胃口的贲门松弛，所以宝宝吃奶后稍有大动作就会引起食物倒流而吐奶。喂养不当会导致婴儿吐奶频繁或吐奶量多，如喂奶过快、喂奶量过多，频繁更换奶粉，喂奶前较长时间的哭闹，喂奶时吞入大量的空气等。有的婴儿吃奶后体位变动过大，如换尿布等都可能会引起呕吐。如果不是因为喂养姿势不当，那么多是由于脾胃功能失常，消化不良导致对食物产生抵触。脾虚分为脾阴虚、脾阳虚、脾气虚、湿热蕴脾、寒湿困脾等。

　　结合小虎脾阴虚的脉象，我给他开了个和胃补脾的方子。方子很简单，将白米烤熟，磨成粉末，然后加到牛奶或水里面，给孩子服用，一般情况下，当天就能见效。白米是稻米经过精制后的一种米。稻米，入脾、胃、肺经，中医认为它具有补中益气、健脾养胃、益精强志、和五脏、通血脉、聪耳明目、除烦、止渴、止泻等功效，为"五谷之首"。两天后，亲戚再次打电话给我，兴奋地说："孩子已经不吐奶了，也没有腹泻了。没想到普通的米有这么大的作用，神奇的方子，神奇的叔，果然是家有一老，如有一宝啊！"做母亲最开心的事情就是看着宝宝健健康康成长啊，看着她这么开心我也挺欣慰的。

　　另外告诫广大母亲们，在宝宝吃奶时，不要逗他玩，让他专心吃。母亲要用中指或食指，压着乳头的根部，既可防止宝宝的鼻孔被堵塞，也可减少奶水的流量，还可控制宝宝的吃奶速度，避免孩子出现呛奶；注意宝宝吃奶的姿势，不要叫他仰着头吃奶，要低着头、大人坐着时，身体要向后仰，让宝宝的嘴向下或是平行；喂完奶后，再把宝宝抱立起来，轻拍后背，直到打嗝为止再放回床上；对常吐奶的宝宝，父母应加强观察，并适当抬高床头，让宝宝侧卧。

最灵老偏方：烤米粉

　　白米20粒。将白米烤熟，然后磨成粉末。加入到牛奶或者水中。在喂母乳的情况下，均匀地混合母乳和米粉汁。一般情况下，每天分3次服用，而且只要服用1天就能见效。**此方具有补中益气、健脾养胃的功效。**

更多老偏方

小葱叶

葱叶适量，乳母蒸服食用。此方具有驱寒功效，适用于宝宝受寒导致的哭闹。

调养方

母乳喂养的婴儿，乳母应多摄取含维生素A和胡萝卜素丰富的食物，如蛋类、动物肝脏和有色蔬菜等。此方可以调理宝宝的肠胃。

食疗方

婴儿可适量进食些胡萝卜汁、蔬菜汤或维生素C胶丸。此方可以改善宝宝脾胃虚弱情况。

喂养姿势

母乳喂养时，脚踩在小凳上，抱好宝宝，另一只手以拇指和食指轻轻夹着乳头喂哺。此方可以防乳头堵住宝宝鼻孔或因奶汁太急引起婴儿呛咳、吐奶。

松子仁粥

松子仁20克，糯米50克，蜂蜜适量。将松子仁捣成泥状，与糯米一起煮成粥，然后调入蜂蜜，乳母服用，6个月以上的宝宝也可服用。此方可以补气养虚、补脾益胃。

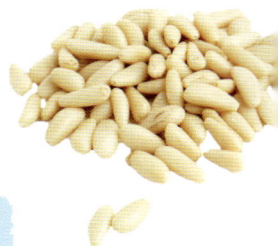

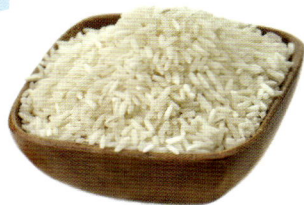

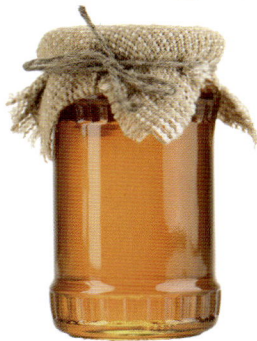

预防方

喂奶时不要太急，喂完奶以后把孩子竖起来拍嗝，可以每次拍2~3分钟。如果孩子的嗝排出情况不是很好，可以隔10~20分钟之后再拍。此方能减少喂奶时出现溢奶。

治疗方

如果宝宝是平躺时呛奶，请迅速将他的脸部侧向一边，以免吐出的东西，向后流入咽喉及气管。用手帕、毛巾卷在手指上，深入宝宝口腔内，甚至深入到咽喉处，将里面的奶水、奶块迅速清理出来，或家长直接口对口，用力吸出异物。呛入鼻孔则可用棉签来处理。此方具有快速止呛的作用。

牛奶加姜汁，巧治小孩呕吐

周末带小孩去少年宫，回来时在路上见到邻居小向。小向是个初为人母的少妇，正拿着奶瓶给女儿阿苑喂奶。

小向很热情地跟我打招呼，我就跟她闲聊了几句，这时阿苑无缘无故咳了起来，还把奶都吐了出来。小向赶紧放下奶瓶，一边哄一边给孩子拍背。可效果不大，小苑一直呕吐不止，不仅把刚喝的奶吐了出来，还吐出一些不明物质。小向有点无助地看着我，问："徐大爷，孩子这是怎么啦？"

我把孩子接了过来，让她坐直，然后顺着她的背脊轻拍，帮她顺气。小苑呕吐缓解之后我问小向，孩子以前有没有出现过这种情况。小向说："吐奶是出现过，不过像这次这样严重的呕吐还是第一次。"

中医认为，呕吐是指胃失和降，气逆于上，迫使胃中之物从口中吐出的一种病证。呕吐的病位主要在胃，基本病机为胃失和降，胃气上逆，该病理的性质分为虚实两类，实证因外邪、食滞、痰饮、肝气等邪气犯胃，以致胃气闭塞，升降失调，气逆作呕；虚证为脾胃气阴亏虚，运化失常，不能和降。而现代医学认为，呕吐的原因有消化道梗阻、感染、疾病、代谢紊乱、刺激、晕车晕船等。呕吐严重时，患儿会出现口渴尿少、精神萎靡不振、口唇发红，甚至出现脱水的症状。

中医学上，呕吐根据病因分为风热和风寒呕吐、暑湿呕吐、伤食呕吐、胃热呕吐、胃寒呕吐、惊恐呕吐等。根据小苑的脉象来看，脉象比较浮，而舌苔发白，手脚有点发冷，是受到风寒的表现。夏天时，由于室内外温差过大，小孩很容易被暑气侵袭或感染风寒，从而出现不适而呕吐。小苑的治疗应该从驱寒暖胃，补气固虚入手。我推荐给她一个简单的方子，在孩子平时喝的牛奶里面滴入3~5滴姜汁，小向就问我这个偏方有什么功效。牛奶味甘，性平、微寒，归心、肺、胃经，具有补虚损、益肺胃、生津润肠之功效，常用于治疗久病体虚、气

开胃苹果泥，解决厌食小问题

几十年前生活特别艰苦，大人小孩都吃不饱饭。我特别能理解莫言说的那句话："当初写作是为了一天三顿能吃上饺子。"现在时代不同了，大家都能吃饱，并想方设法地追求"吃好"。而这些"追求"可能导致饮食不合理，进而产生一些小毛病，比如厌食。特别是对于胃肠发育不完善的小孩来说，这个毛病极其常见。

邻居老李过来找我下棋，我看他愁眉苦脸的样子，就问他怎么了，是不是有心事。老李又叹了一声，说道："我那皇帝孙子小滨已经两天没胃口了，吃的东西好少，孩子正长身体啊，这怎么行呢？"老李跟我抱怨了大半天，我就跟他说："来，去你家，我帮孩子看看吧。"去到老李家，我看到小滨正躺在沙发上一边吃着薯片一边看着电视，我说："老李，看来并不像你说的那样啊。"老李

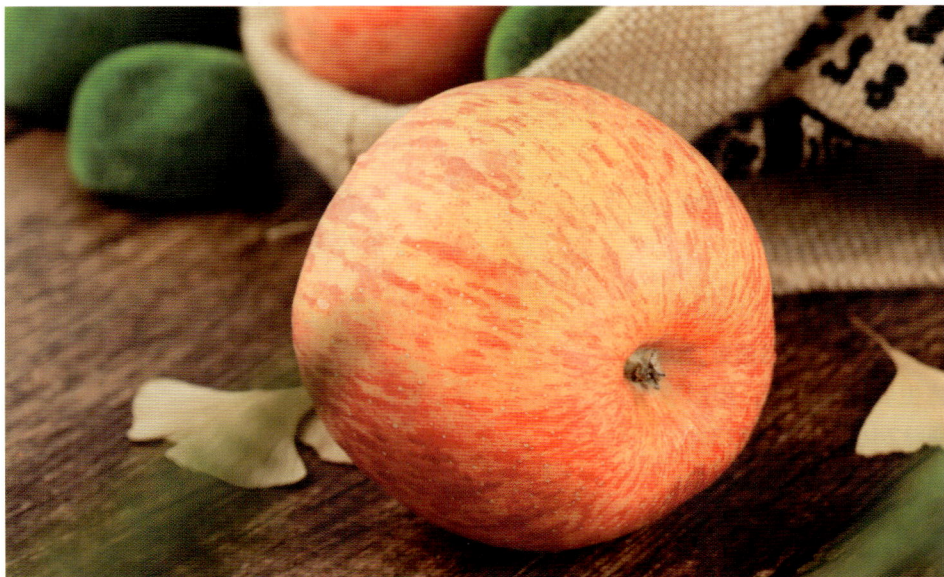

推着我："你给他看看吧。"又对孩子说："别吃薯片啦，饭又不吃，就爱吃零食。"

厌食是小儿由于喂养不当、饮食不规律所致。较长时间食欲不振，甚至拒食，会导致儿童发育不良。中医认为，厌食主要有脾胃失调型、脾湿气阻型、脾胃虚寒型、阴虚内热型、气血不足型等几个类型，要根据不同的原因辨证施治，健脾运气，养阴益胃。我一边给孩子把脉一边问他的其他情况，小滨脉象比较细弱，舌淡苔少，加上面色发黄，属于脾胃失调的类型，治疗需要抓住运脾开胃这一点。我问小滨大便是不是比较干燥，他说是。考虑到小孩子不喜欢吃药，于是我给他开了个小偏方，推荐了苹果泥。

老李连忙问我怎么做。我告诉他将苹果洗净，削去皮，剁碎成泥状。苹果泥放入碗内，加盖，置锅中隔水炖熟即可。老李疑惑地说："这小孩也不爱吃水果，把苹果蒸着吃会不会把营养给蒸没了。"我笑着跟他解释说，小孩厌食，是因为本身肠胃功能较弱，所以就不能再吃些生冷的瓜果，苹果蒸熟了吃能保持原来的甜味，容易吸收，还有开胃消食的作用。苹果味甘、微酸，性凉，归脾、肺经，具有生津止渴、清热除烦、润肺开胃、益脾止泻的功效，主治中气不足、消化不良、厌食、轻度腹泻、便秘、烦热口渴等。非常适合婴幼儿、老人和病人食用。

1个礼拜后，老李带着小滨过来玩了，还在我们家吃晚饭。我看小滨吃得挺香，就问老李孩子现在还厌食吗？老李向我竖起了大拇指，说："方子很不错，吃了两天，孩子就开始会说饿了，我们也不再给他乱吃零食了。"

我跟他说，苹果泥只能起到开胃的作用，避免厌食情况的出现，关键还在改变孩子的饮食习惯。家长不要过分溺爱孩子，家里最好不要存放零食。均衡营养，让孩子多吃杂粮、蔬菜、水果，尽量少吃或不吃生冷及油腻之类的伤胃食物。多参加体育运动有助于促进食物的消化，增加食欲。

最灵老偏方：苹果泥

苹果1个。将苹果洗净，削去皮，剁碎成泥状。苹果泥放入碗内，加盖，置锅中隔水炖熟即可。每天1剂，可经常食用。**本品具有健脾开胃的功效，适合厌食的小孩食用。**

更多食疗方

内金砂仁汤

鸡内金、砂仁各6克，鲫鱼100克。一起放入锅内，加水、调味料煮20分钟即成，每日1次。**本方具有健胃消食、止呕、涩精止遗的功效。**

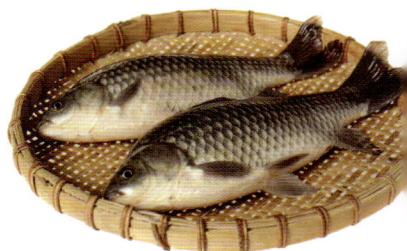

蜜饯山楂

山楂500克，蜂蜜250克。将山楂洗净，去掉果核备用。将洗净去核的山楂放入沙锅内，加入适量水，煮至呈糊状时加入蜂蜜，搅拌均匀后，稍煮片刻，收汁即可。**此方可健脾开胃、消积。**

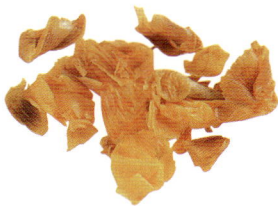

健脾粉

怀山药、薏苡仁、芡实各250克，淮米600克。将怀山药去皮，薏苡仁、淮米、芡实洗净，凉干水分，炒至微黄，共研成粉末备用。食用时取粉末一汤匙，用沸水冲泡成糊状，根据个人喜好加糖或少量盐调味。**此方具有健胃消食的功效。**

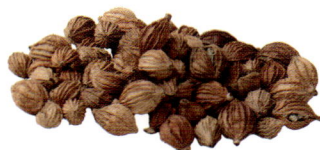

香砂六味汤

砂仁6克，建曲6克，千年健12克，焦白术10克，茴香6克，丁香2克。一起放入纱布袋中，放入锅内加水煎汁两次，将两次所得药液合并，加入适量白糖可饮用。**本方具有行气健胃的功效，适用于脾胃气滞引起的腹胀、厌食等。**

开胃醒脾汤

五味子10克，黄芪10克，牛腩100克，洋葱200克，胡萝卜100克，土豆200克，番茄250克。牛腩切小块，用热水汆烫后备用；洋葱、胡萝卜、土豆分别洗净后切块；番茄切块备用。所有材料一起放入锅中，加水1500毫升，大火煮滚后转小火煮至熟透，调盐即可。**本方具有清热解毒、促进消化的功效。**

❦ 按摩特效穴：神阙穴、命门穴

神阙穴： 温阳救逆，健运脾胃。穴位位于腹中部，脐中央。

命门穴： 补肾助阳。穴位位于后正中线上，位于第二腰椎棘突下凹陷中。

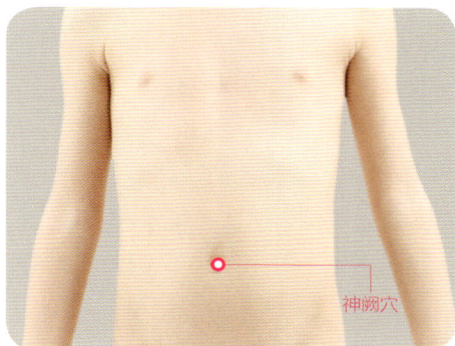

神阙穴： 肚脐眼即为神阙穴。

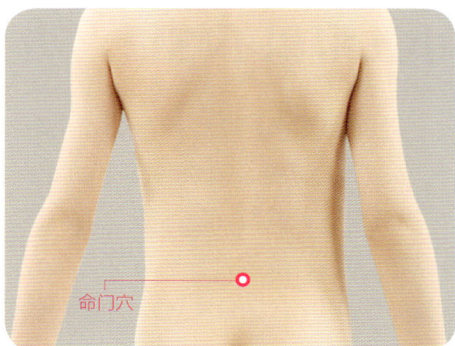

命门穴： 位于人体的腰部，当后正中线上，第二腰椎棘突下凹陷处。指压时，有强烈的压痛感。

自我按摩

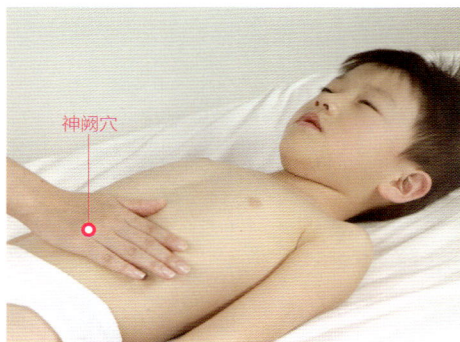

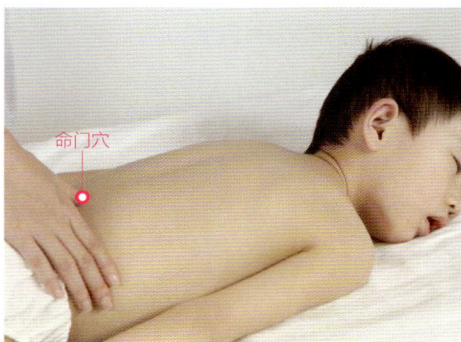

STEP 01
仰卧，把手掌放在神阙穴上，手掌不要紧贴皮肤，顺时针按揉100~200次。

STEP 02
俯卧，用拇指指端按压在命门穴上，顺时针方向回旋揉动50~100次。

操作要领

①力度以出现酸、痛或胀、麻的感觉为宜。
②每次按摩1~3分钟。

第三章 消化道疾病偏方，吃好喝好快长高

小儿疳积不吃饭，鸡肝茯苓来消食

吃东西不消化是个大问题，在医学上称为"疳积"，表现为面黄肌瘦、毛发焦枯、肚大筋露、便溏酸臭等，多发于5岁以下的小儿。疳积多因饮食不节，喂养不当损伤到脾胃，使得运化失职，导致营养摄入不足，气血不能濡养脏腑而引发其他症状；或因为慢性腹泻、慢性痢疾、肠道寄生虫等病经久不愈损伤脾胃而引起。小嘉是我印象比较深的一个疳积患者。

孙先生带着小嘉来到我诊所时，我看见他手里抓着一包巧克力，整个人显得面色无华，头发有些枯萎发黄，肚子臃肿。孙先生开始向我讲述小嘉的情况。原来他和妻子长期在外工作，孩子跟着爷爷奶奶生活。老人过于疼爱，对他千依百顺，想吃什么都给他买，家里的零食存了不少，不给他吃就哭。后来上了幼儿园，老师反映说小孩不爱吃饭，天天如此。他见问题严重，就带小嘉去医院看。医生说孩子消化不良了，给他开了一些促消化的药，可是效果不大，他爷爷说带他上中医院看看吧，就带他来这里。

我跟他说，要想治好这病，首先家长不能过分宠溺，先让孩子把零食戒了。孙先生倒是很果断，马上把孩子手里的零食扔到了垃圾桶。小孩哇一声就哭了，哭了一阵子，见没人理他，也就不哭了。我一边给他把脉一边问孙先生他的饮食和排便情况。孙先生说孩子吃饭时吃不了两口就说饱了，大便很酸臭、稀疏。

古人认为："积为疳之母，无积不成疳""疳之成多起于积，治疳必先去积"。本病的治疗以调理脾胃和消积理脾为主，小嘉也属于这种情况，由于长期食用零食导致脾胃功能受损，治疗应该戒除零食，并着重调理脾胃。我给他开了个方子，鸡肝炖茯苓，每天吃1次，2周后就有很好的效果。茯苓味甘、淡，性平，具有渗湿利水、健脾和胃、宁心安神等功效，主治小便不利、水肿胀满、呕吐、脾虚食少、泄泻等。鸡肝的补血养肝效果显著，常用于治疗小儿疳积。《本草汇言》："鸡肝，补肾安胎，消疳明目之药也。"

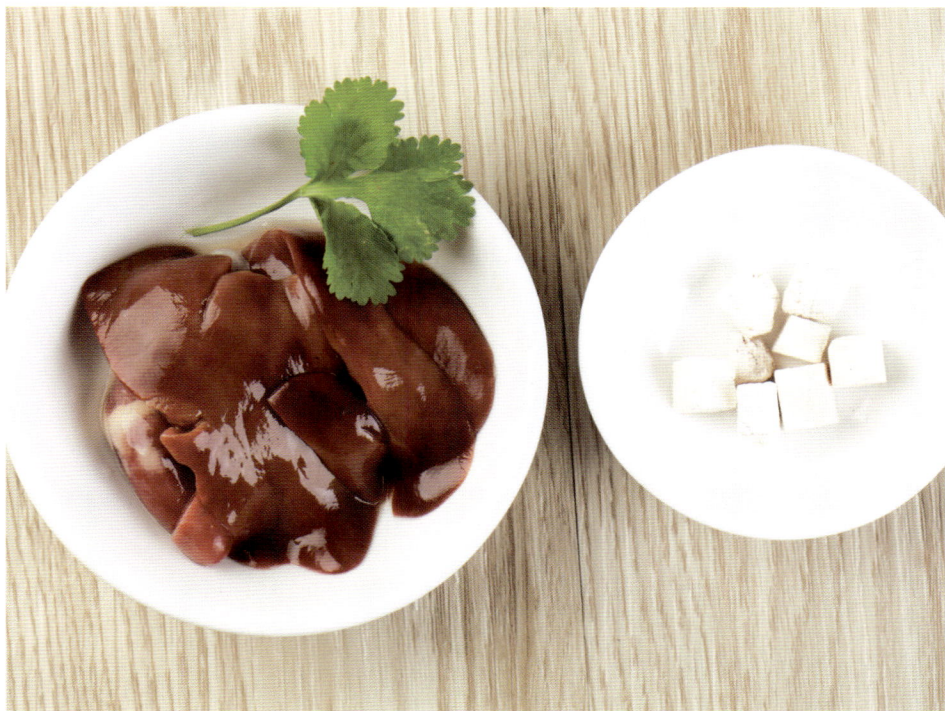

现代人"填充式"喂养盛行，小孩明明吃不下了，家长们还强迫他们吃，这样加重了脾胃负荷，伤及脾胃之气，滞积中焦，使食欲下降消化不良而导致疳积。俗话说食贵有节，吃什么都要有节制。

我叮嘱孙先生，父母要教育孩子不要乱吃零食，多给孩子吃些有助于小孩消化的食物，多吃蔬菜水果，饮食要定质、定量、定时，形成良好的饮食习惯；多进行体育锻炼，有助于促进消化，增进食欲。孙先生点头应承，说以后一定用心调养小嘉脾胃，让他健康成长。

最灵老偏方：鸡肝炖茯苓

鸡肝 30 克，茯苓 10 克。将鸡肝和茯苓加水煮至鸡肝熟即可。每天 1 剂，连用 2 周。此方具有健脾开胃、消除腹胀的功效。

更多食疗方

砂仁神曲粥

砂仁2克，槟榔2克，厚朴、枳实、神曲、青皮、陈皮各3克，莪术、乌药各2克，粳米100克。先将药煎两道汁备用，粳米洗净与药汁一同放入锅中煮粥即可。**此方具有行气健胃的功效。**

神曲扁豆汤

胡黄连、广木香、焦甘草各2克，神曲、焦白术各9克，青皮、陈皮各4克，炒扁豆9克，佛手3克。用水煎服，加入白糖冲服，每日1剂，分2次服用。**本方具有消食和胃的功效，适用于脾胃虚弱所致小儿疳积。**

白术党参汤

党参12克，炒白术10克，茯苓6克，神曲9克，怀山药15克，炒薏苡仁9克，莲子肉5克，甘草3克。用水煎服，每日1剂，分3次服用。**此方具有补气健脾的功效，适用于脾虚疳积。**

人参山楂猪肚汤

猪肚200克，人参片8克，青菜叶50克，山楂10克。将猪肚洗净，氽水，切片；人参片、山楂洗净；青菜叶洗净；汤锅上火，倒入清汤，调入盐、姜末，下入猪肚、人参片、山楂煮至熟，撒入青菜叶即可。**此方可以益气健脾、消积食。**

山楂炒猪肉

山楂30克，猪肉100克。山楂洗净去核，与猪肉一起炒菜食用。**此方具有开胃健食的功效，适用于伤食所致小儿疳积。**

内金茯苓丸

茯苓、海螵蛸、鸡内金各100克，三棱、莪术各80克，红花、槟榔各50克，雷丸、鹤虱、使君子仁各10克。共研为细末，炼蜜为丸，每丸5克重，每天服3次，每次1丸。**本方具有健脾和胃、利尿的功效。**

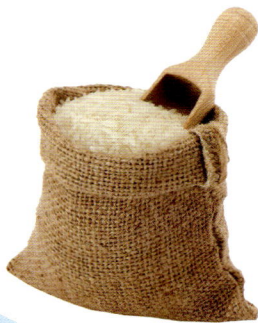

梨粥

新鲜梨3个，粳米100克。将梨洗净，连皮切碎，去核，加水适量，用文火煎煮30分钟，捞出梨块，加入淘洗干净的粳米，按常规煮成粥食用。**此方具有生津养胃的功效，主治小儿胃津不足引起的疳积。**

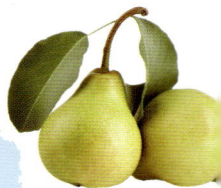

● 按摩特效穴：足三里穴、胃俞穴

足三里穴： 调理脾胃，补中益气，通经活络，疏风化湿，扶正祛邪。穴位位于小腿前外侧，当犊鼻下3寸，距胫骨前缘1横指（中指）。

胃俞穴： 和胃健脾，理中降逆。穴位位于背部，当第十二胸椎棘突下，旁开1.5寸。

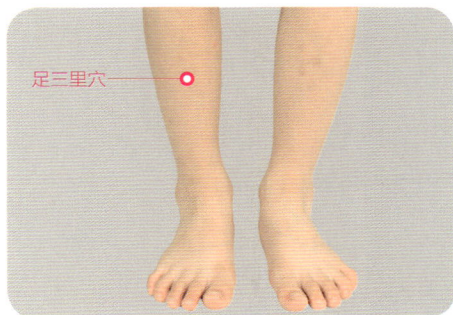

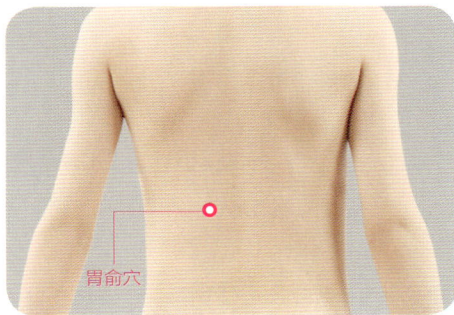

足三里穴： 由外膝眼向下量4横指，在腓骨与胫骨之间，由胫骨旁量1横指。

胃俞穴： 位于人体的背部，当第十二胸椎棘突下，左右旁开2指宽处即是。

自我艾灸

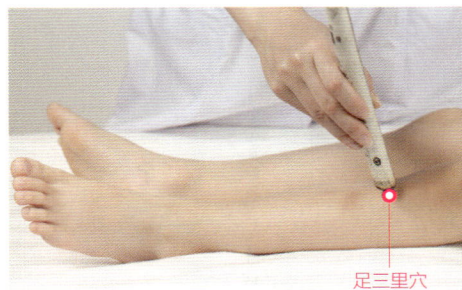

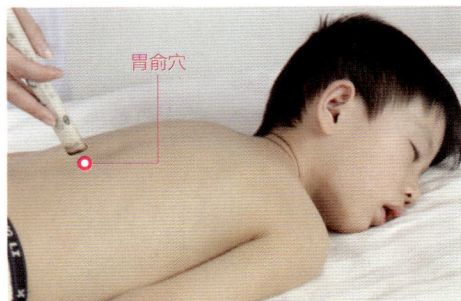

STEP 01

将艾条一端点燃，采用类似麻雀啄食般的一起一落、忽近忽远的手法灸治穴位10~15分钟，以局部出现红晕为度。

STEP 02

正坐或俯伏位，由旁人将艾条拿在手，燃头对准穴位所在位置，距离皮肤2~3厘米，每次灸治5~8分钟，或以感受温热为度。自行灸治时，可以选用艾灸盒辅助灸治。

操作要领

①注意观察皮肤对艾条的温度反应，适时调整。
②自己艾灸时注意自我感受，以舒适为主。

第三章 消化道疾病偏方，吃好喝好快长高

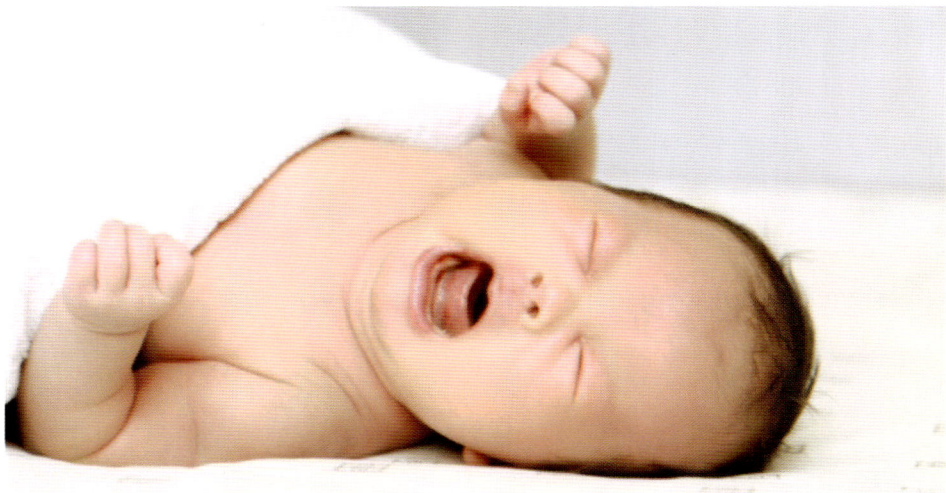

腹绞痛难忍受，快**按摩肚角穴**

　　吃完晚饭，我一个人在小区公园里散步。忽然，远处有人一边喊我，一边朝我跑过来。我快步走了过去，原来是武大姐。她着急地说："徐大夫，可找到你了，赶紧跟我走，去看看我孙子。"她一边走一边说："晚饭后东东在家里看电视，看着看着，突然捂着肚子又哭又喊，直叫痛。我见东东疼得脸色发白，本想带他去医院，但医院离家太远。这不想起你这位大中医就在附近，赶紧来找你。"去到她家后我看到东东满脸冷汗，5岁大的孩子捂着肚子蜷缩成一团。我先让孩子平躺在沙发上，用毛巾浸了热水，拧干给孩子敷在肚子上。然后给孩子按摩起肚角穴，不久东东就说肚子不疼了，咧嘴笑了起来。武大姐一边竖大拇指夸我一边问我怎么回事。

　　我跟她解释说，孩子生长发育快，机体的血液供给有时会出现一时的不足，肠道在暂时缺血状态下，就会出现痉挛性收缩，引起疼痛；也可能是因为自主神经功能紊乱，导致肠壁神经的兴奋与抑制作用不协调，使得肠管平滑肌强烈收缩而引起疼痛，所以医学上又称之为"儿童肠痉挛"。中医认为，腹痛多是因为感受寒邪，乳食积滞，脏气虚冷，或气滞血瘀等，病机一般为气滞不通，不通则痛，痛久则生瘀。治法多以温散寒邪、消食导滞、温中补虚或者活血祛瘀等为主，使气机宣通，血脉流畅，则"通则不痛"而达到止痛目的。刚才我听你说孩子是吃饭过后出现的，再观察他的症状，推断是由于乳食积滞导致的，所以先用热毛巾给他暖肚，然后用按摩手法帮助他消食导滞，血脉流畅，自然就不痛了。

武大姐恍然大悟，说："原来是虚惊一场呀！那如果下次孩子还肚子痛呢，我要怎么弄啊？"我说："下次孩子再肚子疼的时候，你用拇指、食指和中指三指相对用力，捏拿脐下两寸的肚角穴。这个穴位按摩方法可以缓解很多原因引起的腹痛，按摩3~5次一般就好了。"按摩肚角穴具有健脾和胃、理气消滞的功效，是止腹痛的好方法。可治疗各种原因引起的腹痛，以寒痛、伤食痛为主。因本法刺激强度较大，拿3~5次，不可多拿，拿后向内上做一推一拉、一松一紧的轻微动作一次。

武大姐点头说："嗯，我知道该怎么处理了，下次就不用劳烦你亲自跑一趟了。"还要提醒家长的是，腹绞痛的原因很多，比如消化不良、肠道蛔虫病、便秘、感冒等。消化不良引起的腹痛在幼儿中最常见，这种疼痛常阵发，肚子摸着是软的。这种腹痛，大都伴有舌苔厚腻、不想吃饭等症状。家长不必紧张，注意调整孩子的饮食即可。

最灵老偏方：按摩肚角穴

用拇指、食指和中指三指相对用力，捏拿脐下两寸的肚角穴；按摩腹部，揉足三里穴。捏肚角穴3~5次，力度不宜过大。**此方具有理气消滞、健脾和胃的功效。**

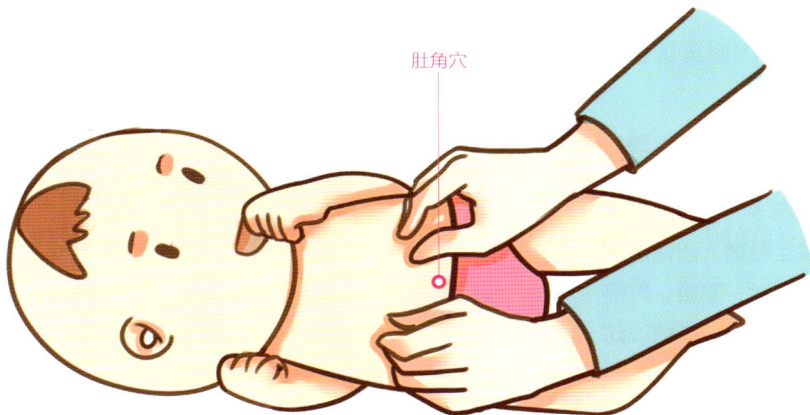

肚角穴

我跟他说腹胀大多数是由于消化不良引起的，通常伴有呕吐、腹泻等，主要由于胃肠道胀气和各种原因所致。听你刚才说是给孩子喂养过多食物导致的，我给你开一个消积去滞、健脾开胃的方子，孩子好了之后千万别过度喂养了。阿佑连连说好："再不敢给他多吃了。"方子叫山楂麦芽饮，做法简单，拿炒麦芽、炒山楂片一起放入锅中，煎汁即可，饭前饭后都可以饮用。炒麦芽具有行气消食，健脾开胃的功效，主治食积不消，脘腹胀痛，脾虚食少。山楂有健胃、消积化滞、舒气散瘀之效。二药合用，既消食又开胃，且味道酸酸甜甜，小儿也乐于饮用。每天喝1次，两天后就有效果。

后来，阿佑打电话给我，说："大伯，孩子肚子里的'气球'已经漏气了，肚子不胀了，大便也正常了，现在胃口又恢复啦，下次过来，一定要多敬您两杯谢您！"另外，预防宝宝腹胀也有几个方法：宝宝哭的时候很容易因为吸入空气过多引起胀气，遇到这种情况，爸爸妈妈应该多给予安慰，或是拥抱他，先通过调整他的情绪来避免胀气的加重；不要让宝宝饿得太久后才喂奶，宝宝饿的时间太长，吸吮时就会过于急促而吞入大量的空气，很容易导致腹胀；所以要按时给宝宝喂奶，并且在喂食后拍拍背帮助宝宝排气；多给宝宝的腹部进行按摩，这样有助于肠胃蠕动和气体排出，以改善消化和吸收；喂奶时，应当注意让奶水充满奶瓶嘴的前端，不要有斜面，以免让宝宝吸入空气。

但是，如果腹胀明显，伴有剧烈呕吐、精神萎靡、完全拒食等不正常现象时，那就要引起家长的注意了，应尽快到医院诊治。

最灵老偏方：山楂麦芽饮

炒麦芽10克、炒山楂片3克。一起放入锅中，加入1碗水，煎煮15分钟，去渣取汁，最后加入适量红糖调味即可。饭前、饭后均可饮用，1天1剂，2天可见效。**本方具有行气消食、消积化滞的功效。**

更多食疗方

砂仁鲫鱼汤

砂仁3克，鲫鱼1条，葱、姜、食盐适量。将鱼去鳞、鳃和内脏，洗净；将砂仁洗净，嵌入鱼腹中；鱼置于锅中，加水适量。武火烧开后用文火炖至鱼熟，加调料焖数分钟即可。食肉饮汤。此方具有行气利水、健脾燥湿的功效，适用于由脾胃虚弱引起的食少腹胀、疳积。

陈草蜜膏

陈皮100克，甘草100克，蜂蜜适量。将陈皮、甘草洗净，水浸泡透，二者放入锅中，加适量清水，用小火煎煮约20分钟，滤取汁液，如此反复煎煮取汁3次，合并3次所得药液，再用小火煎熬成膏，加入蜂蜜适量，煮至沸，待冷后装瓶，每次用1匙，用开水冲服。本方具有开胃消食的功效，适用于脾胃气滞之脘腹胀满或腹痛、消化不良。

猪肚白术散

猪肚1具，白术250克，米汤或蜂蜜适量。净猪肚洗刮干净，白术用水浸透，填入猪肚内，两端用线扎紧，放入沙锅中煮至透烂，取出猪肚中的白术，晒干，研为细末，每次取5克，用米汤或蜂蜜送服，1天3次，连用5个为1疗程。本方具有行气导滞的功效，可用于小儿腹胀。

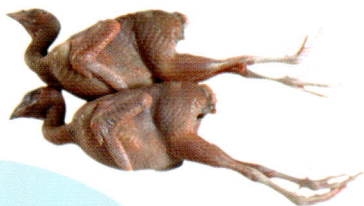

参芪鸽肉汤

党参20克，黄芪20克，怀山药10克，白鸽1只，食盐、调料适量。将鸽肉切块，放沙锅中，加入党参、黄芪、怀山药、盐、调料和适量水。用文火炖煮50分钟，焖熟后饮汤食肉。隔日1次，连用10天。适宜脾胃气虚所致纳食不振、食后腹胀、疳积等症，具有益气健脾、补中和胃的功效。

鹌鹑粥

鹌鹑1只，大米100克，盐适量。大米洗净，浸泡半小时；鹌鹑去毛洗净，切成小块，与浸泡好的大米一同放入锅中，加适量清水，先用大火煮沸后转小火续煮至熟。最后加入适量盐调味即可食用。可作早晚餐食用，每日或隔日食用1次。本方具有健胃消食的功效，可治小儿疳积、肚腹胀满、食欲不振、脾虚便溏等症。

怀山药莲子健脾胃，可治小儿腹泻

　　小儿的肠胃疾病多得连手指头都数不过来，令众多父母烦恼不已。小儿腹泻就是一种很麻烦的小病。小儿腹泻也称为"泄泻"，是以大便次数增多、便质稀薄、水分增加或含有未消化的食物、脓血、黏液等为特征的小儿常见病，可能伴有发热、呕吐、腹痛等症状。该病一年四季均有可能发生，夏秋季节发病率较高，不同季节的腹泻，其症候表现也有所不同。由于婴幼儿胃肠功能发育不完善，消化能力较差，一不小心吃错东西就容易引起腹泻。

　　陈女士的宝宝小研今年刚满1岁，近两日腹泻不止，每天要拉三四次，看着孩子病快快的样子，做妈妈的真是看在眼里，疼在心里。正准备把小孩带到医院时，陈女士的妈妈建议说："孩子这么小，吃药不好，不如带她去看中医吧，我上次那么严重的喉咙痛就是看中医看好

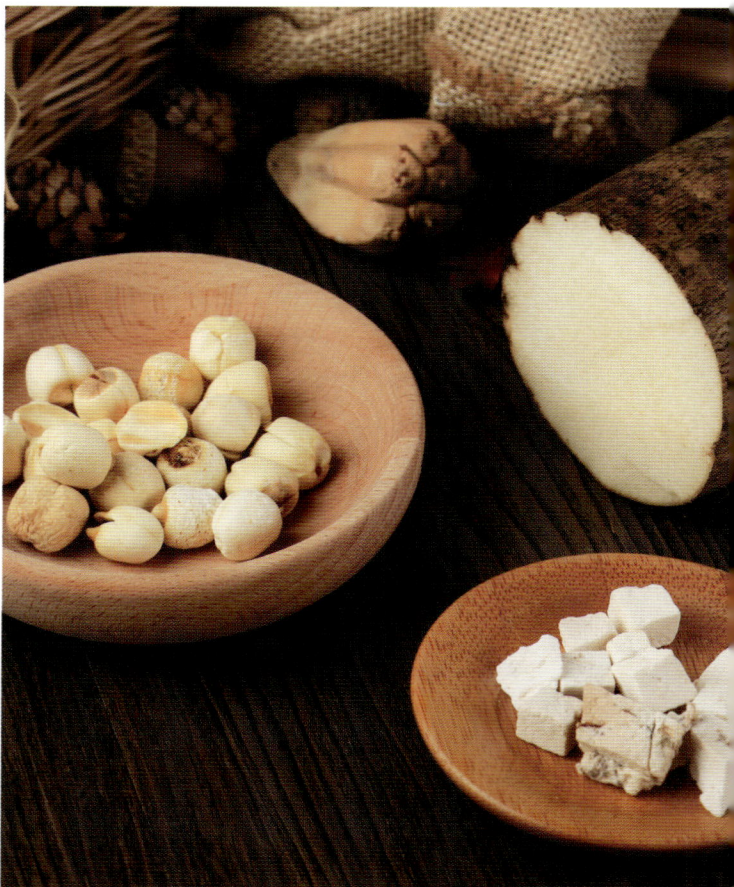

的。"她妈妈就推荐陈女士到我这里。来到我诊所后，我看到宝宝面色萎黄，精神疲倦，显得很虚弱。陈女士很紧张地问我："医生，宝宝这病是不是很严重啊？拉了两天了，又不敢给她吃药。"我叫她别急，随即给小研看了起来，并问小研的具体症状。

对于腹泻，中医主要根据粪便的形状和伴随的临床表现，分辨寒热与虚实。具体分为伤食泻、风寒泻、湿热泻、脾虚泻。伤食泻要消积开胃，风寒泻要疏风散寒，湿热泻要清热利湿，脾虚泻要健脾益气。

根据宝宝的状况来看，她的脉象缓弱无力且舌淡苔白，再结合她妈妈说的大便稀溏、色淡不臭、反复发作等症状，我判断为脾虚泻，因为先天秉赋不足，加上后天增加辅食时调养失宜引起的。治疗要从健脾益气入手，我给她推荐了怀山药莲子糊，食材用到怀山药、莲子、茯苓、红糖。经常服用，不但有效治疗小儿腹泻，还可增强体质。怀山药性平，味甘，归肺、脾、肾经。《本草纲目》概括怀山药的五大功用为"益肾气，健脾胃，止泄痢，化痰涎，润皮毛"；莲子有清心醒脾、补脾止泻的功效；茯苓有利水渗湿、益脾和胃、宁心安神的作用。

很多家长在宝宝腹泻时限制宝宝的饮食，或者禁食，想让肠道彻底清洁，认为禁食会让腹泻减轻。实际情况不是这样的，禁食有害无益，腹泻已经让宝宝丢失了大量的水分，再禁食更加不利于健康。因此宝宝腹泻时，一定要多补充水分，可以食用流质食物，像营养丰富的粥类、面条、肉汤之类。要给予宝宝足量的营养，不能让孩子吃刺激、肥腻、生冷的食物，比如白萝卜、竹笋、洋葱、肥肉、猪油等。

最灵老偏方：怀山药莲子糊

怀山药 100 克，莲子 100 克，茯苓 50 克，红糖 100 克。将怀山药、莲子、茯苓共磨成细粉。加水煮成糊状，用红糖调服，每日服 3 次，可经常服用。**本方具有健脾暖胃、温中止泻的功效。**

更多食疗方

干姜粥

干姜5克，粳米60克。先将干姜煮汁，再加入粳米一起煮粥。**此方具有温中和胃、祛寒的功效。**

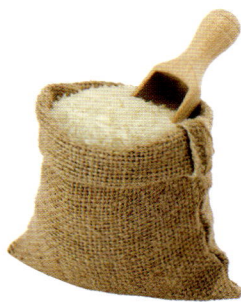

荔核大米粥

干荔核15个，怀山药15克，莲子15克，粳米50克。先把干荔核、怀山药、莲子用文火煎，然后去渣取汁，与粳米一起煮成粥。**此方具有补肾健脾、温阳散寒、止泻的功效。**

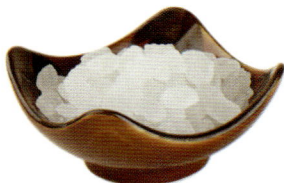

韭菜奶

韭菜250克，生姜25克，牛奶250克。将韭菜、生姜切碎，捣烂，绞汁，放锅内兑入牛奶煮沸。每日1剂，趁热服用。**此方具有补脾止泻的作用。**

乌梅粥

乌梅15克，粳米100克，冰糖适量。先放乌梅入锅，加水适量，煎煮至汁浓时，去渣取汁，加入淘净的粳米煮粥，至米烂熟时，加入冰糖稍煮即可。**此方具有补脾止泻的功效。**

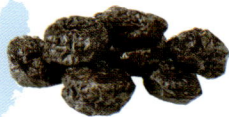

粳米粥

粳米50克，葡萄干10克。用适量清水先煮粳米至熟，放入葡萄干，一起炖至稀烂。**本方具有补脾养胃的功效。**

扁豆薏苡仁炖鸡脚

鸡腿100克、扁豆10克、薏苡仁10克、生姜1片。将鸡脚洗净飞水，再和以上材料一起放入炖盅，隔水炖2小时。**此方具有补脾益气的功效。**

四神沙参猪肚汤

猪肚半具，茯苓50克，沙参15克，莲子、芡实各100克，新鲜怀山药200克。猪肚洗净，汆烫，切成大块；芡实淘洗干净，用清水浸泡，沥干；怀山药削皮，洗净切块；莲子、茯苓冲净；沙参洗净，切片。将除莲子和怀山药外的材料放入锅中，煮沸后，再转小火炖30分钟，加入莲子和怀山药。用小火续炖2小时，煮熟烂后，加盐调味即可。**本品具有健脾渗湿、涩肠止泻的功效。**

小儿积滞没食欲，益脾养胃水果粥

消化不良是很多孩子容易生的病，可能会出现打嗝、胀气、腹痛、腹胀、恶心、呕吐和饭后烧心，还可能产生胃灼热或口腔出现酸液、苦味等现象。

小儿由于脾胃薄弱，饮食不能自我节制，就任意进食喜欢的食物。进食黏腻、煎炸、生冷、干硬等不容易消化的食物，常常会造成脘腹饱胀、食欲下降、恶心呕吐等症，令妈妈们烦恼不已。小儿患病时消化能力下降，家长不顾这种情况，强制孩子进食，会导致进食后无法消化。这种乳食停积在脾胃不能消化，壅阻在胃肠不能下行的病症，中医就称为积滞。积滞是有形之乳食内积，若是积久不消，必然进一步损伤脾胃，造成长期厌恶进食，进而使小儿越来越消瘦，严重影响身体发育。

秦先生是我过去认识的药商，做了多年的好朋友。前几天他做东道主，请我去他家吃饭，我自然是恭敬不如从命。他虽然只卖药，但俗话说"操千曲而后知音，观千剑而后识器"，和药接触多了，也懂得一些药理。他常年在外面跑，疏忽了对孩子的照顾，连自己孩子生病了都没发觉。吃完饭后就叫我帮忙给孩子看看。我问他怎么回事，他说孩子不爱吃饭，每天只吃一点点，开始以为是小孩挑食，不是什么大毛病，也没当一回事。后来情况变严重了，不仅吃饭没食欲，还带有口臭，老说肚子很胀，大便很稀，晚上睡觉还经常出汗。我让孩子伸出舌头给我看，舌苔很重，确实有些口臭，再看孩子鼻根处有青筋，整个人显得消瘦萎靡。我给他把脉之后发现脉象很细滑，是脾胃虚弱的表现。我判断他得了积滞。

小儿积滞主要有乳食积滞和脾虚夹滞两种。秦先生的孩子属于后者，治疗需要健脾养胃、消除积滞。问了孩子的生活习惯后，得知孩子有挑食的习惯。我对秦先生说："你这孩子的病有一段时间了，是平时饮食习惯不好造成的，偏食导致营养不足、消化吸收不良，进而使得脾胃受损，进入恶性循环。我给你推荐个方子吧，叫做怀山药水果粥，将梨、苹果、新鲜怀山药和大米一同入锅煮粥，

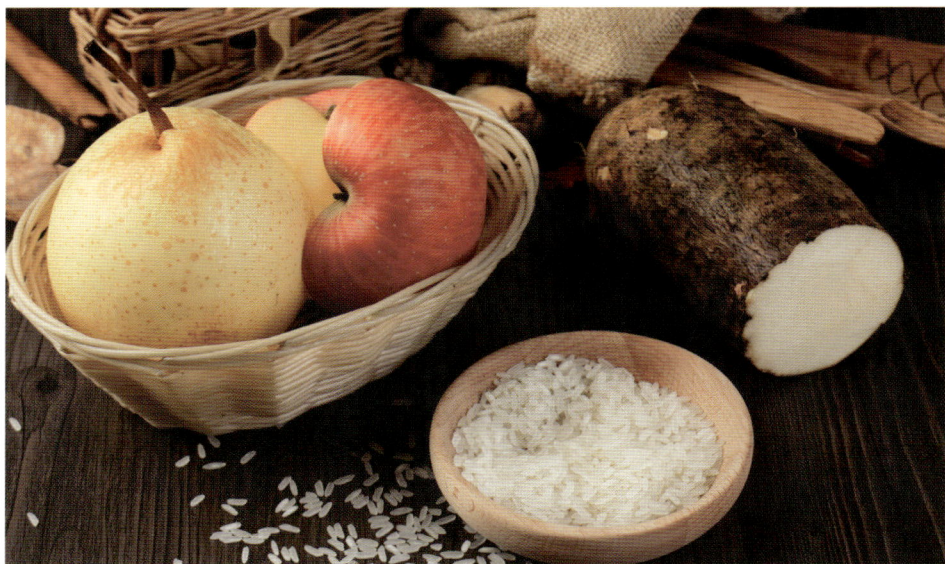

服用1周即可有较好疗效。怀山药味甘，性平，入肺、脾、肾经，具有健脾补肺、益胃补肾、固肾益精等功效。中医学认为苹果具有生津止渴、润肺除烦、健脾益胃、养心益气、润肠、止泻等功效；梨有生津止咳、润肠通便的作用。

秦先生问道："徐医生，那平时饮食还要注意些什么？"我说："小儿积滞，可以使用具有强化消化功能的中药材做成菜肴、煲汤或煮粥服食，比如茯苓、山楂、陈皮、怀山药等，平时最好多吃富含维生素、膳食纤维、蛋白质等增强体质的食物，如红枣、粳米、小麦、莲子、黑豆、芝麻等。忌吃一切辛辣、炙烤、油炸品，以免助湿生热；忌吃生冷瓜果、性寒滋腻等损害脾胃、难以消化的食品；忌吃一切变味、变质、不洁的食物。

几天后秦太太打电话来，说孩子胃口好了很多，拉了一次很臭的大便之后，排便就恢复正常了，而且孩子很爱吃这个粥，天天吵着要喝呢。

最灵老偏方：怀山药水果粥

梨半个，苹果半个，新鲜怀山药50克，大米50克。将其一同入锅煮粥即可，1天服用2次，7天为一个疗程。适用于脾胃虚弱所致的食积，能养胃益脾。

更多食疗方

人参山楂猪肚汤

猪肚200克，人参片8克，青菜叶50克，山楂10克。将猪肚洗净，氽水切片；人参片、山楂洗净；青菜叶洗净；汤锅上火，倒入清汤，调入盐、姜末，下入猪肚、人参片、山楂煮至熟，撒入青菜叶即可。**此方具有促进消化、增加食欲的功效。**

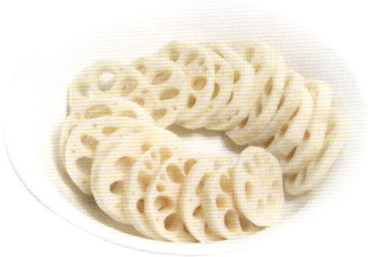

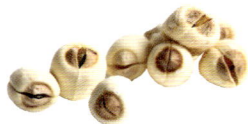

党参茯苓鸡肉汤

党参、茯苓各20克，鸡肉300克，鸡肉切块，与党参、茯苓一起放入锅中，加水适量，煮沸后改小火煲煮1小时，加盐调味即可。**此方具有行气健胃的功效。**

白萝卜鸭肾汤

白萝卜500克，鲜鸭肾1~2个，红枣1~2个。白萝卜切成小块，鸭肾剖开，撕出鸭内金，去污物洗净。上述物料同放入锅中加适量清水，煲1~2小时，调味即可。**此方具有促进消化、保护肠胃的功效。**

莲藕红枣粥

莲子粉、藕粉各适量，红枣6个，大米50克。将其同入锅煮粥即可。**此方具有清热凉血、开胃的功效。**

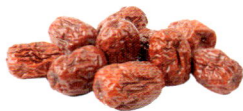

麦芽水

麦芽15克，山楂5克，红枣1~2个。以上3味同放入沙锅内，加清水2碗，慢火煎成半碗，分2次饮用。**此方常用于食积不消、食少腹胀，具有行气消食、健脾开胃的功效。**

牛奶莲子麦片粥

牛奶100克，麦片50克，莲子20克。莲子洗净泡发，葱洗净，切成葱花。锅置火上，加入适量清水，放入莲子，以大火煮开后加入麦片同煮至浓稠状，再倒入牛奶煮5分钟即可。**此方具有养胃安神的功效。**

小儿口水流不停，可喝白术甘草茶

有一次去外甥家做客，客人很多，不仅有亲戚朋友，还有一些外甥的同事。吃饭时大家聊了起来，说着说着就聊起了孩子，外甥问他的同事许女士："小许，你的儿子好像有3岁了吧，差不多该上幼儿园啦。"许女士烦恼地说："可不是嘛，但这孩子老爱流口水，不知道是什么原因。"有人接口说："肯定没喂饱啊，嘴馋呗。"他们的聊天引起了我的兴趣，我问许女士："3岁以前流口水很正常，3岁以后还流就要注意了。"外甥跟许女士说我舅是个老中医，你可以带孩子给他看看。并对我说："舅，这事给个面子给我！"我笑着说："尽力而为。"外甥对许女士说："不是我吹牛，我舅舅开了口，一定能药到病除。"

一般来说，6个月至3岁的婴儿随着饮食转变，会刺激唾液分泌，出现流口水的情况。伴有烦躁不安、拒食、哭闹等现象的流口水可能与其他疾病有关。中医理论认为，流口水是由两种原因引起的。一是脾胃积热，廉泉穴是津液的门户，如果小儿脾胃素蕴湿热，致使廉泉不能制约，口水就会流出不止。这时候，宝宝的症状可能是口角流口水，口水黏稠，表现症状为口角赤烂、小便赤短、大便干燥、脸和舌头发红、舌苔黄厚、指纹发紫等，治疗方法是清热燥湿泻脾。还有另一种原因是脾胃虚寒，多由于先天秉赋不足和后天调养失宜导致。脾胃虚寒的宝宝流出的口水是稀的，伴随着小便清长、脸色发白、舌苔薄白、指纹淡红等症状，治疗需要从益气暖脾入手。

第二天许女士就带着孩子来拜访我，我见孩子嘴边果然挂着少量口水，许女士给他擦干后没多久又开始流了出来。许女士跟孩子说："快向爷爷问好"，孩子口齿倒很伶俐，叫了一声"爷爷好"。

我问起孩子的排便情况，并问她有没有其他症状，然后给孩子把脉。许女士说并没有其他症状，他的小便很长，颜色很清，大便比较湿。他的脉象比较缓弱，舌苔薄白，流出来的口水很清稀。这些症状可以看出他属于脾胃虚寒型，是先天秉赋不足和后天调养失益引起的。我给许女士推荐白术甘草茶，把白术、甘草、绿茶一起煮茶就行了。白术性温、味苦、甘，归脾、胃经，有补气健脾、燥湿利水的功效，适合脾胃气虚、不思饮食、倦怠无力的小儿流涎者服用。甘草性平，味甘，归脾、胃、肺经，有益气补中、泻火解毒、调和药性等功效，主治倦怠食少、肌瘦面黄、腹痛便溏等症。绿茶则可以改善脾胃消化不良。

两周后，许女士托外甥谢我，说孩子流口水次数大大减少了。另外，小儿流口水有几点需要注意的：要随时为他擦去口水，擦时不可用力，轻轻将口水拭干即可，以免损伤嘴角皮肤。常用温水洗净口水流到处，以保护下巴和颈部的皮肤。给宝宝擦口水的手帕，要求质地柔软，以棉布为宜，并要经常洗烫。如果宝宝口水流得特别严重，就要去医院检查。

最灵老偏方：白术甘草茶

绿茶 2 克，白术 12 克，甘草 3 克，后两味药加水 600 毫升，煮沸 10 分钟，加入绿茶，分 3 次温服，复泡再饮，每日 1 剂，2 周为 1 个疗程。适宜脾胃气虚、不思饮食、倦怠无力、慢性腹泻、消化吸收功能低下的小儿流涎者食用。本方具有益气暖脾的功效。

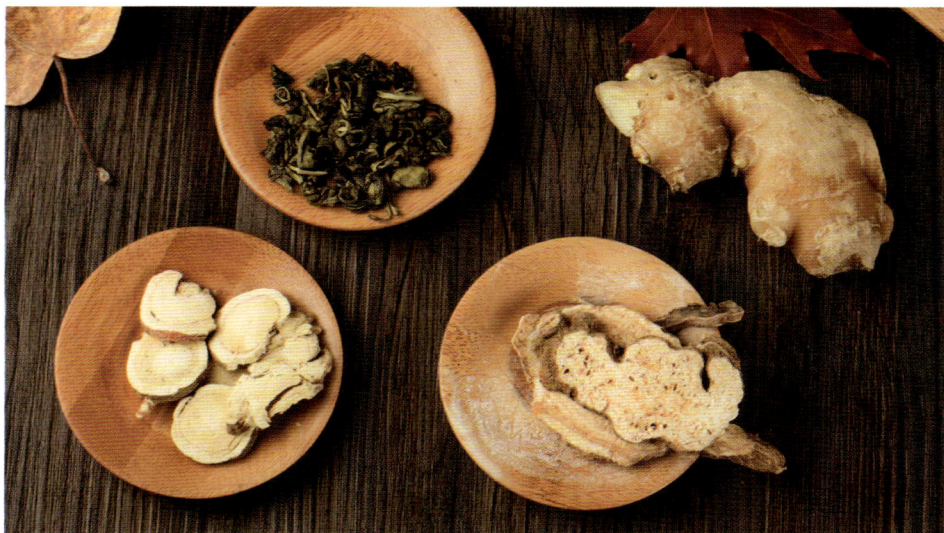

更多食疗方

桑根皮饮

鲜桑根皮100克。洗净，捣烂，装入纱布袋中绞取汁液饮用，每日1次。此方具有清热定惊、祛风通络的功效。

姜汤神曲茶

生姜2片，神曲半块，食糖适量。将生姜、神曲、食糖同放罐内，加水煮沸即成。每天饮用2~3次。此方具有健脾温中、止涎的作用。

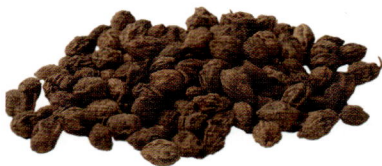

益智仁扁豆粥

怀山药30克、扁豆15克、大米100克、益智仁10克。大米、益智仁均泡发洗净;扁豆洗净，切段；怀山药去皮，洗净切块。锅置火上，注水后放入大米、怀山药、益智仁，用旺火煮至米粒开花，再放入扁豆，改用小火煮至粥成，放入冰糖即可。此方具有温脾摄涎的功效，适用于脾胃虚寒型泄泻、吐涎唾诸证。

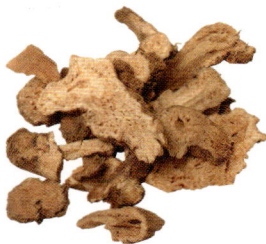

益智白术散

益智仁6克、白术6克。一起共研成粉末，平分为12包，每次1包，每日2次，以温开水送服。本方具有补中益气的功效。

陈皮猪肚粥

陈皮10克，猪肚、大米各60克，黄芪15克。猪肚洗净，切成长条；大米淘净，浸泡半小时；黄芪、陈皮洗净切碎。锅中注水烧开，下入大米、猪肚、陈皮、黄芪，转中火熬煮。待米粒开花，小火熬煮至粥浓稠时，加盐调味即可。此方具有补虚健胃的功效，适用于脾虚引起的小儿流涎症。

摄涎饼

炒白术20克，益智仁20克，生姜50克，白糖50克，白面粉适量。先把炒白术和益智仁一同放入碾槽内，研成细末；把生姜洗净后捣烂绞汁；再把药末同白面粉、白糖和匀，加入姜汁和清水和匀，做成小饼15~20块，入锅内，如常法烙熟，早晚服用2次，每次1块，嚼食，连用7~10天。此方具有健脾摄涎的功效，适用于小儿口角流涎。

孩子打嗝不止，**巧手拍嗝**来治疗

日常生活中想必每个人都有不少打嗝的经历，虽然轻度"打嗝"不算病，但时间长了停不下来，会让人很难受。大人打嗝还好，懂得一些办法处理，小儿打嗝就比较麻烦了。

前几天接到夏小姐的电话，夏小姐说："家里5个月大的宝宝常常打嗝，每次喂完奶总要打嗝十几分钟甚至半小时，好多时候宝宝都是一边打嗝一边哭，心疼死我啦，您有没有什么好办法治疗呢？"

打嗝多和饮食有关，饮食过快、过饱，摄入过冷、过热的食物饮料等都可能引起。小孩打嗝除了上述的原因，还可能是因为宝宝哭闹时吞入了大量的空气，或者肚子受寒引起的。一些情况严重的可能与胃食道逆流、药物不良反应及疾病有关。中医认为，打嗝主要是因为饮食不节，正气亏虚，从而导致胃气上逆，引起膈肌痉挛和胃痉挛，从而产生呃逆。因此，要缓解打嗝的症状，可以用拍背法，通过疏通胃气，让上逆的胃气往下走。

夏小姐连忙问我怎么拍。我告诉他，每次喂完奶后竖着抱起宝宝，轻轻拍打后背5分钟，或者可试试用手掌按摩宝宝的后背。如果宝宝还是会打嗝，就把他竖抱起来，使其上身直立，或在宝宝上半身垫些枕头，使上身保持倾斜，这有利于胃中空气的排出。拍打时，五根手指头并拢靠紧，手心弯曲成接水状，确保拍打时不漏气，同时注意拍打的力度，一般以引起宝宝背部震动但不让宝宝感到疼痛为宜。每次拍嗝，可以伴随着宝宝喝奶过程分2~3次来拍，不必等宝宝全部喝完，这样对宝宝的消化很有帮助。拍嗝关键是经常变换位置，拍打的方式因人而异，你可以进行多方面的尝试，拍背、抚触、按摩等都可以。

第二天夏小姐打电话给我，说按我说的做了以后，这次孩子吃完奶没打嗝了。我叮嘱她说，预防打嗝，有几个方面需要注意的：如果是"胃食道逆流"

造成的打嗝及溢奶，可在喂奶后让宝宝直立靠在大人的肩上排气，且半小时内勿让其平躺；4个月大后可添加米粉或麦粉以增加奶的黏稠度，可以防止打嗝；如果宝宝打嗝是因为对牛奶蛋白过敏，可依医师指示使用特殊配方。平时喂食宝宝要在安静的状态与环境下，千万不可在宝宝过度饥饿及哭得很凶的时候喂奶。喂奶姿势要正确，进食时也要避免太急、太快、过冷、过烫。在宝宝打嗝时可用玩具或轻柔的音乐，来转移、吸引宝宝的注意力，以减少打嗝的频率。

最灵老偏方：拍嗝法

　　竖着抱起宝宝，轻轻拍打后背5分钟，或者可试试用手掌按摩宝宝的后背。如果宝宝还是会打嗝，就把他竖抱起来，使其上身直立，或在宝宝上半身垫些枕头，使上身保持倾斜。此方有利于胃中空气的排出。

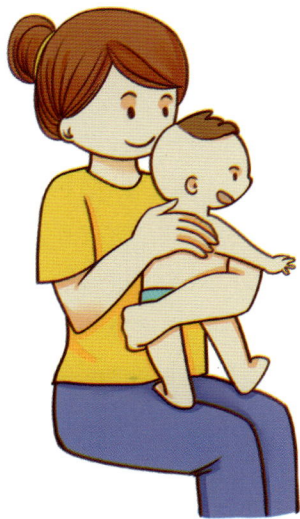

①竖着抱起宝宝，轻轻拍打后背5分钟，用手掌按摩宝宝后背。

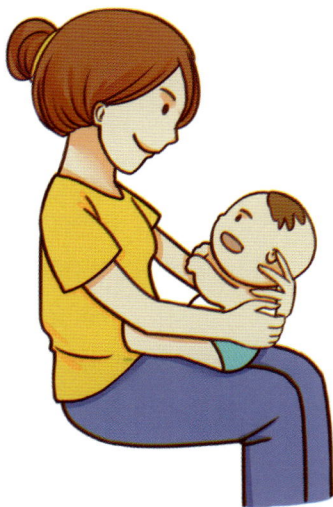

②使宝宝上身保持倾斜，让胃中空气排出。

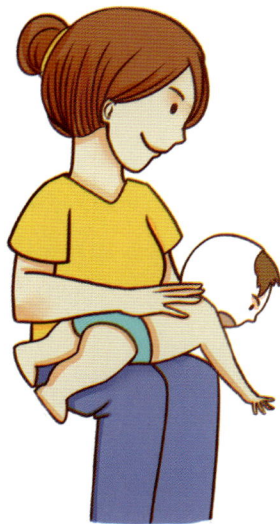

③把宝宝横放在膝上，从下到上，从内到外轻轻拍打。

更多老偏方

橘茹饮

橘皮30克，竹茹30克，柿饼30克，生姜3克，白糖适量。以上诸品加水煎熬2次，加入白糖即成。**本方有理气和胃、降逆止嗝的功效。**

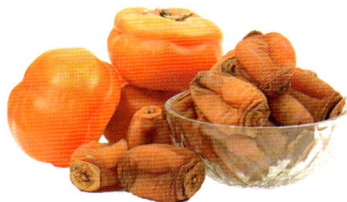

米醋

米醋适量。呃逆发作时服米醋10~20毫升，一般可立即生效。**此方具有治疗反复打嗝的功效。**

柿子蒂汤

柿子蒂10个，水1杯。把水倒入锅内，然后熬至汤水剩下半杯为止。让婴儿服用，**有治咳逆哕气的功效。**

红糖

红糖50克。在要打嗝时将红糖分2次送入口中，嚼碎咽下，停一段时间再吃一次即可。**此方具有理血活血的功效。**

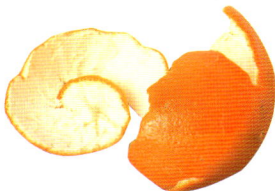

弯腰法

取一杯温开水，喝几口，然后弯腰90度，作鞠躬状，连续弯几次腰即可止住。**此方具有止嗝功效。**

深呼吸法

出现打嗝的现象时，开始做深呼吸，坐着或者站着都可以，使劲向肺里吸气，一直到吸不动为止，然后再全部吐出来，一直到吐不出为止，如此反复几次，打嗝就会停止。**此方具有止嗝效果。**

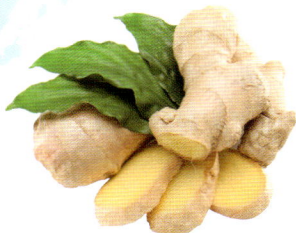

大口喝水法

出现打嗝时，找一杯白开水，最好是温开水，然后大口大口地一气喝下去，不要有停顿。一般来说，采用这种方法只要把水一气喝下去打嗝就会停止。**此方具有快速止嗝的特点。**

鸡毛

如遇突发打嗝不止（不分寒热引起），急寻一根鸡之细毛，以此毛探患者鼻内取嚏，呃即止。**此方具有止嗝作用。**

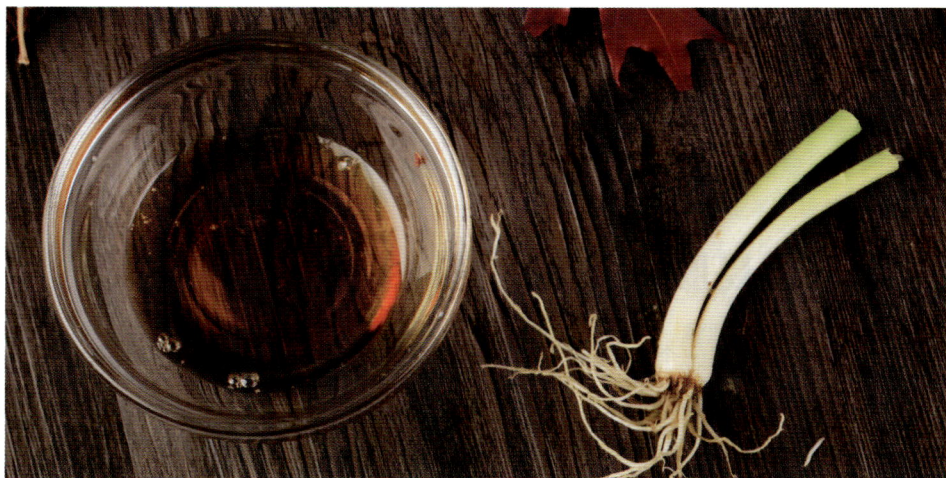

中医将寄生虫病称为"虫积"，认为它多由于饮食不慎、恣食生冷瓜果及不洁食物等导致湿热内生，蕴酿生虫，久而成积，治疗关键在于驱虫散积。结合小帆的病症和脉象，我给他开了个方子，叫麻油葱白汁。孙女士就问我怎么做。我告诉她，做法简单，把葱白洗净切碎，捣烂绞汁，调入生麻油或菜油，然后空腹服下，每日2次，连服3日就有效果。葱白味辛，性微温，归肺、胃经，具有发表通阳、解毒调味、驱虫的功效。常用于阴寒腹痛，痢疾泄泻，虫积内阻，二便不利等。《本草纲目》记载它："除虫积心痛、阴毒腹痛、小儿盘肠内钓。"麻油具有润肠通便、保护血管的作用。

对于小儿寄生虫病，及早预防是非常重要的，最基本的要求是要注意孩子的个人卫生和饮食卫生，做到饭前、便后洗手，不生食未洗净的蔬菜及瓜果，不饮生水，防止食入虫卵，减少感染机会。加强体育锻炼，增强抵抗力等。对于确诊有寄生虫感染的孩子还需要予以驱虫治疗，并预防并发症。体内蛔虫寄生虫较多者，可以每半年驱虫一次。

最灵老偏方：麻油葱白汁

葱白1把，生麻油（或菜油）1~2匙。葱白洗净切碎，捣烂绞汁，调入生麻油或菜油1~2匙，空腹服下。每日2次，连服3日即可。**此方有驱虫止痛之功效。**

更多老偏方

大蒜凡士林： 大蒜、凡士林适量。将大蒜捣碎，调入凡士林，临睡前调于患者肛门四周，第2天，将肛门清洗干净。本方具有杀虫抗菌的功效，主治小儿蛲虫病所引起的肛门瘙痒。

榧子杏仁丸： 大蒜9克，榧子9克，杏仁4.5克。将榧子、杏仁研为细末，把大蒜捣烂，用蒜泥将上述药制丸，分2次以开水冲服。此方具有杀虫消积、润肠通便的功效，适用于绦虫病。

大蒜汤： 大蒜（去皮及须根）30克，加水600毫升。用文火煮烂，纱布过滤，装瓶备用。服用时间以晚上8~9时或下午4~5时为宜，每次饮10毫升。此方具有杀虫灭菌的功效。

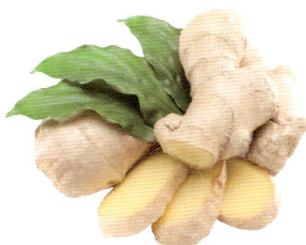

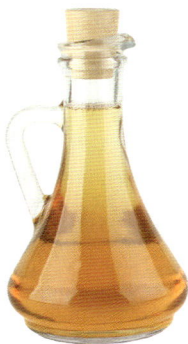

青梅黄酒： 青梅30克，黄酒100毫升。将青梅洗净，放入碗内，倒入黄酒，加上盖子。放入锅内，隔水蒸30分钟即可。每天早晨空腹时服用10毫升，服用前需炖热。此方具有生津止渴、和胃安蛔、驱蛔止痛的功效。

南瓜子： 生南瓜子30克。放入锅中用中火炒香，冷却后带壳一起嚼食。此方具有驱虫的效果。

醋姜汁

生姜100克，米醋250毫升。将生姜洗净，切成丝，放入米醋罐中，密封7天即可。每天早餐空腹服用10毫升。此方具有安蛔止痛、驱虫的效果。

食物中毒有妙方，喝碗甘草绿豆汤

生活中，学会一些急救知识很重要，往往可以在最快的时间脱离危险。例如食物中毒时，要尽快排出体内毒素，把伤害降到最低。食物中毒是指患者所进的食物被细菌或毒素污染，从而引起的中毒性疾病，表现为恶心、呕吐、腹痛、腹泻、过敏等。

有一天晚上，我们都打算睡觉时，突然门铃急促响起，深夜扰人，必有事故。门外站着邻居老冯，正焦急地踱着步子，我赶紧请他进来，问他怎么了。老冯说："老徐啊，这么晚打搅你，对不住啊。"我说没什么，是不是发生了什么事。老冯连忙说："对呀对呀，今天下午我在小贩那买了条多宝鱼，吃了之后家人都上吐下泻的，厕所都不够用了，估计那鱼有点不新鲜。大人还好，都吐出来了，我的小孙子消化比较慢，大家都没事时他才开始发作，现在他一个劲地说肚子很痛呢。他爸妈想打120的，我说让我先去问问老徐吧，情况不是特别严重，应该不至于上医院。"我听他这么说，赶紧和他一起去他家。

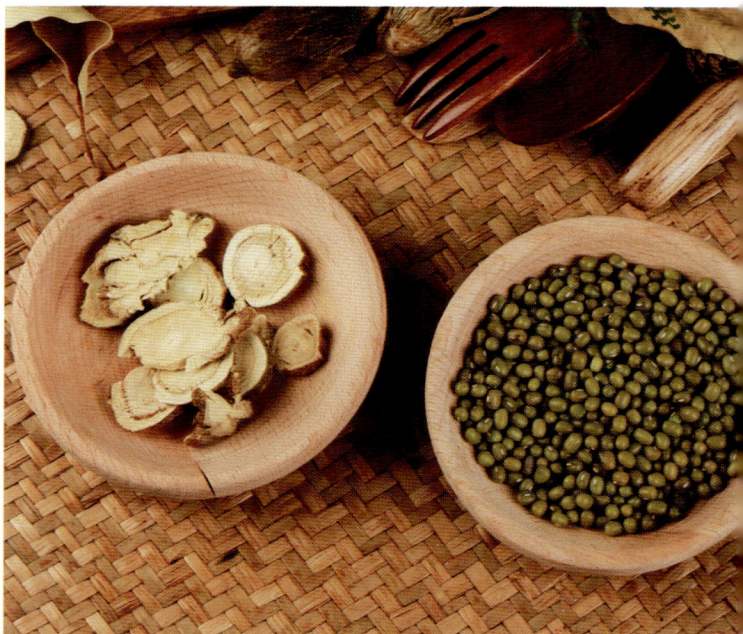

到了他家后，我看到他的孙子小伦捂着肚子坐在沙发上，他的父母在一边不停地端茶递水。我给他把脉之后，见他没有出现抽搐、痉挛、失水等症状，就给他开了个方子，是甘草绿豆汤，用甘草和绿豆一起煮汤，每日1次，一般当天就可缓解。我家正好有这两样材料，就拿给小伦的妈妈，让她赶紧去厨房做。我教小伦用手指去刺激喉咙催吐，小伦照做了，不一会儿，小伦跑到厕所哇哇地吐了起来。老冯很欣慰，说："吐出来就好了，又问我，这个绿豆和甘草汤有什么效果呢？"我跟他解释说，甘草和绿豆都是解毒的好帮手。甘草性平，味甘，归十二经，有解毒、止痛等药理作用。中医认为，甘草可以补脾益气、解毒、调和机体；绿豆味甘，性寒，有清热解毒的作用，可用于清除体内的食物毒素。

我跟老冯说，发现孩子有食物中毒的现象时，如未发生呕吐，可用手指或筷子或牙刷柄等包上软布，压迫孩子的舌根，或轻搅他的咽喉部，促使发生呕吐，尽快把有害物吐出。也可给他喝些盐水，再用上法促进呕吐。病情严重例如痉挛、抽搐、脱水、休克时应立即送往医院治疗。孩子中毒的症状消失后要补充一定营养，补充宝宝流失的基本营养素。有些宝宝在食物中毒期间，食欲会明显减退，这个时候也不用过于担心，只要确保宝宝摄入足够的水分就可以了，其他营养成分慢慢补充。

两天后，老冯告诉我，这两天孩子一直在服用这方子，去厕所的次数正常多了，以后不敢乱买东西了。我叮嘱老冯说，防止食物中毒要注意几点：蔬菜水果最好先用水浸泡，再仔细清洗；选购包装好的食品时，要注意包装上的有效日期、生产日期及保存环境；烹食用的器皿、刀具、抹布等要保持清洁；加工储存食物也要做到生熟分开；定期清洁冰箱，冷冻食品不能过久。

最灵老偏方：甘草绿豆汤

取生甘草 100 克，绿豆 100 克。水煎，每日 1 剂，分 3 次服，一般可当天见效。**此方具有解毒益气、调和脏腑的功效。**

更多食疗方

大蒜马齿苋

大蒜头1只，马齿苋250克。将两种材料捣烂，用开水冲服。此方常用于腐肉中毒，适用症状为腹痛腹泻、脱水休克等，具有解毒止痛的效果。

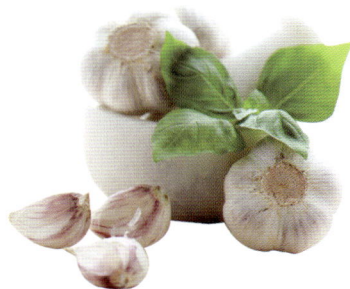

空心菜

空心菜适量。将其洗净，捣烂取汁。大量灌服。此方有解毒行水的功效。

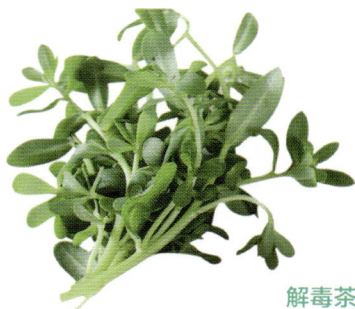

瓜蒂

甜瓜蒂5克。研成细末，用500毫升开水冲服，每隔15分钟用鸡毛扫喉咙催吐1次。此方具有催吐作用，有助于排出误食毒物。

白萝卜

生白萝卜500克。捣汁，每次服100毫升，每日2次。此方具有解毒生津的功效。

苏叶

紫苏叶50克。煎浓汁当茶饮或加姜汁5滴调服。此方具有抑菌解毒的功效，适用于鱼、鳖等水产品中毒。

红薯叶

鲜红薯叶捣烂，冲入开水，大量灌饮，催吐。此方具有利尿排毒的功效，适用于解河豚毒。

解毒茶

茶叶适量。把茶叶放入锅中，加入清水，浓煎，每天服用3次，一次服用10毫升。此方有助于体内毒素的排出。

生姜丁香

生姜30克，丁香2克。将丁香研为细末。生姜煎汁，去渣取汁。与丁香一起服用。此方具有解毒效果，适用于海鲜中毒。

薏苡仁红豆茅根汤，巧治急性黄疸型肝炎

　　我始终认为，中医不仅是民族的，更是世界的。曾经接手过一个比较特殊的病例，病只是普通的黄疸型肝炎，特殊的是病人。她是外国人和中国人生的孩子，也就是混血儿。这个外国人很仰慕中国的传统文化，尤其是中国的文字、茶道、传统医学。他很爱看中医"望闻问切"的过程。

　　小孩叫丽莎，今年5岁多。她父亲叫彼得，是个很魁梧的英国人。彼得用生硬的普通话跟我说："我的女儿，丽莎去了医院，医生说是急性黄疸型肝炎，吃了一些药，没有治好，你来帮我看看。"我问彼得，小孩有什么症状，大小便是

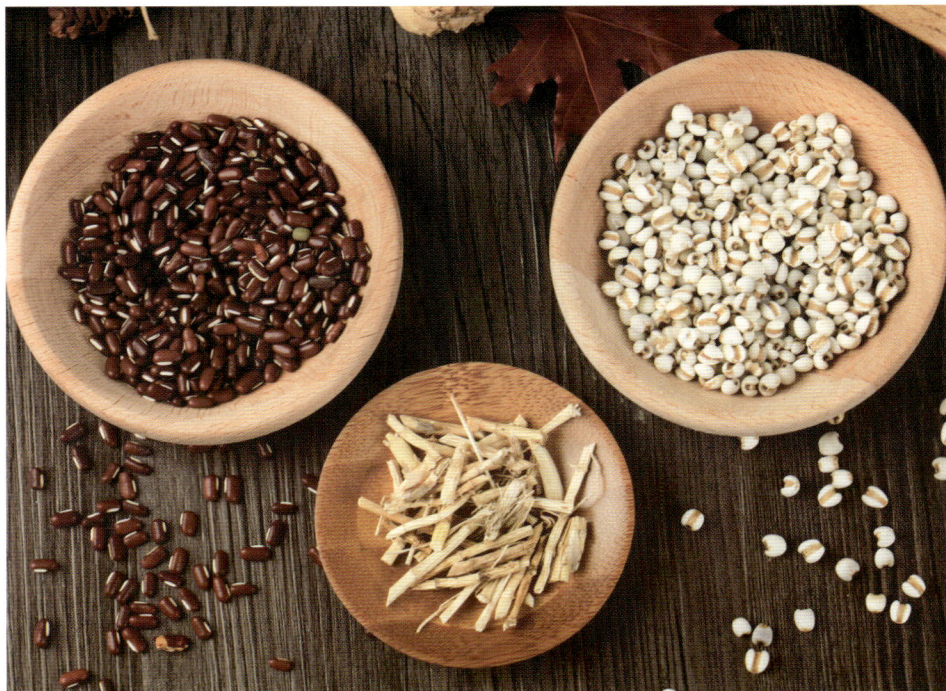

什么情况，并给她"望闻问切"。丽莎的脉象比较滑数，舌苔比较黄腻，是肝胆湿热的表现。彼得说丽莎身体有点发黄，食欲不好，有时会呕吐，有点便秘，小便的颜色很黄。我问彼得，丽莎是不是最近才来到中国居住的，彼得说是。

急性黄疸型肝炎是急性肝炎的一个分型，是由于各种原因导致的肝脏损伤，主要表现为胆红素代谢和排泄障碍。该病属中医"黄疸"中的"阳黄"、"急黄"范畴，是由于患者素体中阳偏盛，感受湿浊之邪后湿从热化，或直接感受湿热疫毒之邪，导致湿热阻滞，脾胃肝胆功能失调，胆液不循常道，随血泛溢引起的以目黄、身黄、尿黄为主要临床表现的肝胆病证。该病分为几种情况：肝胆湿热兼风湿表证，肝胆湿热而热重于湿，肝胆湿热而湿重于热，肝胆湿热而湿重并重，突感疫毒而毒热深重。丽莎属于第二种，由于先天秉赋不足加上后天环境变换、调养失宜造成的，治疗需要从清热利湿入手。

我给他推荐了薏苡仁红豆汤。这个汤要用到薏苡仁、红豆、白茅根，三者一起煮汤，考虑到小朋友不喜欢吃苦，可以加一点红糖，服用7天后可见效。彼得就问我原理是什么。我跟他解释说，白茅根具有凉血止血、清热解毒的功效，常用于治疗水肿、黄疸、小便不利、热病烦渴。《本草纲目》言其："止吐衄诸血，黄疸，解酒毒。"薏苡仁作为一种中药，有悠久的历史，有健脾、补肺、清热、利湿等功用。红豆能利湿消肿、清热退黄、解毒排脓。

1个月之后，彼得带着孩子来谢我，我看到丽莎的身体已经没有那么"黄"了，整个人也精神了起来。彼得说服用这个方子1个月，孩子的小便颜色慢慢变清了，再后来大便也正常了，没有出现便秘了。说完彼得对我竖起大拇指，夸赞不已。

我提醒彼得，要注意孩子饮食习惯：食物尽量清淡、不要吃辛辣、生冷等刺激性食物、要多食用流食、软食等；适当地锻炼身体，不要进行剧烈的运动，要劳逸结合。

最灵老偏方：薏苡仁红豆茅根汤

薏苡仁、红豆、白茅根各15克。三者一起加水煮汤，加适量红糖调味。每天服用2次，7天为1个疗程。**此方具有清热解毒的功效，适用于治疗湿热型肝炎。**

更多食疗方

榕树根炖猪肺

榕仔根（榕树垂下的细根）50克，猪肺200克。将榕仔根炒略焦，与猪肺一起炖服。此方具有清热解表、化湿的功效。

泥鳅炖豆腐

泥鳅500克，豆腐250克。泥鳅去鳃，清理内脏后放入锅中，加食盐少许，清炖至五成熟，加入豆腐，炖至鱼熟烂，吃鱼和豆腐，喝汤。此方具有祛湿、疗黄疸、清热解毒的功效。

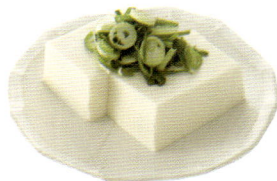

茵陈金钱茶

茵陈180克，金钱草90克，川郁金60克，粉干草15克，红糖适量。以上4味药用水煎，加红糖饮用，每日1剂，每日4次。此方具有清湿热、退黄疸的作用。

木贼茵陈汤

木贼草10克，板蓝根6克，茵陈7克。先将其用水浸泡半小时，然后煎取浓汁，每日1剂，分2次服用。此方具有清热利尿的功效。

虎杖茵陈汤

虎杖10克，茵陈10克，蒲公英10克，板蓝根10克，陈皮5克。用水煎服，每日1剂，分2次服用。适用于黄疸型肝炎。

田基黄汤

田基黄10克，白花蛇舌草10克，土茯苓10克，夏枯草6克，茵陈7克，山栀子6克，黄柏5克，木通5克，甘草3克。用水煎服，每日1剂，分2次服用。此方具有消肿解毒、清热利湿的功效。

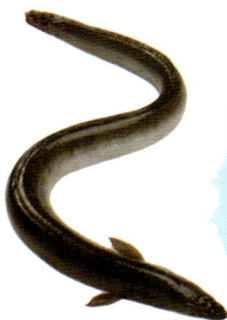

红木香粉

红木香适量。将其洗净凉干，研磨成细粉，每次2克，温水送服，每日1次。此方具有清热解毒的功效。

柴胡白芍汤

柴胡、白芍药、山楂、陈皮各6克，茯苓、连翘各7克，板蓝根、薏苡仁各10克。用水煎服，每日1剂，分2次服用。适用于病毒性肝炎。

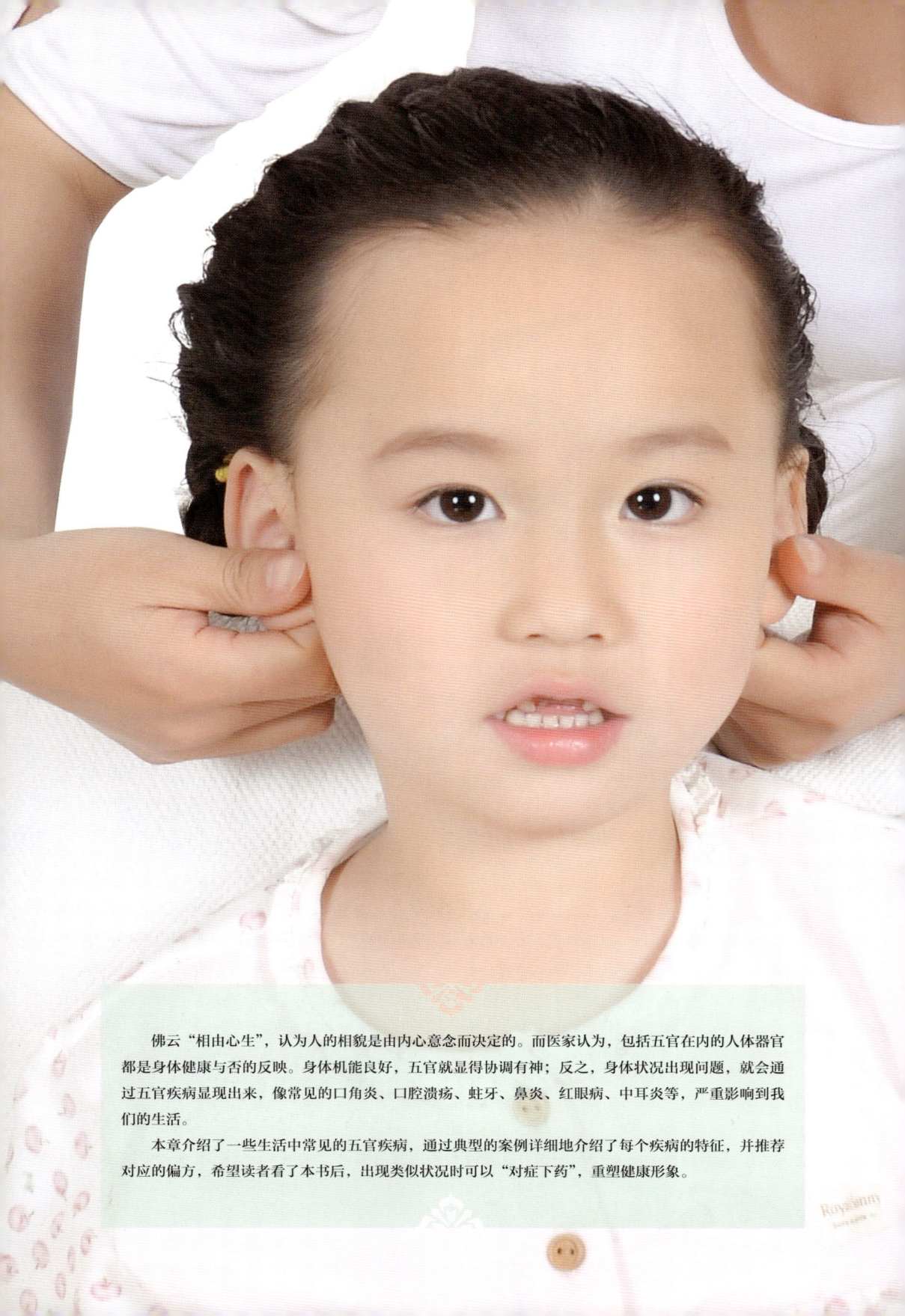

佛云"相由心生",认为人的相貌是由内心意念而决定的。而医家认为,包括五官在内的人体器官都是身体健康与否的反映。身体机能良好,五官就显得协调有神;反之,身体状况出现问题,就会通过五官疾病显现出来,像常见的口角炎、口腔溃疡、蛀牙、鼻炎、红眼病、中耳炎等,严重影响到我们的生活。

本章介绍了一些生活中常见的五官疾病,通过典型的案例详细地介绍了每个疾病的特征,并推荐对应的偏方,希望读者看了本书后,出现类似状况时可以"对症下药",重塑健康形象。

第四章

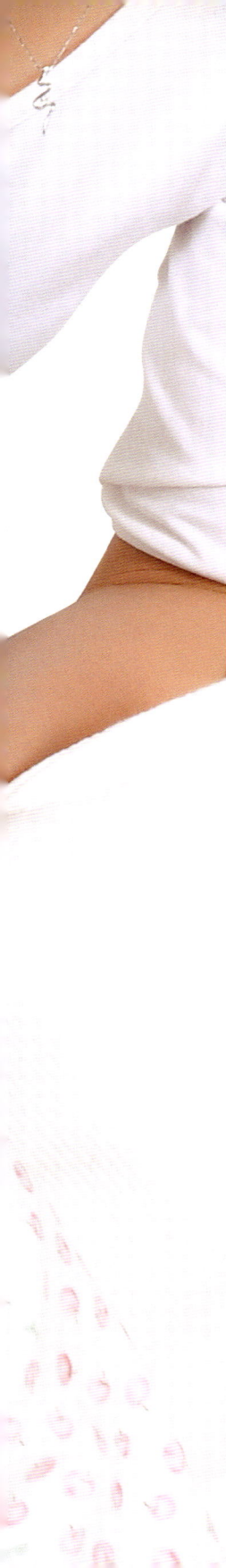

五官疾病偏方，
眼明耳清身体棒

Chapter Four

Wuguan jibing pianfang,
yanming erqing shenti bang

口疮：是由白色念珠菌感染引起的儿童口腔疾病，婴儿营养不良和身体衰弱时也可能发病。

口角炎：干冷的气候使得口角周围的皮肤黏膜干裂，病菌乘虚而入。表现为口角潮红、起疱、皲裂、糜烂、结痂等。

口腔溃疡：是常见的口腔黏膜的溃疡性损伤病症，发作时疼痛剧烈，局部灼痛明显，给生活造成极大不便。

牙齿脆弱：中医认为，牙齿不固是由于肾衰或营养不良，可以通过补肾和增加营养来固齿。

蛀牙：是一种常见的细菌性口腔疾病，发病率高、分布广。不及时治疗会形成蛀洞，直至牙冠完全消失。

长牙发烧：长牙时出现轻微的发烧是正常的，是牙齿穿出口腔黏膜时所引起的正常发炎反应。

中耳炎：是累及中耳全部或部分结构的炎性病变，多发于儿童，分为化脓性和非化脓性两类。

外耳炎：是外耳的皮肤出现急性局限性的化脓性病变，多为挖耳损伤外耳道皮肤或洗澡、游泳时外耳道积水导致细菌入侵。

眼屎多：会产生一系列不舒服的反应，如晨起睁眼困难、视物模糊等。该症与睡眠不足、用眼过度、视觉疲劳、疾病有关。

红眼病：又叫急性结膜炎。是当人体防御能力减弱或外界致病因素增加时，引起的结膜组织炎症。

麦粒肿：是睫毛毛囊附近的皮脂腺或睑板腺的急性化脓性炎症，分为内麦粒肿和外麦粒肿两种类型。

沙眼：由沙眼衣原体引起的慢性传染性结膜角膜炎，会严重影响视力甚至造成失明，多发于儿童或少年期。

鼻窦：指鼻窦发生炎症，分为急性、慢性，多由上呼吸道感染引起，细菌和病毒感染也会导致发病。

鼻敏感：以突然和反复发作性的鼻痒、喷嚏、流涕、鼻塞为主要特征的过敏性疾病，分为常年性和季节性两种。

流行性腮腺炎：是由腮腺炎病毒引起的急性、全身性感染，以腮腺肿痛为主要特征，是儿童和青少年期常见的呼吸道传染病。

嘴边长了鹅口疮，涂搽板蓝根汤

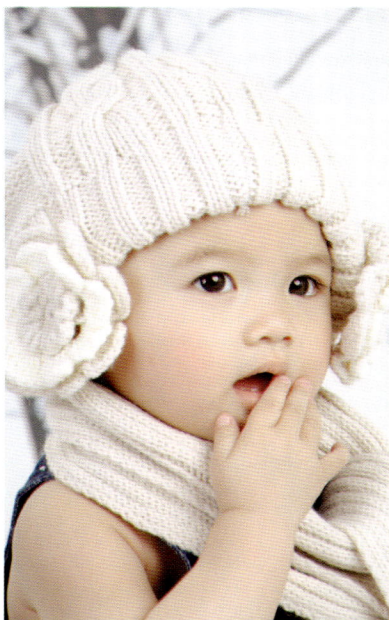

很多女士结婚生子后，为了照顾孩子，放弃了自己的事业，在家做起了全职妈妈，王女士就是其中之一。一天，王女士找上我，向我诉苦说："徐医生，最近我发现我女儿欣欣烦躁不安，食欲减少，现在连奶都不怎么喝了，强迫她喝她就开始哭闹。您看看她到底是怎么了？"

我仔细观察了欣欣的口腔，发现她的口腔两侧和舌头黏膜上有一些白色的斑点。于是我拿了一支消毒棉签轻刮白色斑点，那白色斑点却一动不动地停留在原处。根据以往的经验，我判断这是一种叫鹅口疮的疾病。得了鹅口疮，进食的时候会产生疼痛，所以欣欣会拒食。

中医认为，鹅口疮是因为先天胎热内蕴、口腔不洁、感受秽毒之邪，分为心脾积热和虚火上浮两种。虚火上浮需要滋肾养阴、引火归源；心脾积热需要清热泄火，滋养心脾。鹅口疮扩散到口腔的后部时，有可能"殃及"食管，一旦受到牵连，宝宝吞咽东西就会感到不舒服，甚至会因为怕疼，拒绝喝水、进食。

王女士这才恍然大悟，对我说："徐医师，那我家小孩这个病应该怎么治疗呢？"我对王女士说："这种病往往是由口腔不净或是营养不良引起的，所以平时在喂奶的时候，要注意个人卫生。要用温水洗干净自己的乳头，而且应经常洗澡、换内衣、剪指甲，每次抱孩子时要先洗手。孩子很喜欢乱抓东西放进嘴巴里，这也会让细菌趁虚而入，所以要注意让孩子不要乱吃东西。"

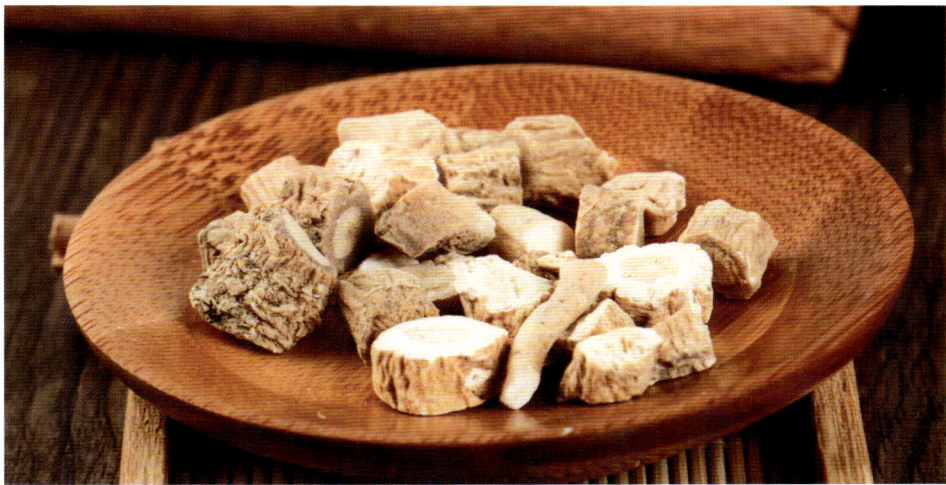

王女士点点头，我继续说："我现在看看她的脉象，再给她开方子。"欣欣的脉象有些浮数，而舌尖红赤，舌苔发黄，是心脾积热类型，我就给她开了板蓝根汤，旨在清热泄火。

把板蓝根用水煎后，用药液反复涂搽口腔患处，每日5~6次，1周后见效。板蓝根具有很强的抗菌杀毒功效，《中药志》说板蓝根："清火解毒。"此外板蓝根还具有凉血泄火、止痛的功效，对鹅口疮有较好的治疗作用。

我告诉王女士，除了注意卫生，还应养成良好的饮食习惯，应该多饮水，不要食用过冷过热及过硬的食物，以减轻对口腔黏膜的刺激；奶瓶奶嘴应消毒彻底、避免孩子咬玩具、手指；保证充足的营养摄入和睡眠时间等。

王女士听了之后，回家依言行事。过了一个星期后，她特地来到我的诊室，开心地告诉我，这方子真管用，现在欣欣已经恢复正常，喝奶的时候不哭不闹，食欲也恢复了。

最灵老偏方：板蓝根汤

板蓝根 10 克。水煎后以药液反复涂搽口腔，每日 5~6 次，服用 1 周。**此方具有清热解毒、凉血止痛的功效。**

气地说："徐大哥，老是来麻烦您，实在是不好意思，这些水果很多都是自家种的，给您尝尝鲜。"张婶说完把孩子推过来："这孩子嘴角烂了，吃东西都说痛呢，您帮忙看看吧。"我看到小瑞的嘴唇很干燥，嘴角有小水泡，并且有些渗血、结痂。我摸着他的头说："嘴角是不是很疼啊？"小瑞楚楚可怜地瞪着大眼睛看着我，使劲点点头，因为患处是嘴角，一说话或笑都会牵拉到嘴角，所以会很痛，小瑞得了这个之后，说话也变少了，整个人显得郁郁寡欢。

我问小瑞最近的饮食情况。张婶回答说："过年村里不是都会炸一些吃的东西嘛，这孩子贪嘴就吃了不少，水又不多喝，还不爱吃蔬菜。"我想病因应该就出在这里了，不吃蔬菜缺乏维生素，加上吃了大量热气食物，阴虚阳亢严重，出现口角炎的几率就很大了。我跟小瑞说："你要想早点好呢，就要多吃蔬菜，多喝水。我给你开个降火补虚的方子加快康复。"张婶着急地问是什么方子，我说是银耳茅根饮，把银耳、白茅根和麦冬煎汁，经常饮用就可以了。银耳味甘，性平，具有滋阴补气、和血补虚、润肺生津的功效；白茅根性甘、味寒，具有凉血、清热、解毒的功效；麦冬，味甘，性微寒，具有养阴生津、除烦降燥的功效，常用于治疗温病邪热入侵。

我跟张婶说："口角炎的疼痛容易导致孩子心情烦躁，也会在一定程度上影响进食、休息，甚至睡眠，严重的可能导致局部感染，你回家就给小瑞做这个方子，代替茶饮用。"

1周后，张婶很开心地告诉我，孩子已经好得差不多了。她又想送一些柚子给我，我说上次送的东西还没吃完呢，并叮嘱她，预防小儿口角炎，要先从饮食调节着手。调节孩子的饮食，注意膳食平衡，加强营养。平时不要让孩子养成偏食、挑食的习惯。要给小孩多喝水，吃一些富含维生素和锌的食物，如动物肝脏、瘦肉、禽蛋、牛奶、豆制品、胡萝卜、新鲜绿叶蔬菜等。同时还要注意小孩的卫生，饭后应及时给小孩擦嘴、洗脸。养成早晚刷牙的习惯。

最灵老偏方：银耳茅根饮

银耳30克，茅根、麦冬各15克，水煎代茶饮服，可经常服用。适用于口角炎咽干唇燥者。此方具有清热降火、凉血利水的功效。

更多食疗方

硼砂末蜂蜜

硼砂末、蜂蜜各20克。调匀后就可以直接涂到患处。此方具有滋阴润燥、止痛解毒的功效。

米汤

用烧熟的米汤洗嘴角，每日3次。此方具有杀菌消炎的功效。

桂花栗子羹

鲜栗子肉100克，藕粉25克，蜜饯青梅3克，白糖100克，糖桂花2克，玫瑰花瓣2克。将栗子肉洗净，逐个横着切成薄片，青梅用刀面压平，切成薄片；玫瑰花瓣撕成碎片；藕粉放入碗内，加入清水25克，调匀备用。将锅内放入清水400克烧沸，倒入栗子片和白糖，烧开后，撇去浮沫，待栗子片刚熟即可。将藕粉汁边搅边均匀地倒入锅内，等其成透明之羹状，盛入碗内，撒上青梅片、糖桂花和玫瑰花即成。此方对核黄素缺乏引起的口角炎、舌炎等症，有一定食疗作用。

玉米粥

玉米2根，粳米50克。加水煮开后，放入约0.5克小苏打，搅拌均匀，再煮3~5分钟即可食用，每天1次，连食2周。此方具有调中和胃、清湿热、利肝胆的功效。

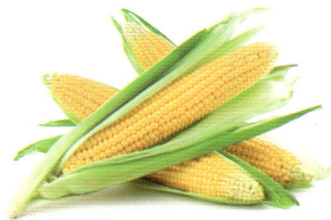

鸡蛋黄

熟鸡蛋黄1个。放入勺中，边加热边碾碎，使之出油成焦黑色，加适量香油调匀，涂在患处。每天2~3次。此方具有消炎的作用，适用于嘴唇干裂。

白术青皮方

白术15克、青皮9克、炮姜6克、制半夏10克、木香3克，用水煎服。此方具有补脾养胃、和中燥湿的功效。

银耳炖冰糖

银耳50克，红枣10个，冰糖适量。3样材料一起隔水炖30分钟，一天3次服用。此方具有清脾泻热、健脾祛湿的功效。

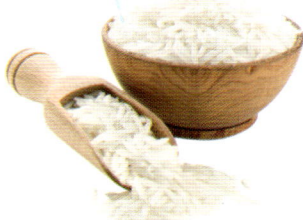
第四章　五官疾病偏方，眼明耳清身体棒

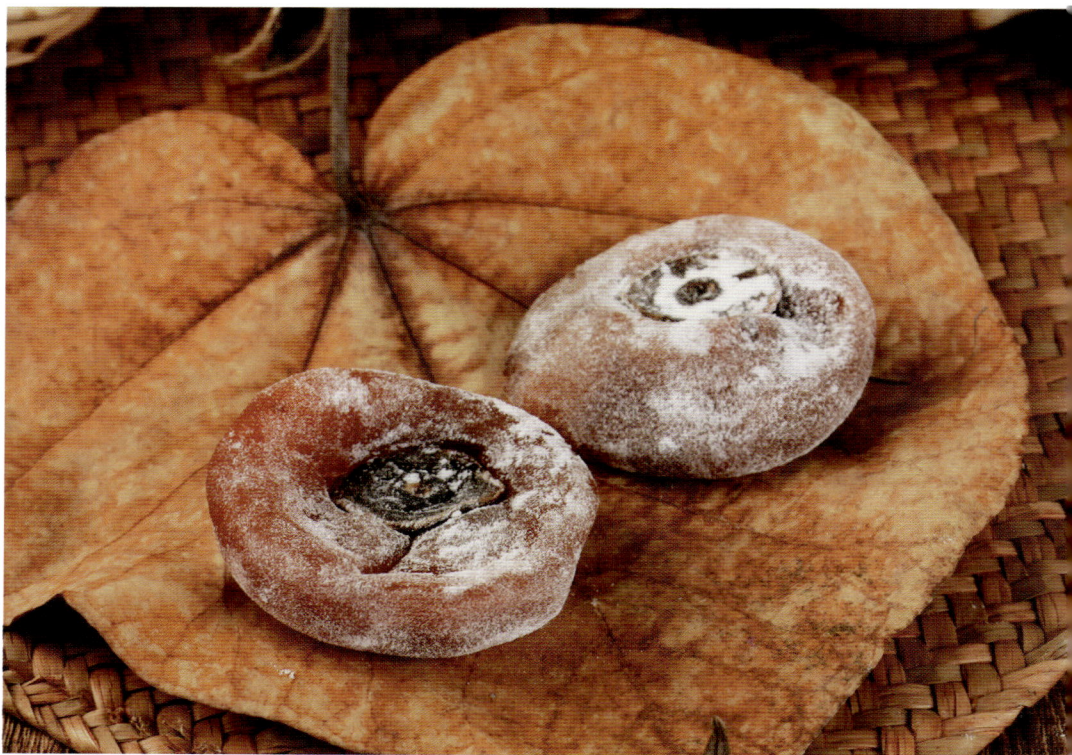

口腔溃疡小问题，柿子霜来帮你

阿珍是我女儿的大学同学，也是我家里的常客。她和丈夫经营服装加工厂，收入颇高，前两年产下一子，叫杰杰，她把孩子带到2岁后就交给了保姆，自己又投身于事业中。保姆带孩子经常由于疏忽而出现一些小麻烦，毕竟不是自己亲生的。杰杰爱喝水果汁，妈妈带他的时候天天给他弄，保姆却嫌麻烦，不给他榨水果汁，还把他们买的水果吃了，却说是给孩子榨汁吃了。诸多这种类似的原因，导致后来杰杰慢慢出现一些小毛病，开始是便秘，后来脸色变黄，再后来食欲下降，最后都不吃东西了，一吃东西就哭。保姆看到问题严重，不敢隐瞒，就跟阿珍说了，阿珍知道后就把孩子带到我这来，叫我帮忙给他看看。

我把他的嘴巴轻轻张开，看到他的嘴巴内侧和舌头上长了四五个黄豆粒大小的圆形物体，根据症状和以往的经验，我判断是口腔溃疡。

口腔溃疡是常见的口腔黏膜的溃疡性损伤病症，不独小儿会得，成年患者也不乏其人。其症状为口腔黏膜出现小溃疡，单个或多个分散着，多发生在唇、颊部，其次是舌尖、舌边缘及牙龈等处。溃疡呈圆形或椭圆形，边缘充血，溃疡平坦，中心微凹陷，表面呈灰黄或灰白色，有明显的烧灼样疼痛。该病发作时疼痛剧烈，局部灼痛明显，严重影响宝宝进食。中医认为，口腔溃疡的病因有几个，主要为饮食不洁、情志过极、素体阴亏、劳倦内伤、脾肾损伤等。

我问阿珍孩子的大小便情况怎么样，阿珍说："小便比较黄，大便比较硬，可能跟他最近喝水少有关系吧。"我对阿珍说，他的脉象和舌苔显示是脾胃积热，饮食不当很容易导致脾胃功能失调，心脾蕴热、复感邪毒时就容易患上这个病了。阿珍叹了口气说，这不是都怪保姆嘛。我说："做父母的不能老以事业为重，有时间多陪陪孩子吧。"阿珍也开始检讨自己，并问我有什么好法子。我给她推荐了柿子霜。我对阿珍说："你买些柿饼回去，把上面的白粉刮下来，直接抹到患处，最好是等到孩子睡着的时候涂，效果好点，不会一下子就吞进肚子里。一般几天后就有效果。"

她好奇地问："柿子霜有这么大的效果吗？"柿霜为柿科植物柿的果实制成柿饼时外表所生的白色粉霜，味甘，性凉，具有清热、润燥的功效。临床常用于治疗咽干喉痛、口舌生疮、烦渴等。

我还叮嘱阿珍，日常生活中，要注意口腔卫生，养成早晚刷牙、饭后即刻漱口的良好习惯。注意营养搭配，不能偏食，多吃新鲜蔬菜和水果，不吃辛辣刺激的食物。养成良好的生活规律，保证充足的睡眠，避免过度劳累。

最灵老偏方：柿子霜

将柿饼上的白霜刮下来，涂抹于患处即可。连续涂抹，直至康复。**此方具有止痛生津、止咳消炎的功效。**

更多老偏方

核桃壳

核桃壳5个，用水煎服，饮汁。每日3次。此方具有健脾固肾、活血养血的功效。

女贞子叶

女贞子叶3片，用水煎服，每日3剂。此方具有滋阴清热、补肝明目的功效。

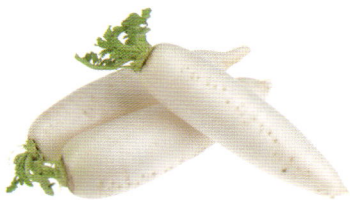

莲子栀子饮

莲子3克，栀子9克，甘草6克，连翘6克。加开水浸泡代茶饮。连用2天。此方具有消肿解毒、抗炎的作用，适用于溃疡面有灼热疼痛感的患者。

绿豆粥

绿豆50克，粳米100克。绿豆浸泡后与粳米一起煮粥，服用即可。此方具有消肿解毒、抑菌的作用，适用于治疗口腔溃疡。

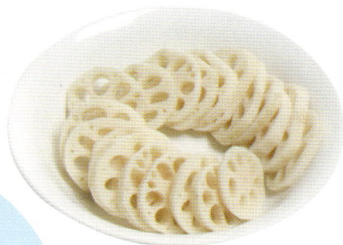

黄柏蜂蜜

黄柏30克，蜂蜜适量。将黄柏烤焦后，将其研磨成细末，加入适量的蜂蜜调匀，装瓶备用。每日涂溃疡处3次。此方具有润燥泻火、清热解毒的功效。

吴茱萸

吴茱萸适量。研细末，以醋调成糊状，敷于两足心（即涌泉穴），睡前使用，早晨则弃去，可连用1~3个晚上。此方具有散寒止痛、温中助阳的功效。

浓茶漱口

用浓茶漱口，因茶中含有多种维生素，能防治各种炎症，对口腔溃疡面的康复有一定辅助治疗作用。

鲜石榴汁

石榴2个。去掉外壳取籽，捣碎后倒入杯中，冲入沸水，闷盖15分钟后，含漱石榴汁，也可以饮用。此方具有杀菌消炎、止血消肿的功效，有利于口腔溃疡面的愈合。

萝卜藕汁

白萝卜2根、鲜藕1段。洗净捣烂，绞汁去渣，用汁含漱，每日3次，连用4天可见效。此方具有清热消炎的功效。

牙齿不固多肾衰，补肾固齿方助你呵护牙

人的一生当中会长两副牙齿，乳牙和恒牙。一般情况下，婴儿到6个月左右就开始长乳牙，3岁出齐，共20颗，这些牙齿以后全部要更换。换牙一般从6岁开始一直到十二三岁。相信每个人都有不少妙趣横生的换牙故事，但本文要讲的并不是换牙，而是固齿。

珠珠今年4岁，和许多小孩一样，是由爷爷奶奶带的"留守儿童"。爷爷奶奶管教往往会过于松懈，老年人的"无为而治"思想往往会造成溺爱。珠珠跟其他的孩子一样，喜欢吃糖，而且一吃就停不下来。珠珠的乳牙差不多都长出来了，按说这时候的她应该"吃嘛嘛香"才对。可是最近珠珠吃饭很慢，她奶奶说，一汤匙米饭喂进嘴里，都要含好长时间才吞下去。爷爷笑着说："孩子，我

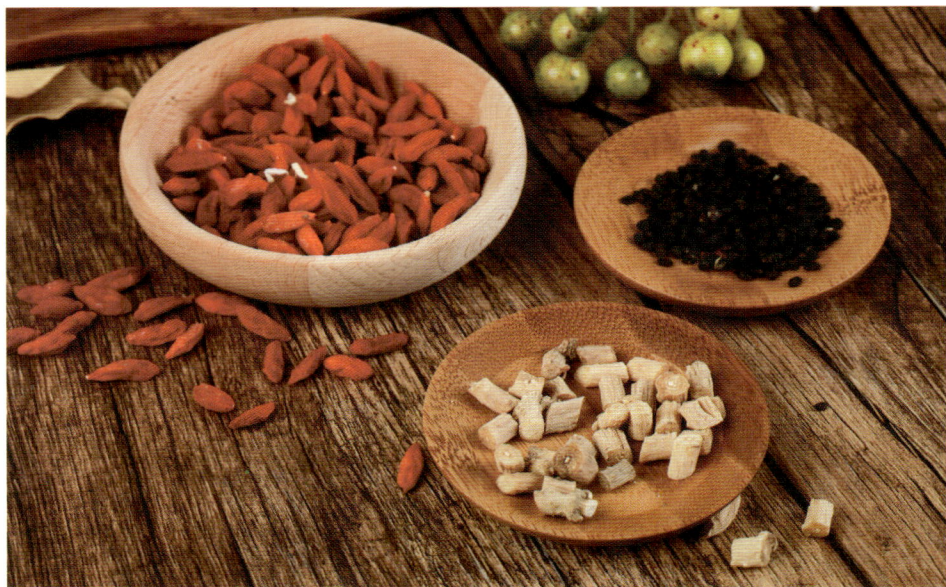

的牙齿都比你好使呢！"直到珠珠对她奶奶说牙好疼，他们才意识到问题严重，按孩子的牙齿，竟然能感觉到轻微的松动，好像会随时脱落，这下把两人吓得不轻，赶紧把她送到我这。

经检查，我发现珠珠的脉象比较无力，是肾气不足的表现，加上她爱吃糖损伤了牙齿。我跟他们说要想治好啊，先让孩子戒了糖，然后用我的固齿方来调理。珠珠的爷爷连忙答应。我又说禁止孩子吃糖果、甜食是难以做到的事，但应让他们尽量少吃，并要养成食后漱口、刷牙的习惯，就可以减轻对牙齿的危害。

中医认为"肾主骨，骨生髓，齿为骨之余""肾衰则齿脱，肾固则齿坚"。我给他推荐了补肾固齿汤，用补骨脂、怀牛膝、枸杞子煮汁喝就可以了，每天吃上1个核桃效果更佳。补骨脂具有补肾助阳、温脾的功效，主治肾阳不足、肾不纳气；怀牛膝具有补肝肾，强筋骨的功效，李时珍说它："滋补之功，如牛之力"。枸杞子有补益肝肾之功，清肝明目的功效。核桃具有健胃补血的作用。

一个月后珠珠和他爷爷来看我，说孩子现在牙齿"变硬"了，胃口又好了起来，可以吃一些坚果，吃东西也快了许多。珠珠还很激动地敲了敲牙齿，说："你听你听，有声音呢！"我问珠珠："还吃不吃糖呀？"珠珠说："偶尔吃一点！"听到她文绉绉地用"偶尔"这个词，我和她爷爷都笑了起来。

我叮嘱祖孙俩说，牙齿可得保护好，牙齿坏了吃什么都没意思了，小孩保护牙齿要做到这几点：在乳牙期需要家长帮助儿童清洁口腔，并督促儿童养成良好的卫生习惯；控制幼儿进食糖果和甜食；在儿童能够自己刷牙的时候，家长要教会孩子正确的刷牙方法；在饮食方面每日要多给儿童食用天然食品，牛奶、蛋类、粗纤维多的粮谷类与菜果类、海产动植物等；父母要定期检查孩子的牙齿，发现牙齿变黑或有小孔洞就要注意，以便早发现、早治疗。

最灵老偏方：补肾固齿方

补骨脂4克，怀牛膝、枸杞子各6克，加水200毫升，煮至100毫升即可，每日早晚喝。同时配合每天吃1个核桃效果更佳。每天1剂，1周为1个疗程，连服1个月。**此方具有补血养肾、强筋健骨的功效。**

更多食疗方

茶水漱口法

每天饭后，含上两口茶水漱口。此方可增强牙齿的抗酸和防腐能力，适用于牙齿松动。

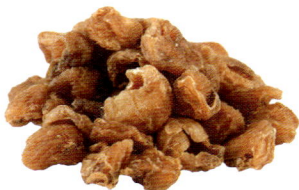

桂圆黑豆枸杞子汤

桂圆肉50克、黑豆50克、枸杞子子30克。将黑豆放入沙锅中，加水800毫升，待煮到半熟时，加入枸杞子、桂圆肉，用小火煮30分钟，连药带汤服下。此方具有补肾固齿的功效。

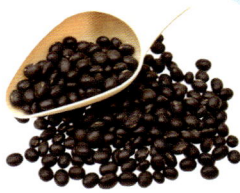

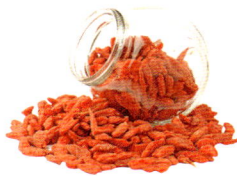

骨碎补方

骨碎补20克。将其研为细末，用干净纱布包裹，做成长条状，放于松动的上下牙之间紧咬，每次20分钟，每日3次，2天换1次新药。同时自左向右依次按摩牙龈，可增强治疗效果。本方适用于由肾虚引起的牙齿松动、脆弱。

鸭头煲皮蛋

新鲜鸭头1个，带壳皮蛋3~5个，盐少许。将食材洗净，加清水适量，一起炖熟后，将皮蛋壳去掉，再炖几分钟即可。然后放盐少许，把鸭头肉和皮蛋吃完，连汤也喝掉。此方对牙龈肿痛、牙齿松动有很好的治疗效果，具有滋阴降火、固齿健齿的作用。

海带豆腐粥：海带100克，豆腐250克，粳米30克，调料适量。将海带用温水泡软，切成丝状；豆腐用油炸黄，切成小块。粳米洗净，入锅内加适量的水，与海带、豆腐一起煮成粥，待粥将熟时加入葱姜调味。此方具有益肾固齿的功效。

菊花乌骨汤

菊花10克，乌贼骨10克，甘草6克。用水煎服，每日1剂，分2次服用。适用于牙病引起的牙齿脆弱。此方具有祛火散毒、消炎散结的功效。

蛀牙早治早好，韭菜花椒巧帮忙

孩子对牙齿的保护意识很差，不单只是现在的孩子，以前我们小的时候也没有保护牙齿的观念，不过那时候吃不上糖果、甜品，所以对牙齿的损害没这么严重。如今，由于吃糖过度而引起蛀牙的小孩是越来越多了。

小孩的饮食不当导致蛀牙，不能完全归罪于小孩馋嘴，家长们也要多反思是否过度溺爱。小宾今年8岁，刚上小学三年级。是我老家的邻居，他爸爸阿东平时经常打电话给我，向我讨要一些方子。阿东夫妇忙于工作，平常很少在家做饭，都是给小宾零花钱去外面吃饭。小宾特别喜欢吃糖，常常请他的同学一起去小卖部买糖吃。小宾还不喜欢刷牙，觉得刷牙麻烦，爸妈问他刷牙没，他总是说刷了。久而久之，他的牙齿开始隐隐作疼了，照镜子一看，里面的牙齿不少有黑点。他爸爸见他吃饭少了，又经常捂着嘴蹲在地上，就问他怎么回事，他说牙痛。阿东看到问题严重，就赶紧带他进城来找我。

中医认为，蛀牙有两种类型：阴虚火旺和风热实火。前者表现为症状日轻夜重、无口臭、蛀齿松动，治疗需要滋阴降火。后者表现为牙龈红肿疼痛、口臭、流脓，治疗需要清热泄火。蛀牙如果不及时治疗会形成蛀洞，洞慢慢变大，直至牙冠完全消失。蛀牙多和口腔不注意清洁、饮食习惯不良、先天性疾病等有关。蛀牙早期若没有及时给儿童进行矫治，久而久之，就会使牙洞加深，食物嵌塞，牙腔逐渐暴露，腔内的血管充血扩张，使牙神经受到压迫刺激而出现剧烈的疼痛。随着炎症的进一步发展，可引起牙周病和牙髓炎等。出现蛀牙时，首先考虑的应该是修复和修补，如果是较小的蛀洞，可以服用中草药来杀菌灭虫，修复，终止蛀蚀；如果蛀洞较大的，则考虑去医院补牙；无法修补的牙齿，要考虑镶牙。

我仔细看了小宾的症状，发现还没出现明显的蛀洞，问题不算严重，牙齿有些黑点，是蛀牙的初期症状。结合小宾火旺的脉象，我给阿东写了个外用方子，韭菜花椒泥，取韭菜根、花椒各适量，香油少许，洗净，共捣如泥状，敷于患处，2周后见效。韭菜，性温，无毒，具有消炎、止痛的功效；花椒，具有温中散寒，除湿止痛，杀虫止痛的功效，还可以促进唾液分泌，增加食欲。

后来，阿东告诉我，孩子估计是疼怕了，现在老老实实刷起牙来了，糖他也不吃了。我们给他买了个存钱罐，叫他有多余的钱就存起来，以后可以拿来买玩具，他倒是很乐意呢。这个方子用了好几天，后来他食欲恢复正常了，原来是牙齿不疼了，也真是有效。

我叮嘱他说，你们做家长的要多关心孩子啊，保护牙齿要注意这几点：培养小儿良好的卫生习惯，养成早晚刷牙、饭后漱口的习惯。特别是睡前刷牙更加重要，因为晚上间隔时间长，更宜细菌繁殖，发酵产酸较多，容易腐蚀牙齿。小儿3岁即可练习刷牙，选择好适合年龄特点的牙刷和牙膏，要竖刷不要横刷，即上牙向下刷，下牙往上刷，里里外外都要刷到。

最灵老偏方：韭菜花椒泥

韭菜根 10 根，花椒 10 粒，香油少许。洗净，共捣如泥状，敷于患处。每天 2 次，两周为 1 个疗程。**此方具有杀虫止痛的作用，适用于龋齿引起的牙痛。**

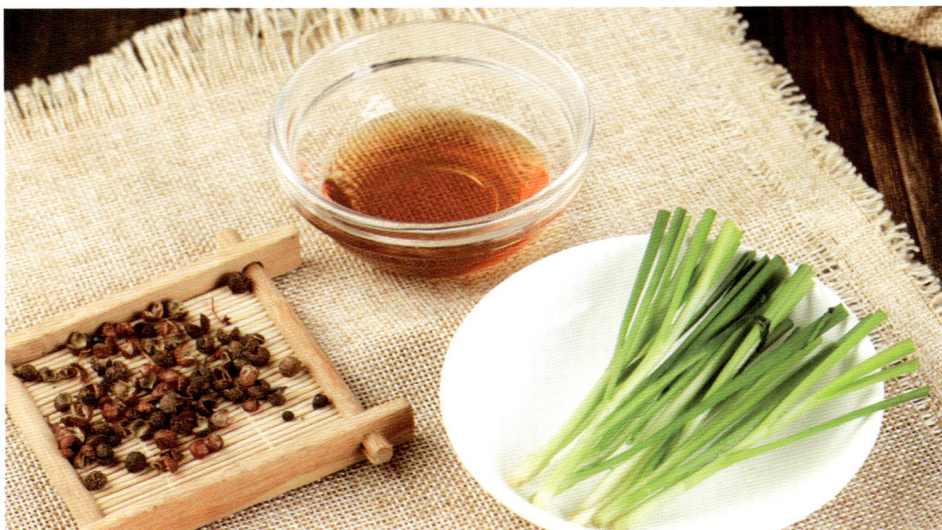

更多老偏方

茜草根

干茜草根1克。用纱布包好放在碗内消毒，加牛奶10毫升，浸泡数分钟，待液体成淡红色即可应用。用时将浸液滴入牙痛患者的患处，每1~2分钟滴1次。**此方具有止血、活血、通经的作用，有助于缓解蛀牙疼痛。**

苦参茶

苦参10克（鲜者用量可略大），放入有盖瓷杯或保温杯中，用滚开水冲泡，不烫口时便可含漱。含漱时间尽量长一点，含漱次数不限，一般每日药加开水3~4次。**此方具有清热燥湿、杀虫止痛的功效。**

苍耳煎鸡蛋

苍耳子5克，鸡蛋2个。将苍耳子炒黄，去外壳，子仁研成糊，再与鸡蛋同煎（不用油和盐），待煎熟后1次服用。**此方具有散风除湿、通窍止痛的功能。**

地骨皮醋汤

鲜地骨皮60克，食醋250毫升。将地骨皮洗净，加入醋内浓煎，去渣取液，连续口含数次。**此方具有凉血除蒸、清肺降火的功效。**

薏苡仁橘梗粉

薏苡仁、橘梗各适量。一起研为粉末，点在蛀齿洞上，并可服用。**此方可以缓解蛀牙疼痛，并有杀菌的效果。**

茄子花

秋茄花晒干，烧成灰，涂于痛处；或用茄根捣成汁，涂于患处。**此方可以缓解蛀齿疼痛，对蛀牙有一定的治疗效果。**

胡椒绿豆

胡椒、绿豆各10粒。将胡椒、绿豆用布包扎，砸碎，以纱布包作一小球，痛牙咬定，吐出涎水。**此方具有止痛消炎、清热解毒的功效，有助于缓解蛀牙疼痛。**

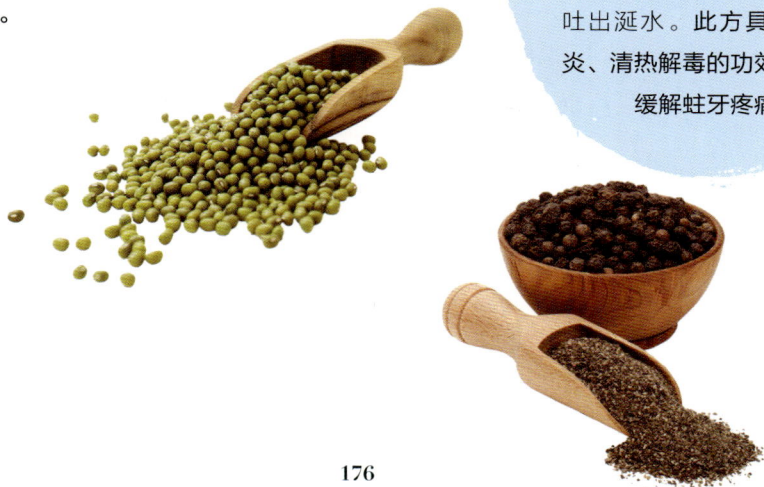

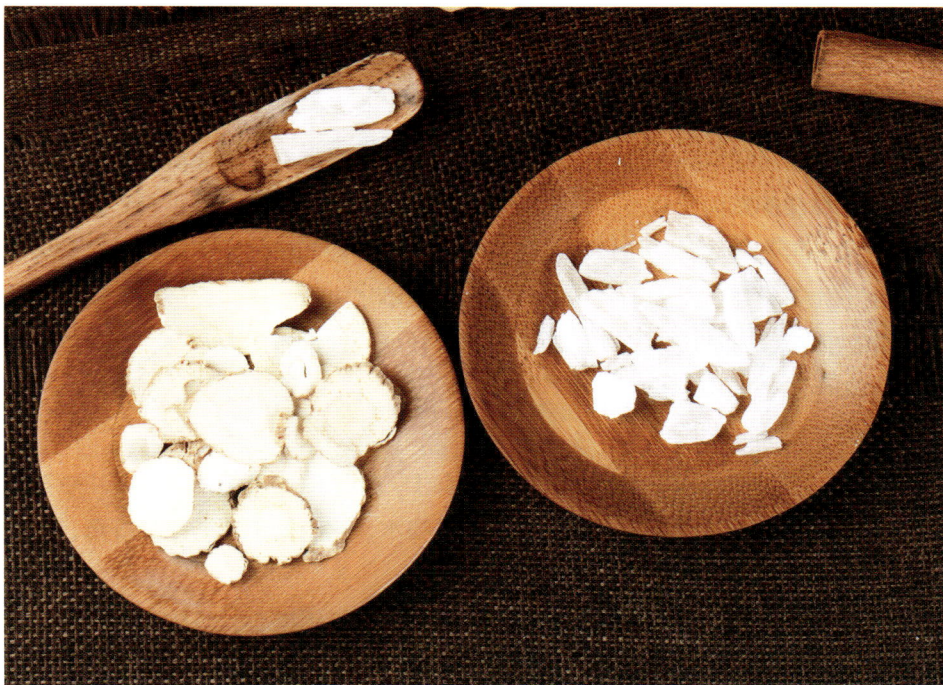

长牙发烧不要紧，白芷汤来退烧

俗话说"好事多磨""乐极生悲"，原本令人开心的事情，往往会带着一些麻烦。例如小孩长牙，原本是令父母激动的事情，但伴随着小孩长牙出现的发烧却让人头疼不已。

宝宝到了6个月大就会开始长牙，有些宝宝在牙齿刚萌出时，会出现不同程度的发热。长牙时出现轻微的发烧是正常的，这是牙齿穿出口腔黏膜时所引起的正常的发炎反应。只要体温不超过38.5℃，且精神活跃、食欲旺盛，宝宝哭闹不厉害，就无须特殊处理，多给宝宝喝些开水就行了。但若发烧超过38.5℃就要注意了，如果伴有烦躁不安、哭闹异常、拒绝进食、腹泻等现象，则应及时就诊，请医生检查看是否并发其他感染。

杨女士是一位年轻的妈妈，她的女儿涵涵由于早产的原因，比起普通的小孩抵抗力要差许多，平时经常出现感冒、发烧、咳嗽等病。这不，长牙时又发烧了。据杨女士说："涵涵从7个月的时候开始长牙，每次都会发烧，有时是38℃

中耳炎莫着急，枯矾汁滴几滴

　　季节转换，天气一会儿热一会儿凉，穿衣就变得十分不好拿捏，一不小心受冷受热都可能导致感冒、发烧，特别是对于抵抗力差的小孩来说。也有人认为小小的感冒不必在乎，在家里冲包感冒冲剂就好了。对疾病过于轻视往往会引发很多并发症，导致后患无穷。

　　最近就遇上了这样的一名患者，他叫阿邦，今年7岁了。那天和他的妈妈来我诊所看病。一见到我，阿邦的妈妈李女士就紧张地对我说："医生，我儿子最近反应很迟钝，学校老师说他上课注意力不集中，有时叫他回答问题他都听不到，学习成绩也在下降。最让我担心的是，阿邦看电视、玩电脑时把音量开得很大，我们听了都受不了，他却若无其事。今天早上他耳朵里还流出一点黄色的液体，把我们吓坏了，不知是什么情况，四处问人，有人说是耳朵发炎，叫我找中医看看。我就赶紧带他来这了。"阿邦脸色看起来很疲倦，我问李女士："他最

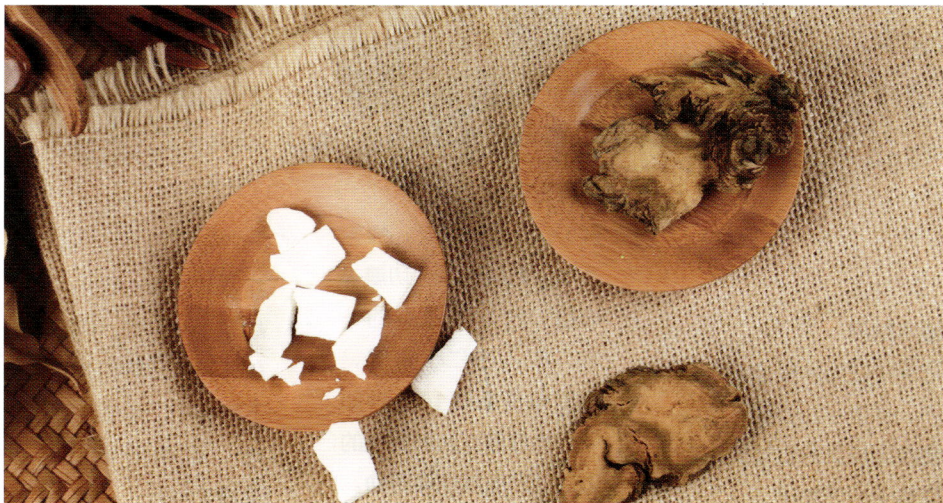

近有没有得过病，有没有常说耳朵痛呢？"李女士这才想起来说："对啊，前段时间还发烧到39℃，烧退过后，就老是说耳朵有嗡嗡响，后来又恢复正常了，我们就没太当回事。"仔细观察之后，我判断他是患了中耳炎。

现代医学认为，中耳炎是由于鼓室黏膜感染所导致的炎症，是一种常见的耳部疾病。人体在感冒、伤风和鼻炎等疾病发作后，抵抗力会大幅度下降，细菌就容易趁虚而入，并且引发炎症，使人头脑涨痛，听力下降，出现耳鸣，有时还从耳内流出脓水，严重者可能会导致聋哑。该病常发生于8岁以下小儿，经常是由普通感冒等上呼吸道感染引起的并发症。中医认为，耳为周身清阳交会之所，通肾气，连肝、胆二经。《辨证录》说："少阳胆气不舒，而风邪乘之，火不得散，故生此病。"中耳炎，多因患者肝胆失调，清气不舒，风毒热邪趁势入侵体内，循少阳经络上蒸，以致热郁血络，邪毒侵耳，炎灼鼓膜，以生炎症。

李女士听了我的解说，紧张地问："可以医治吗？"我安慰她说："中耳炎分为急性中耳炎与慢性中耳炎，像阿邦这种急性中耳炎是可以根治的。我给你推荐一个杀菌消炎的外敷方，把大黄和枯矾研成粉，用植物油调匀，连续7天滴入耳内。再结合饮食调养，多给孩子吃一些补肝益气的食物就可以了"。大黄有很强的抗感染作用，对多种细菌具有抑制作用，具有清热泻火、凉血解毒的功效；枯矾有燥湿解毒、消炎杀菌的功效，常用于治疗糜烂性皮肤病、诸疮发痒等。

过了2个星期，李女士回来找我，她告诉我，她给孩子滴枯矾汁的同时，做了补肝养肾的菜给他吃，1周后，阿邦的耳朵就没有流脓了、听力也恢复了。我告诉李女士，预防孩子中耳炎，要注意这几点，在孩子洗澡和游泳时，可以用消毒棉球填塞他的两个耳孔，防止污水进入耳朵；掏耳朵不要使用尖锐的器物，防止划伤造成感染；少去噪声多的地方；父母和老师不要揪孩子耳朵，防止孩子耳道受伤害；感冒及时治疗，病后多注意调养等。

最灵老偏方：大黄枯矾汁

大黄 10 克，枯矾 3 克。研成细末，用植物油调匀，清洗耳道将药滴入耳内。每日 1 次，1 周为 1 个疗程。**此方具有清热泻火、消炎杀菌的功效，适用于治疗糜烂性皮肤病、诸疮发痒等。**

更多老偏方

鲜桑叶汁

鲜桑叶数片。洗净后，捣烂取汁，每次将1~2滴桑叶汁滴入耳道内，每日2次。**此方具有疏散风热、防止感染的功效。**

蒲公英汁

鲜蒲公英全草。洗净凉干，捣成糊状取汁，将耳道污物清洗干净后滴入药汁，每天3次。3~5岁儿童每天用蒲公英3株，6~10岁儿童每天5株，10岁以上儿童每天7株。**此方具有清热解毒的功效。**

苦瓜汁

苦瓜1根。捣烂如泥，过滤取汁服用，可加入少量红糖。此方具有除邪热、益气止渴、增进食欲的功效。

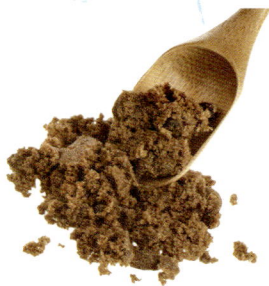

大蒜丝瓜汁

生大蒜2个，丝瓜1根。将这两种材料一起捣烂，用布包上，挤汁滴耳，每次3~4滴，每日3次。**此方具有杀菌消炎的功效。**

蛋黄油

鸡蛋2个，冰片1克。将鸡蛋煮熟，取蛋黄以慢火熬油加冰片末调匀。先以药棉拭去耳内脓液，接着滴入几滴蛋油，每日滴药2次。**此方具有消肿止痛、宁静安神的功效。**

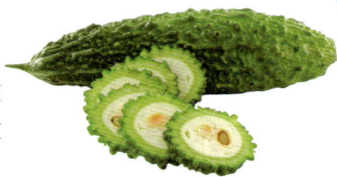

核桃油

核桃肉适量，冰片少许。把核桃肉捣出油，放入冰片，调和后用布包上，挤汁滴入耳内。**此方具有滋润、杀菌消炎的功效。**

双豆粥

白扁豆50克，郁李仁15克，黑豆50克，粳米250克。将扁豆和黑豆浸泡，郁李仁去皮研碎，与粳米一起煮至五成熟，过滤，上笼蒸熟，稍温即食。**此方具有健脾渗湿的功效，主要用于治疗化脓性中耳炎、耳内流脓等。**

外耳发炎不必慌，洗洗蒲公英菊花汤

叶琳琳今年6岁，在暑假培训班里学会游泳之后，现在一到周末都要爸爸带她去游泳池游泳，她妈妈觉得公共游泳池人多水脏，怕游泳时水会进到小孩耳朵里，就给她买了一个密封式游泳帽，可是琳琳觉得戴上后特别不舒服，就死活不肯用，大人也无可奈何。

过了一阵子，琳琳游泳回来后老嚷着说耳朵疼，叶先生就给她检查耳朵，发现琳琳的耳朵有些肿胀、发红，还有点流脓。琳琳妈说："看吧，叫你戴护具不戴，这下染上病了吧。"抱怨过后，她就把孩子带到我这。简单介绍了琳琳的情况后，她紧张地问我："情况严重不，会不会影响到听力啊？昨天她在客厅，我在厨房叫她帮忙，她竟然听不见！"又说："肯定是游泳惹的祸，在家呆着多好啊，非得去游泳，现在我都禁止他们父女去游泳了。"我仔细检查了琳琳的耳朵，看到她的外耳道有个小疖，呈红肿状隆起，还带着一点脓状物。我问琳琳会不会痛，琳琳说会啊，吃东西的时候特别痛。根据这些症状，我判断琳琳是得了外耳炎，由于游泳后外耳道积水，使得局部表皮软化，细菌侵入导致感染。

外耳炎是外耳的皮肤出现急性化脓性病变，多为挖耳损伤外耳道皮肤或洗澡、游泳时外耳道积水导致细菌入侵，进而出现感染发炎。中医认为，外耳炎属

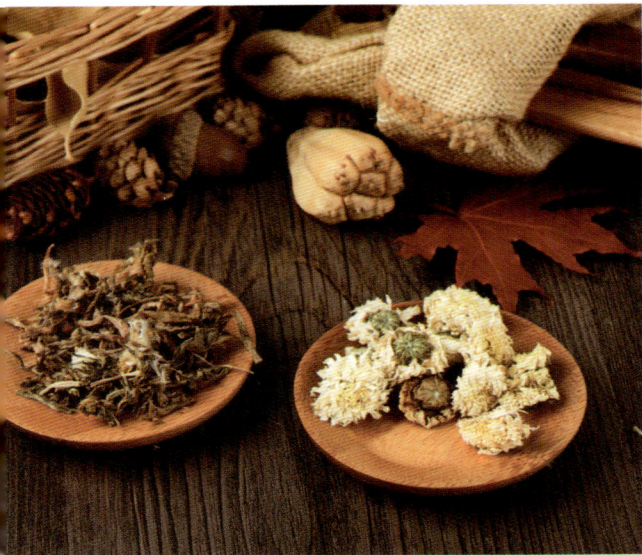

于"风聋""耳胀耳闭""耳痹"的范畴，病机多为风邪侵袭、邪毒滞留、气血瘀阻导致，治疗需要杀菌消毒，驱除邪毒。我就给她开了个方子，就是蒲公英菊花汤。用菊花和蒲公英煎汁，待温后拿来清洗患处，洗完后再用干净的毛巾擦干，一般几天就会有明显效果。菊花味辛、甘、苦，性微寒，归肺、肝经，具有疏散风热、清肝明目、清热解毒等功效；蒲公英性平，味甘微苦，具有清热解毒、消肿散结的功效。

我还给她们留了个电话，叫她们有什么情况再来找我。母女俩道谢后，就急忙回家了。1周后，我接到个女士的电话，电话那边说："徐医生，我是琳琳的妈妈，上周在您那看病的，用了您的方子后，琳琳耳朵已经好得差不多了，红肿和脓都消退了，听力也恢复正常了，现在她想去游泳呢，您看现在可以游泳吗？"我说："恢复几天再去游泳为好。去的话要做好保护措施，并且游泳回来后，要及时擦干耳朵里的水，以防细菌趁虚而入。保持外耳道干燥、避免损伤。"

预防外耳炎，还需要注意几点：掏挖耳朵需用专门的工具，并避免划伤；保持外耳道清洁；患病时可以在外耳道口塞疏松的棉花球，睡眠时避免受到压迫；去公共浴室、游泳池后注意保护和清洁；增加体育锻炼，增强抵抗力。

最灵老偏方：蒲公英菊花汤

菊花50克、蒲公英50克，水煎煮，待温后洗患处，洗完后再用干净的毛巾擦干。每天洗2次，7天为1个疗程。此方具有抗菌消炎、清热解毒的功效。

更多老偏方

野菊敷

野菊花、木芙蓉叶、鱼腥草等鲜品各适量，将其捣烂取汁，外敷于患处即可。此方具有清热解毒、消炎止痛的功效。

金银花解毒汤

金银花8克，连翘6克，竹叶6克，皂角刺5克。用水煎服，每日1剂，分3次服用。此方具有清热消炎、杀菌止痒的功效。

桑葚百合汤

桑葚6克，百合10克，红枣5个。用水煎服，每日1剂，分2次服用。此方具有清热泻火的功效。

白菜薄荷芦根汤

大白菜根3~4个，芦根10克，薄荷3克。以上3味水煎15~30分钟，趁热分2次服下。此方常用于治疗肝胆火盛、邪热外侵型化脓性耳朵发炎，具有疏风散热的功效。

鸽肉木耳汤

鸽子1只，水发黑木耳100克。鸽子宰杀后去内脏，加水发黑木耳，放汤炖酥，调味后佐餐用。此方适用于肾元亏损、邪毒停聚导致的耳内流脓，具有补肾培元功效。

麦冬饮

麦冬适量，胖大海2个，用开水冲泡代茶饮用。此方具有养阴润肺、益胃生津、清热泻火的功效。

鱼腥草煎

板蓝根、鱼腥草、黄柏、蒲公英各适量。将其一同煎汁，待汁液温时清洗外耳道即可。此方具有抗菌解毒、消痈排脓的作用，适用于耳道不洁所致的发炎和化脓。

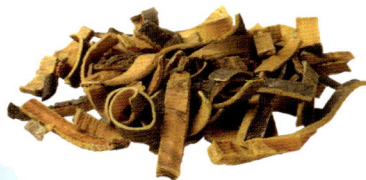

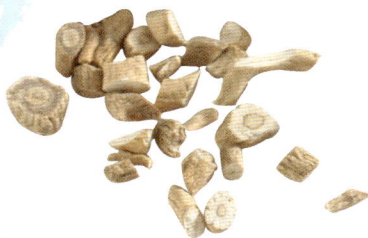

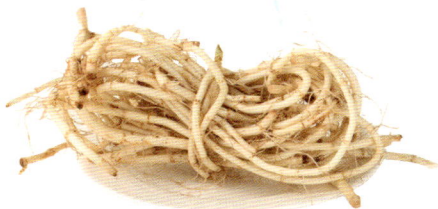

更多食疗方

决明子茶

决明子10克，菊花5克，山楂15克。决明子捣碎后，加入菊花、山楂，用沸水冲洗，加盖闷约30分钟即可。**此方具有解毒利湿的功效。**

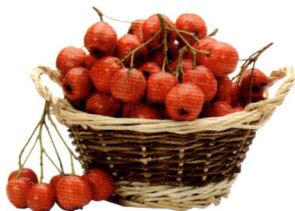

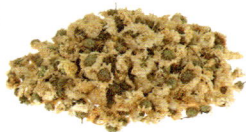

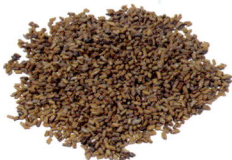

莲藕

莲藕生食或捣汁，若与梨汁和匀同服其效更佳。**此方具有清热生津功效。**

双黄汤

黄连3克，黄芩4克。泡茶或煎水服用，加入适量白糖。**此方具有清热燥湿、泻火解毒的功效。**

菊花精

在喂养奶粉时，里面加菊花精，以2匙奶粉加1匙菊花精进行冲调。**此方可以有效去内火。**

水果西米露

西米、苹果、牛奶适量。西米洗净后，倒入沸水中；煮到西米半透明，把西米和热水隔开；再煮一锅沸水，将煮到半透明的西米倒入沸水中煮，直到全透明，将沸水都倒去；煮一小锅牛奶并加少许糖；将西米倒进牛奶中煮至开锅；将煮好的西米牛奶凉凉，加入水果丁，即可食用。**此方可以清热泻火、提高免疫力。**

五味蜜茶

北五味4克，蜜蒙花6克，绿茶粉1克，蜂蜜10克。将北五味子入锅略炒，加入蜜蒙花和水，煮沸3分钟，过滤加蜂蜜拌匀，待稍冷后加入绿茶粉搅匀即可饮用。**此方具有益气生津、清热明目的功效。**

黄瓜猕猴桃汁

黄瓜200克，猕猴桃30克，凉开水200毫升，蜂蜜两小匙。黄瓜洗净去子，留皮切成小块，猕猴桃去皮切块，一起放入榨汁机，加入凉开水搅拌，倒出加入蜂蜜于餐前1小时饮用。**此方可以治疗肺热引起的眼屎多，具有清热解毒的功效。**

红眼病易传染，试试菊花木贼汤

记得小时候读书时，学校里很多人都患过红眼病。该病在医学上称为急性结膜炎，是通过接触传染的眼病，如接触患者用过的毛巾、洗脸用具、水龙头等。因此，这种病常在幼儿园、学校、医院、工厂等集体单位广泛传播，甚至暴发流行。秋初是红眼病高发期，它多发于流动人口多、人口密度大的城市，传染快，治愈后免疫力降低，会重复发病。红眼病在我国容易引起大范围的传染，高温湿热的天气尤其容易发病。有的家长认为红眼病会不治自愈，这是不对的，因为若不积极治疗，这种疾病不但会反复发作，还会对幼儿的视力造成伤害。

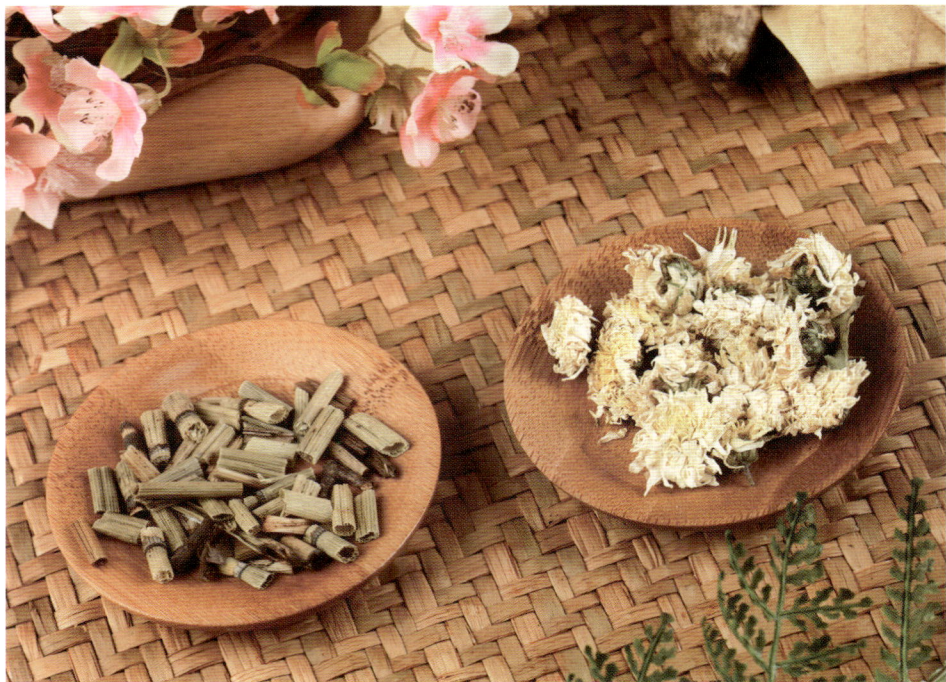

小旭今年6岁，到上小学的年龄了，看到自己的哥哥姐姐都背着小书包上学，他十分羡慕，对着他妈妈嚷嚷说要上学。看到小旭兴致这么高涨，妈妈陈女士也很开心，就把孩子送进学校。小旭上了小学后，每天放学回家就跟妈妈不厌其烦地说小伙伴的事情。一天早晨，刚起床，小旭揉着眼睛告诉他妈妈眼睛好疼。陈女士一看，小旭双眼发红，白眼球都快成红眼球了，陈女士觉得问题严重，就给孩子请了个假，然后带着小旭急急忙忙来找我。陈女士是我儿子的同事，有什么小病小痛都会过来问我。

我看到小旭的双眼明显发红。小旭说，睁眼有点难，眼睛还有种被火烧的感觉，有时会流泪，还觉得身体好热。我跟陈女士说，孩子是得了红眼病。红眼病，中医俗称为"红眼""火眼"，好发于春、夏、秋季，会通过接触传染。发病急，双眼可同时或先后发病，在中医学属于"暴风客热"范畴，分为风重于热、热重于风、风热并重、邪热伤阴四种情况。需要根据症状辨证治疗。

小旭的脉象比较浮数，舌苔微黄，是典型的"风重于热"的例子，治疗需要疏风解表，清热解毒。我给陈女士推荐了菊花木贼汤，把菊花和木贼用水煎后，服用1周就行了。菊花味辛、甘、苦，性微寒，归肺、肝经，具有疏散风热，清肝明目，清热解毒等功效；木贼具有消炎止血、疏散风邪、清热解毒的功效。《本草经疏》说："木贼草，首主目疾，及退翳膜，益肝胆而明目也。"

我还特别叮嘱陈女士，要避免被传染。红眼病的传染方式主要是接触传染，预防红眼病，主要是控制传染源，隔离病人。患者所用毛巾、手帕、脸盆、眼镜等须经常消毒，并与健康人分开；健康人可滴消炎眼药水预防，不能用脏手和衣袖揩眼睛；忌食葱、韭菜、大蒜、辣椒、羊肉、狗肉等辛辣、热性、刺激的食物，最好不吃带鱼、鲤鱼、虾等海腥发物。

最灵老偏方：菊花木贼汤

菊花6克，木贼4克。用水煎服。1天1剂，1周为1个疗程。木贼草首主目疾，益肝明目。**此方具有清热解毒的功效，可以治疗目赤肿痛。**

更多老偏方

野菊花蒲公英茶

蒲公英10克，野菊花10克，金银花8克，大青叶8克，用水煎服。**此方具有清热下火的功效。**

桑白皮薏苡仁粥

桑白皮50克，薏苡仁20克，粳米100克。桑白皮以水浸泡，熬煎2次，弃渣留汤，加入薏苡仁、粳米，煮至熟烂，即可食用。**此方具有行气利水、清肺降热的功效。**

猪油炒苦瓜

苦瓜250克，猪油10克，葱、姜、盐各少许。苦瓜洗净，去子，切丝。猪油置锅内烧八成热，下苦瓜丝爆炒，下调料翻炒片刻即成。**此方可清热明目。**

姜片

老姜4片。贴在两边太阳穴，再用老姜在脑门上来回搓，可有效预防红眼病的传染。**此方具有清热去火的作用。**

苦瓜木贼草汤

苦瓜250克。切薄片，木贼草15克。切3~5厘米长短节，两味同时放入瓦锅，注入清水，文火煎至两碗，将渣滤去服用。早晚各1次，3天为1个疗程。**此方具有润肺去火的作用。**

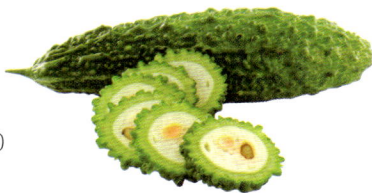

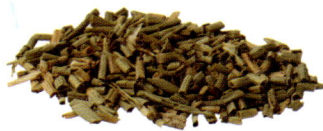

金银花

鲜金银花及其藤叶30克，洗净，放入水中煮沸5分钟，先熏后洗眼部，尽量让药液进入眼内，每日3次。**此方具有抗菌杀毒的功效，可用于治疗红眼病。**

胖大海

胖大海2粒。清水洗净后，用适量清水浸泡，使其充分膨胀，然后去核拌成稀泥状，临睡时外敷于眼部至次晨。**此方具有清热解毒的功效。**

青苔

青苔适量。青苔洗净，取少许敷眼上，药热即换，连续数次。**此方具有清热退肿的功效。**

眼睑麦粒肿，快快喝碗决明海带汤

眼睛是我们观察五彩世界的唯一渠道，没有眼睛我们的世界将一片黑暗。生活中经常会出现一些眼科疾病损害我们的眼睛，例如麦粒肿，就是一种很常见的疾患。

楚楚今年6岁，读小学一年级，是个活泼可爱的女孩。前几天她发现眼皮有点痒，就忍不住用手去揉，没想到越揉越痒，渐渐红肿起来，楚楚很难受，回到家后赶紧告诉了妈妈。楚楚的妈妈金小姐是我以前的病人，眼见楚楚的症状不轻，就把她带到了我的诊所。我看到楚楚的眼皮有些红肿，红肿处有个硬结，硬结呈淡白色。楚楚说："很痒，有点痛，眼睛不容易睁开。"我摸了一下她的额头，发现有些发热。楚楚的脉象有些浮，舌发红，苔黄腻，是湿热蕴积的表现。我判断楚楚是得了麦粒肿。金小姐焦急地问我病情怎样，该怎么治疗。

麦粒肿俗称"偷针眼"。因外感风热，内有脾胃积热，上攻于目，使营卫失调，气血凝滞，热毒上攻，阻塞于胞睑皮肉经络之间，导致发病。现代医学则认为，麦粒肿常因葡萄球菌感染所致，分为外麦粒肿和内麦粒肿，内麦粒肿的疼痛比较厉害。麦粒肿初起时，患儿眼睑边缘出现局部性红肿，可以摸到硬结，触摸硬结会带来疼痛。3~4天后，硬结变大，红肿的中央皮肤颜色变为黄白色，以后逐渐化脓，这时硬结处变软。如果脓头自行破溃或经手术把脓液引流排出后，红肿会很快消退，整个病程约1周，变化很快。常伴随着全身发热、脸部肿胀、睁眼困难等。

麦粒肿的治疗以疏风解热、解毒消肿、消肿散结为主。我给金小姐推荐了决明子海带汤，把决明子和海带一起煮汤，连服1周就可以了。决明子，性微寒，味苦、甘，入肝、肾、大肠经，具有清肝明目、利水通便的功效，主治目赤涩痛、目暗不明等症。《中华本草》说它：清肝益肾、明目；海带，性寒，味咸，归肝、肾经，具有软坚散结、利水消肿、清热解毒的功效。

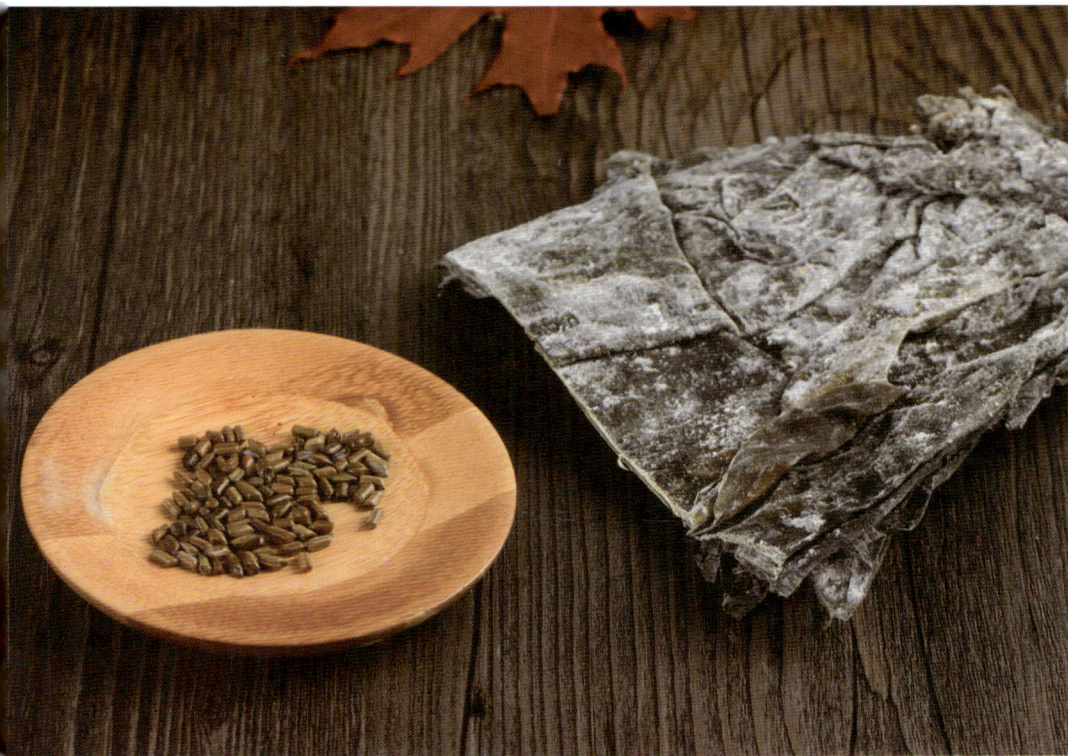

得了麦粒肿要及时治疗，可以先局部热敷，每次10~15分钟，每日3~4次，以便促进眼睑的血液循环，缓解症状，促进炎症消散。还要特别注意卫生，不能让手接触到眼睛，以防细菌趁虚而入，加重病情。需要家长注意的是，长在内眼角的麦粒肿，在其附近的眼球表面常常会出现水泡，家长不要为此紧张，这是因为麦粒肿压迫周围的组织引起的水肿。随着病情的缓解，水泡会随之消失。

最灵老偏方：决明子海带汤

决明子 30 克，海带 60 克。将海带泡发洗净，切丝备用。将决明子洗净，把海带、决明子放入沙锅，加适量清水炖熟即可。每天 1 剂，连服 1 个星期。本方具有清肝明目、治疗目赤肿痛的作用。

更多老偏方

蒲公英菊花汤

蒲公英30克，野菊花20克。用水煎汁，第一次煎液内服，第二次煎液熏洗患眼。**此方具有清热下火的作用。**

石榴绿豆汤

石榴叶5克，绿豆30克，用水煎服。每日1剂。**此方具有清热解毒的功效。**

龙胆当归汤

龙胆草、当归各6克，菊花9克。用水煎服，每日1剂，分2次服用。**此方具有活血补血的作用。**

清炒牛蒡

牛蒡250克，佐料适量。牛蒡洗净，切成小块，急火爆炒，加入黄酒、调料拌匀停火。每天1剂，佐膳，分餐食之。**此方常用于治疗风热型麦粒肿，具有疏风解热、清热解毒的功效。**

凉拌蒲公英

蒲公英200克，香油、食盐、味精等调料适量。用水1大碗煮沸，将蒲公英在沸水中汆1分钟捞出，切成小段，加入以上调味品，做成菜。**此方适用于目赤肿痛等热毒诸症，可以治疗麦粒肿。**

野菊红花汤

野菊花10克，红花6克，用水煎服，每日1剂，分2次服用。适用于麦粒肿。**此方具有活血通经、散瘀止痛的功效。**

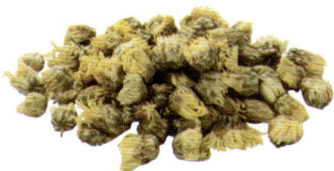

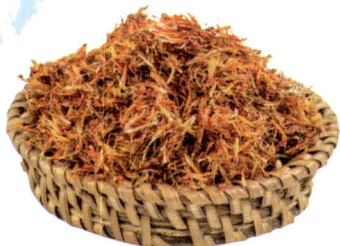

热毛巾敷法

用干净的毛巾蘸上热水，拧干，敷于患眼上，每次15分钟，每天3次。**此方可以消肿。**

绑线法

用一根黑线扎在孩子患眼对侧的手指中指根处，但是线不能太紧，以免影响孩子手指的血液循环。**此方可以治疗麦粒肿。**

沙眼顽疾很烦恼，清热汁解决难题

出门在外最好带上自己的私人用品，避免带来不必要的麻烦。和别人共用毛巾，很容易传染到疾病，例如沙眼。

外甥一家子前阵子去了海南旅游。由于走得匆忙，毛巾都忘记带了。住进旅馆之后，服务员告诉他们，室内所有用品都是经过严格消毒的。外甥觉得出去买毛巾和牙刷太麻烦，认为用一两天应该没什么大碍。旅游回来后，外甥开始觉得眼睛有点发痒，以为是在海南浸泡海水出现的"后遗症"，滴了点眼药水就没去管了。过了几天，他总觉得眼里有东西，揉又揉不出来，还很怕见到光，会莫名

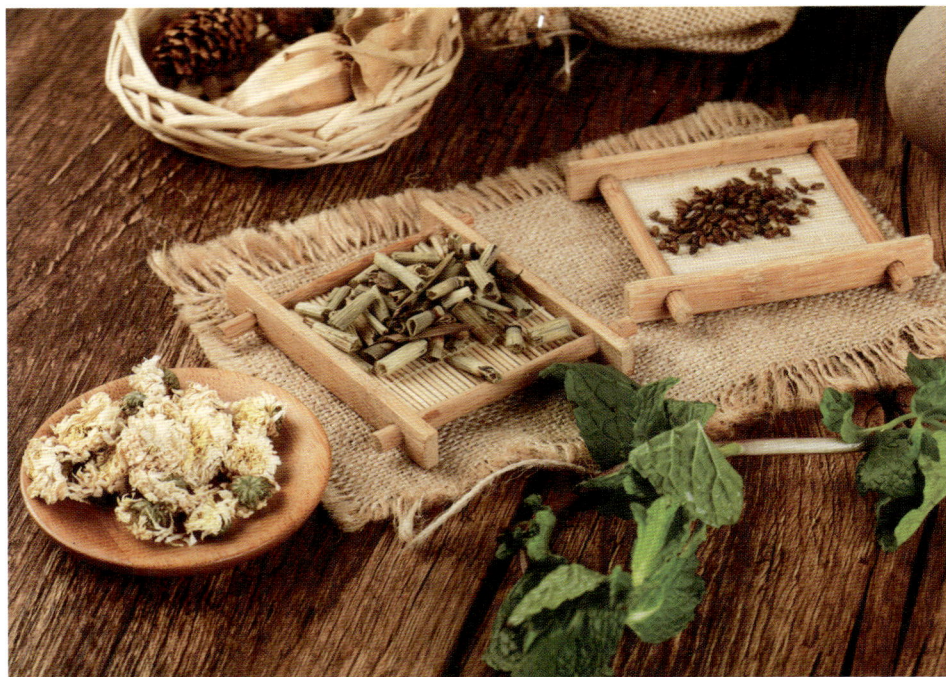

其妙地流泪。外甥觉得问题严重，就来找我。我仔细看了他的症状，看到靠近两眦处有些红赤，并带有少量细小颗粒，我判断他是感染了沙眼病。

现代医学认为，沙眼是由沙眼衣原体引起的慢性传染性的结膜角膜炎，是常见的眼病。因其在睑结膜表面形成粗糙不平的外观，形似沙粒，故名"沙眼"。该症的传染性很强，临床表现为眼有异物感、畏光、流泪、视力减退、眼球干燥等，严重者会出现角膜溃疡，甚至失明。外甥听我说到失明这么严重，赶紧向我求救："老舅，怎么治疗啊？"

我跟他说，沙眼的中医叫法为椒疮，分为三种类型：血热瘀滞、温热蕴结、风热壅盛，需要根据不同的类型辨证治疗。他的脉象比较浮数，舌质较红，舌苔黄，是风热壅盛的表现。海边炎热的天气使得他感染了风热邪毒，饮食的改变又使得脾胃积热，加上使用了不洁净的毛巾，内热和外邪相结，壅阻于睑里，气血失和导致该症的出现，治疗需要清热解毒，疏风散邪。我就给他们推荐了清热汁，方子要用到木贼、决明子、菊花、薄荷，把它们一起煎汁，用汁清洗眼部即可，使用1周即有效果。木贼具有疏风散热、退翳、消肿的功效，主治目生云翳、迎风流泪等眼部疾病；决明子具有清肝明目的功效，可以缓解目赤肿痛、风热多泪症状；菊花有散风清热、清肝明目的功效，对恢复视力有一定的帮助；薄荷具有消炎杀菌的作用。

眼科的朋友告诉我，沙眼主要通过接触传染，凡是被沙眼衣原体污染了的手、毛巾、手帕、脸盆、水及其他公用物品都可以传播沙眼。因此，要想有效预防沙眼，必须养成良好的卫生习惯：不用手揉眼，毛巾、手帕要勤洗、晒干，托儿所、学校、工厂尤其是宾馆旅社等场所尽量自带私人用品，注意水源清洁等。

最灵老偏方：清热汁

木贼、决明子、菊花各 15 克，薄荷 6 克。将上述药材加水 1000 毫升，煎煮 30 分钟，去渣取汁，清洗眼部。每日 2 次，每日 1 剂，连续使用 1 周。此方具有清热明目、杀菌消炎的功效。

更多老偏方

桑菊汤

野菊花、桑叶各10克，白朴硝5克。水煎后去渣取汁，连熏带洗，每日3次。此方具有**清热解毒、消肿的功效，适用于反复性沙眼。**

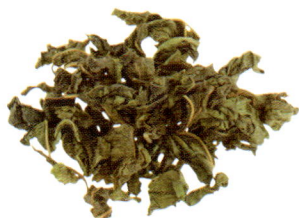

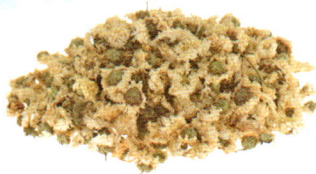

苦瓜霜

火硝8克，青黛15克，槟榔衣30克，苦瓜1个。把苦瓜的蒂旁切落，放药材于内，等皮上出现白霜，取出待用。每天用少许点眼，早晚各1次。本方具有清热解毒、消肿止痛的功效。

黑木耳红枣粥

黑木耳15~30克，红枣20个（去核），粳米50克，冰糖适量。粳米淘洗干净，用冷水浸泡半小时，捞出，沥干水分。黑木耳放冷水中泡发，择去蒂，除去杂质，撕成瓣状。红枣洗净，去核，备用。锅中加入约1000毫升冷水，将粳米放入，用旺火烧沸，下入黑木耳、红枣，改用小火熬煮约45分钟。黑木耳、红枣熟烂、粳米成粥后，加入冰糖调好味，再稍焖片刻，即可盛起食用。此方具有益气养血、凉血止血的功效。

猪肝枸杞子汤

枸杞子30克，猪肝半具。将猪肝切片，与枸杞子一起煮汤即可。此方具有清热明目的功效，可以消除眼涩、眼痛。

秦皮汤

秦皮、黄连、竹叶各30克。秦皮、黄连、竹叶分别用清水洗净，放入锅中，以水3000毫升，煮取800毫升，每日可多次洗眼，直至痊愈。本品具有清热燥湿、收涩明目的功效，适用于目赤肿痛、目生翳膜等。

胆矾

将胆矾配成1%的溶液点眼，每天点5次，每2小时点1次。适用于反复性沙眼。此方具有杀菌消炎的功效。

治疗鼻窦炎，可用**辛夷粉**

生活中，经常可以看到有人纸巾不离手，不停擦着鼻子，并不断发出吸鼻子的声音。他们可能不是感冒，而是患了鼻腔疾病。现今大气污染严重，城市空气质量下降，使得呼吸疾病层出不穷，鼻窦炎就是其中一种。得鼻窦炎的人越来越多，小儿也不例外。小儿患鼻窦炎的危害要比成年人大很多，儿童由于抵抗力比较低，经常出现的感冒等上呼吸道感染会引发该病。另外，吸入二手烟也会诱发鼻窦感染。

谈到鼻窦炎，不久前我诊治过一名小患者阿宽，今年刚过7岁。那天阿宽和他的妈妈杨女士来到我的诊所，杨女士开门见山地说："徐大夫，我儿子上个星期感冒了，我给他吃了一些药之后有所缓解，我们以为没事了就没在意。想不到前两天开始他又发作了。先是身体开始发热，然后又鼻塞起来，说鼻子透不过气，现在不停地流鼻涕。我们带他去医院看了，医生说是鼻窦炎。唉，没想到会发展这个样子，您快帮忙看看吧！"我见阿宽面色萎黄，身体消瘦，就问："阿宽感冒多久了？"杨女士回答道："感冒了1个星期。"杨女士苦恼地说："这两天阿宽的精神一直都不好，胃口也很差。他老师还打电话告诉我，阿宽精神萎靡，上课不专心。我们不想让阿宽吃西药影响身体，所以找到了您。"阿宽还委屈地说："医生，鼻涕一直在流，还有头痛，有时头痛都听不了课。"我安慰他们说鼻窦炎及时治疗，还是可以恢复健康的。

中医认为，鼻乃清窍，为肺之门户，呼吸畅通、嗅觉灵敏全赖清阳充养。鼻窦炎属中医"鼻渊"、"脑漏"范畴。鼻窦炎多由气虚不固、外邪侵袭、邪入化热，引致鼻塞流涕、头痛头涨、身疲肢倦，常易引起外感。外感后鼻窦炎会加重病情，如此互为因果，反复发作。在此病理机制中，痰浊脓液既是病理产物，又是新的病因。故清除痰浊脓液，杜绝痰浊之源是治愈本病的关键，升清降浊则是基本的治疗法则。我给他们写了一个外用方子，辛夷粉，用到辛夷、白蔻仁、川黄连，上药共研极细末，用棉裹药，塞入鼻中外用，几天症状就可缓解。辛夷具有散风寒、通鼻窍作用，常用于治疗风寒头痛、鼻塞、鼻渊、鼻流浊涕；白豆蔻有很强的抗菌、清痰、平喘作用，而川黄连具有清热、泻火解毒的功效。

过了两个星期，杨女士带着阿宽回来复诊，开心地说："徐大夫，现在阿宽已经不怎么流鼻涕了，头也说不痛了，食欲也慢慢好了起来。"阿宽看起来精神也比之前好了很多。阿宽体质本来就不是很好，我叮嘱杨女士要让阿宽多多锻炼，多吃一些新鲜的水果和蔬菜，增强抵抗力。

家长们应该对感冒予以重视，要及早治疗以免引起其他并发症。过敏、细菌感染、空气污染、二手烟、营养不良、维生素缺乏、机体抵抗力减弱等，容易引发鼻窦炎。日常生活中，避免辛辣刺激性食物，注意保暖避免受到风寒，饮食宜清淡。儿童还应注意加强锻炼，以增强体质。

最灵老偏方：辛夷粉

辛夷（取心去壳）、白蔻仁各 3 克，川黄连 6 克。上药共研极细末，贮瓶备用。以棉裹药，塞纳鼻中。每天 1 次，1 周为 1 个疗程。**此方具有散风寒、通鼻腔的作用。**

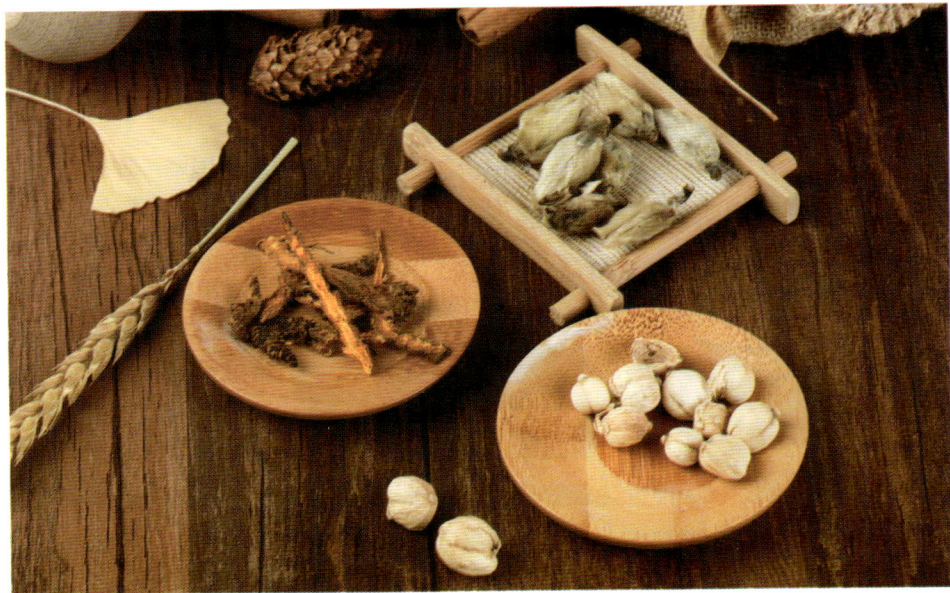

腮腺肿大真难受，敷贴仙人掌可消肿

　　小勇和王健是一对好朋友，好到什么程度呢？是那种我们常说的一颗糖果都恨不得掰两半分吃的小伙伴。这天小勇没来学校，王健有些郁闷，原本两个人是一起放学回家的，现在只有自己一个人。王健想知道小勇为什么没来学校，就去了他家。

　　去到小勇家，在门外叫了半天，小勇才姗姗来迟给他开门。王健见小勇用毛巾蒙着脸，就问他怎么回事。小勇叹了口气，带他进来，说："我怕吓着你，我的脸肿了，我都不敢出去见人了，妈妈想带我去医院打针，可我怕疼。"王健说："上次我感冒，妈妈带我去一家中医店，没打针没吃药就治好了，你可以叫妈妈带你去啊。"

　　小勇就这样被他妈妈带到我诊所。我问小勇有什么感觉，小勇说："脸的两边有点疼，摸起来热热的，吃饭的时候也会疼。"我仔细看了他的症状后告诉他们，小勇是得了腮腺炎。该症的临床表现为腮腺发肿、发胀，呈半球形，以耳垂为中心向四周扩散，肿胀部位的皮肤表面一般不发红，但摸起来有些发热，有明显的痛感，张口或咀嚼时局部会感到疼痛，会影响食欲、带来全身不适等。腮腺肿大在发病2~3天时最明显，一般持续4~5天会逐渐消退，全身不适症状也随之减轻，整个发病过程为2周。一般来讲，腮腺炎患儿都能顺利康复，并且体内会产生抗体，可获得终身免疫。

　　中医认为，此病是由于感受风湿邪毒，邪毒从口鼻而入，侵犯少阳胆经，蕴结于经脉，郁结不散，气滞血瘀，结于腮部所致。治疗需要清热解毒，消肿活血。我给他开了个方子，把仙人掌去刺削皮后切片，贴在患处，2~3天就可以消肿。仙人掌既可内服又可外用，药用功效显著。据《本草纲目拾遗》记载："仙人掌味淡性寒，功能行气活血，清热解毒，消肿止痛。"

因为腮腺炎，小孩张口和咀嚼时会疼痛，所以小孩可能会产生厌食心理，为了促进小孩尽快恢复健康，妈妈也要精心调理小孩的饮食。建议家长在护理时注意以下几点：多吃流食或半流食，如稀粥、软饭、软面条、水果汁等；多饮温开水、淡盐水，保证充足的水分，以促进腮腺炎症的消退；腮腺有炎症时，进食酸性食物时会增加腮腺的分泌，使疼痛加剧，因此，忌进食酸性食物和饮料；忌吃鱼、虾、蟹等发物；忌吃辛辣、肥甘厚味等助湿生热的食物；忌吃不易咀嚼的食物。

最灵老偏方：仙人掌敷贴

仙人掌（植株越老掌瓣越厚大越好），去刺削皮，切成与肿大面积大小相同的薄片，贴在患处，每日3次，1天敷2次，3天可见效。**此方具有行气活血、清热解毒的功效。**

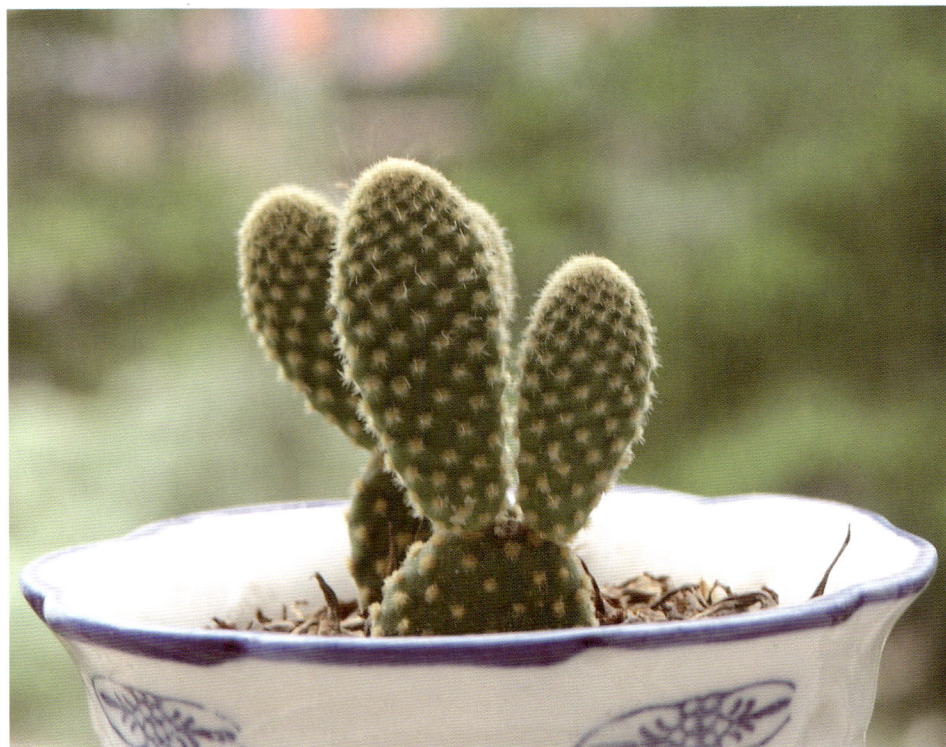

更多老偏方

解肿饮

板蓝根30克，夏枯草20克，白糖适量。将板蓝根、夏枯草一起煎汁，放糖少许即可。此方具有清热解毒、凉血散结的功效，适用于腮腺肿痛、发热、有硬块的患者。

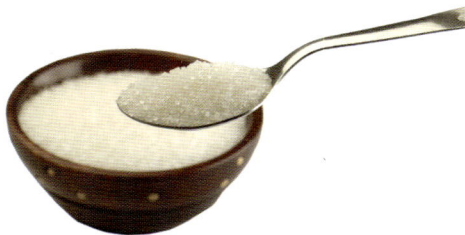

马鞭草汤

马鞭草50克。用水煎服，每日1剂，分3次服用，连服4天。此方具有凉血、助消化的功效。

蒲公英绿豆汤

蒲公英50克，金银花15克，白菜100克，绿豆50克。将绿豆用水800毫升煎至开裂，下入三药，再煮15分钟，去渣取汁。热服。此方具有清热解毒、活血散瘀的功效，适用于流行性腮腺炎。

紫花鸡蛋

取新鲜紫花地丁（带根）2根，用水洗净后切碎，用鸡蛋2个搅拌均匀后用水煎服，2次即可。如无鲜品可用干品代替，用量酌减，先以温水浸泡至软后切碎。此方具有消肿的作用。

马齿苋汁

马齿苋300克，红糖适量。马齿苋洗净切段，加水400毫升，煎至200毫升，加入红糖，煮至糖融，去渣取汁。分1~2次服。此方具有利水消肿的功效。

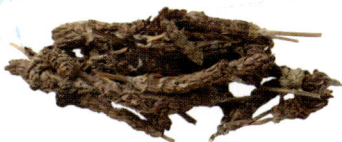

仙人掌芦荟汁

芦荟和去刺仙人掌适量。将仙人掌、芦荟捣烂，取其汁液外敷，兼服板蓝根冲剂。此方具有活血消肿的作用。

木鳖子糊

木鳖子适量，先将木鳖子去壳，用瓷碗将木鳖子加少许水磨成糊状，涂在患处，每天10次，干后再涂，尽量保持湿润。此方具有解毒消肿的功效。

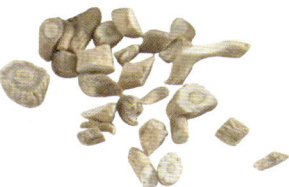

● 按摩特效穴：合谷穴、翳风穴

合谷穴： 镇静止痛，通经活络，清热解表。穴位位于手背，第一、第二掌骨间，第二掌骨桡侧的中点。

翳风穴： 聪耳通窍，祛风泄热。穴位位于耳垂后方，当乳突与下颌角之间的凹陷处。

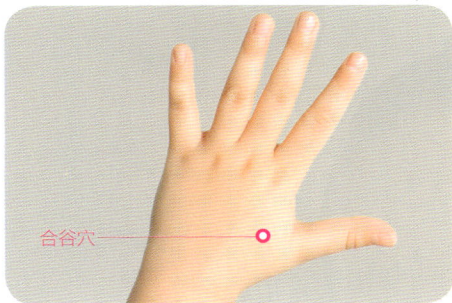

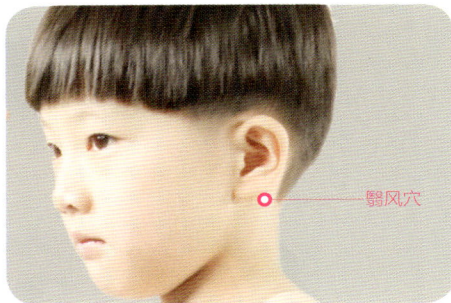

合谷穴： 一手的拇指第1个关节横纹正对另一手的虎口边，拇指屈曲按下，拇指指尖所指处就是合谷穴。

翳风穴： 在耳垂后耳根部，颞骨乳突与下颌骨下颌支后缘间凹陷处。

自我按摩

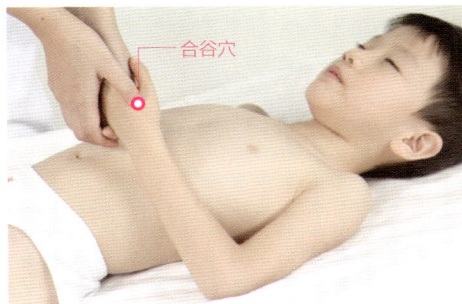

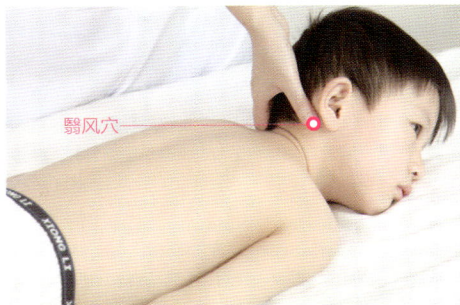

STEP 01
仰卧，将大拇指置于穴位上，用大拇指指腹垂直按压穴位。

STEP 02
俯卧，将大拇指置于穴位上，用大拇指指腹按揉穴位。

操作要领

①力度以出现酸、痛或胀、麻的感觉为宜。

②每次按摩1～3分钟。

金银花加甘草，治疗湿疹效果好

前几天，我在楼下的公园跟街坊们聊天，老郑说："最近好像都没看到老淮了，不知道在搞什么。"老邹说："原来你们不知道啊，前两天他的小孙女开始长疹子，老淮估计是忙着给孙女找药呢。"又说："哎，我说老徐，今天有空，你去帮他看看呗。"

我就来到老淮家。老淮看到我来了连忙迎了过来："哟，老徐，正想着找你呢。"我说："孩子呢？"老淮说："躲在房里呢。"说完朝里面喊着："小珠，小珠，徐爷爷来帮你看病啦，快出来。"过了一会儿小珠才慢吞吞地走来。我看到小珠脸上、手上和耳朵后面密集着不少粟粒大小的疹子，不少带着少许小水泡，微微发红。由于抓挠，有些水疱顶部被抓破呈明显的点状渗出小糜烂面。

我看到小珠又想用手去挠，赶紧制止道："很痒也别挠，会感染发炎的。"又问老淮："吃过药没？"老淮说："前些天带去医院了，医生看了说是湿疹，开了一些药，可是效果不大。"我点了点头，一边问老淮有没有吃什么刺激性的东西，一边给她把脉，小珠的脉滑，舌质较红，舌苔发黄，是湿热的表现。老淮说："前阵子吃了好几次

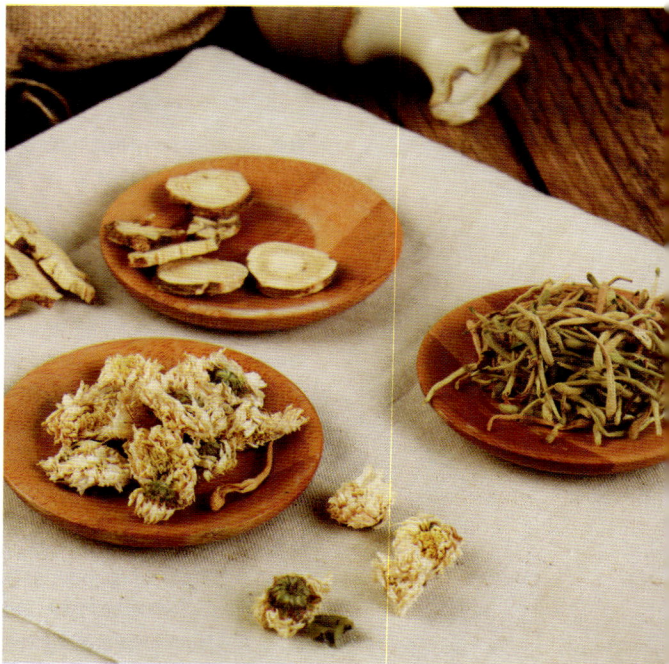

火锅，难道因为这个吗？"我说有这个可能。我又问小珠的大便是不是很干硬，小便是不是发黄？小珠点头说是。

湿疹是由于多种内外因素引起皮肤瘙痒剧烈的炎症，具有多形、对称、易反复发作等特点，常为内外因相互作用而发生。内因如慢性消化系统疾病、精神紧张、失眠、过度疲劳、情绪变化、内分泌失调、感染、新陈代谢障碍等，外因如生活环境、气候变化、食物过敏等均可导致湿疹的出现。外界刺激如日光、寒冷、干燥、炎热、热水烫洗以及各种动物皮毛、植物、化妆品、肥皂、人造纤维等均可诱发。

湿疹在中医学上称为"湿毒疮"或"湿气疮"。"毒"是指热毒，令身体产生排斥及敏感反应，而这些热毒可能是由食物、药物或日常用品导致的。"湿"是指身体机能受湿阻导致呆滞。治疗湿疹需要根据不同的病因辨证施治，病因分为：湿热病重证、风重于湿证、热重于湿证、脾虚湿蕴证、血虚风燥证等。像小珠这种属于热重于湿的类型，治疗需要清热解毒，凉血除湿。我给老准推荐了金银花甘草汤，用金银花、生甘草、菊花煎水外洗或湿敷局部，几天就会好转。金银花味甘，性寒，归肺、胃经，具有清热解毒、疏散风热的功效，常用于治疗外感风热、热毒血痢，外用具有消炎杀菌、消毒解表的功效；甘草性平，味甘，有解毒止痛、补气益脾、调和药性的作用；菊花味苦，性平，味苦，具有清热解毒的功效，常用于治疗痈疽、丹毒、湿疹、皮炎。

对于湿疹的护理，简单地说，绝对不能做四件事：烫、抓、洗、馋。由于湿疹伴有奇痒，孩子会用手抓皮疹的部位，故而易造成皮肤破溃，而使病情进一步加重。环境因素也可能造成小孩湿疹，花粉、螨虫、汗液、尿液、空气干燥等都可能引发幼儿湿疹。小孩户外活动要尽量在有遮蔽的地方进行，避免暴晒和风吹；尽量少去公共场所；衣服以棉布为主，注意冷热适当；家里最好不养宠物，以免动物毛发刺激引起湿疹；大小便后要及时清洗，以免尿液刺激。

最灵老偏方：金银花甘草汤

金银花 9 克，生甘草 6 克，菊花 9 克，煎水外洗或湿敷局部，每天 3 次，每次约 10 分钟。3 天为 1 个疗程。**此方具有清热解毒的功效。**

更多老偏方

三黄汤

黄连10克，黄芩6克，黄柏6克，地丁5克，白鲜皮5克，甘草3克。上药煎水取汁，外搽患处。每日1剂，每日3次。此方具有消肿解毒的功效。

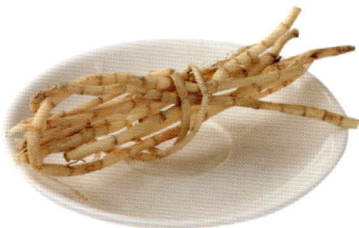

藿香佩兰汤

藿香15克，佩兰6克，白术6克，陈皮6克，怀山药5克，扁豆5克，牛蒡子5克，甘草3克。用水煎服，每日1剂，分3次服用。此方具有清热、解毒、行气的作用。

苦丁菊花汁

苦丁5根，干菊花10朵，金银花3朵。将以上材料用热水泡一段时间，放凉后用纱布蘸搽在患处，1天3次，连续搽5天。此方具有宣热散火的功效。

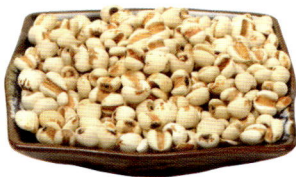

绿豆粥

绿豆50克，薏苡仁50克，粳米100克。将上述材料一起煮成粥食用即可。此方常用于治疗急性湿疹皮肤红斑，具有清热利湿的功效。

薏苡仁白茅根粥

白茅根30克，薏苡仁200克。先煮白茅根20分钟，去渣留汁，纳入薏苡仁一起煮成粥。每天服用2次。此方适用于湿热蕴蒸型湿疹，具有清热凉血、除湿利尿的功效。

酷暑容易长痱子，清热祛暑绿豆粥

夏天仿佛代表着青春活力，衣着清凉的年轻人总是充满生机，灵动潇洒。但夏天的炎热又让我们头痛不已，没伞都不敢出门，一不小心就把皮肤晒伤了；皮肤娇嫩的小孩还容易长痱子，这样的季节总让人爱恨交加。

这天晚饭后我在小区公园里散步，树木遮蔽，凉风习习，稍微减轻了一下白天的燥热。路上遇到居委会的阿珍带着她女儿小媚在榕树下纳凉，我就走过去寒暄几句。看到小媚一直在抓脖子挠手臂，挠这抓那，活像一只小猴子。我就问她："小媚，怎么了，有蚊子吗？"小媚答："徐爷爷，我背上脖子上都是小红疙瘩，好痒啊！"我靠近看，原来是长痱子了。阿珍说："夏天孩子老长痱子，晚上冲完澡已经给她抹了爽身粉，可是依然会长。"

痱子是夏季或炎热环境下常见的一种炎症性皮肤症状，虽然它不是什么险恶病症，但由于瘙痒难忍，也会给人们带来不少烦恼。特别是小孩子，不懂得克制，痒了就抓，抓烂了容易感染发炎，引起其他症状。盛夏时节，应注意减少衣服，保持皮肤干燥有助于防止痱子的出现。

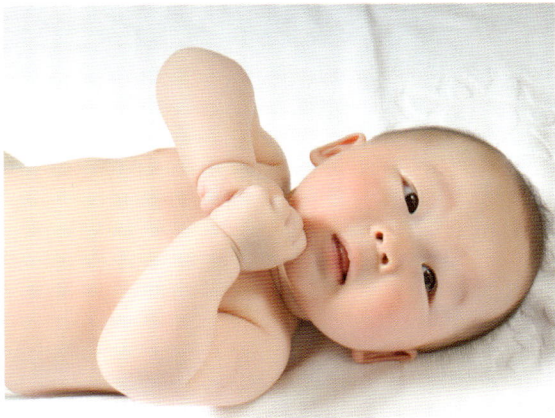

痱子是因天气闷热、汗泄不畅、热不能外泄、暑湿邪蕴蒸肌肤所致。故外治当以清暑解表、化湿止痒为主。夏季的时候可以做莲藕粥、绿豆粥等给孩子食用，清凉解暑，可防止小儿长痱子。我给阿珍推荐了荷叶绿豆粥：取鲜荷叶一大张，干品亦可，洗净，煎水适量，取煎汁先煮绿豆20克至开花，再加粳米30克，

213

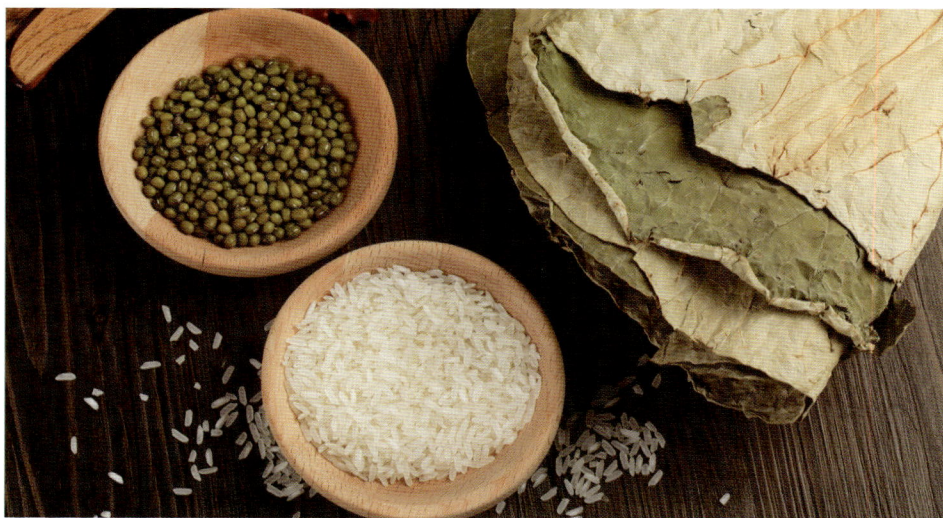

煮成稀粥，早晚服食。荷叶具有祛暑清热、和中养胃的功效；绿豆有清热利尿、解暑生津等功效，是夏季解暑必备食品，对治疗痱子有不错的效果。

预防小孩长痱子，有几点可以做到：保持室内通风散热，适当降温，以减少出汗和利于汗液蒸发；要经常洗澡，保持皮肤清洁干燥；勤换衣服、枕巾，保持环境卫生；可以多食用具有清热解暑、生津止渴作用的凉性水果蔬菜等，如莲子、冬瓜、西瓜、梨、番茄等。切记勿食辛辣刺激性食品以及性温助热、煎炸炒爆、燥热助火的食物，如羊肉、胡椒、辣椒、葱、姜、大蒜、韭菜、荔枝等；勿食过咸的食物，如酱制瓜菜和腌渍海味等；尽量避免在烈日下活动，外出游玩时，一定要准备遮阳帽、遮阳伞、太阳镜、防晒霜等，多喝凉开水。

最灵老偏方：荷叶绿豆粥

鲜荷叶一大张，干品亦可，洗净，煎水适量，取煎汁先煮绿豆 20 克至开花，再加粳米 30 克，煮成稀粥，早晚服食。可祛暑清热，和中养胃。可经常食用。荷叶、绿豆均有清热利尿、解暑生津等功效，是夏季解暑必备食品，适用于小儿长痱子。此方可用于治疗痱子。

更多食疗方

荷叶饮

荷叶、桑白皮各20克。荷叶、桑白皮分别用清水冲洗1遍，一起放入锅中，然后加入适量清水煎煮，先大火煮沸后转小火续煮20分钟即可，代茶饮用。此方具有止痒、散瘀、止血、消炎的功效。

金银花苦瓜汤

苦瓜200克，金银花15克。将苦瓜洗净切开，去子，再切成片，金银花稍微用清水冲洗1遍，将苦瓜与金银花一同放入锅中，加适量清水煎煮20分钟，即可饮用。此方适用于各种热性病，如身热、发疹、发斑、热毒疮痈、咽喉肿痛等症，有清热解毒功效。

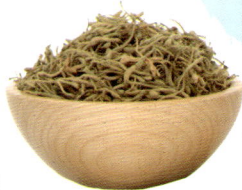

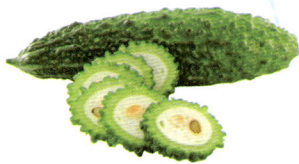

冬瓜荷叶粥

冬瓜100克，荷叶20克，粳米50克，盐少许。将粳米洗净，浸泡半小时；将冬瓜洗净去皮，切块；荷叶放入锅中，加适量清水煮15分钟，取汁去渣，将冬瓜块及浸泡好的粳米加入荷叶汁中，大火煮开后转小火煮成粥，最后加入盐调味即可食用。冬瓜具有利水消痰、除烦止渴、祛湿解暑的功效；荷叶可清心解暑、散瘀止血、消风祛湿。此方具有清热解毒、去痱止痒的作用。

三豆汤

绿豆、红豆、黑豆各10克，白砂糖适量。将绿豆、红豆、黑豆分别洗净，并浸泡半小时。然后将三豆放入锅中，加水600毫升，小火煎熬成300毫升，连豆带汤喝下即可，宜常服。如汤中加薏苡仁20克，效果更好。此方有清热解毒、健脾利湿的功效。

紫苏茄子

茄子300克，紫苏叶5克，调料适当。将茄子、紫苏、葱、蒜洗净备用。将茄子切成3厘米长段，放一点盐拌匀，腌5分钟后，茄子装盆隔水蒸熟。油热至七八成，加入盐、蒜、紫苏、葱，翻炒出香味。锅内加入小半碗水，与以上调料一起煮沸，浇入熟的茄子上食用。此方具有清热解毒作用。

宝宝屁股尿布疹，试试绿茶花生油

小赵是我儿子从小玩到大的朋友，也是我家的熟人。他今年喜得一子，整个人都乐开了花。最近给宝宝换尿布的时候发现孩子的臀部和大腿内侧皮肤有些发红，原本以为是穿衣过多发热，可是给宝宝减了衣物后，小红点并未消退，反而有蔓延之势。小赵束手无策，就抱着孩子来找我。我仔细看了症状后告诉小赵，这是尿布疹。

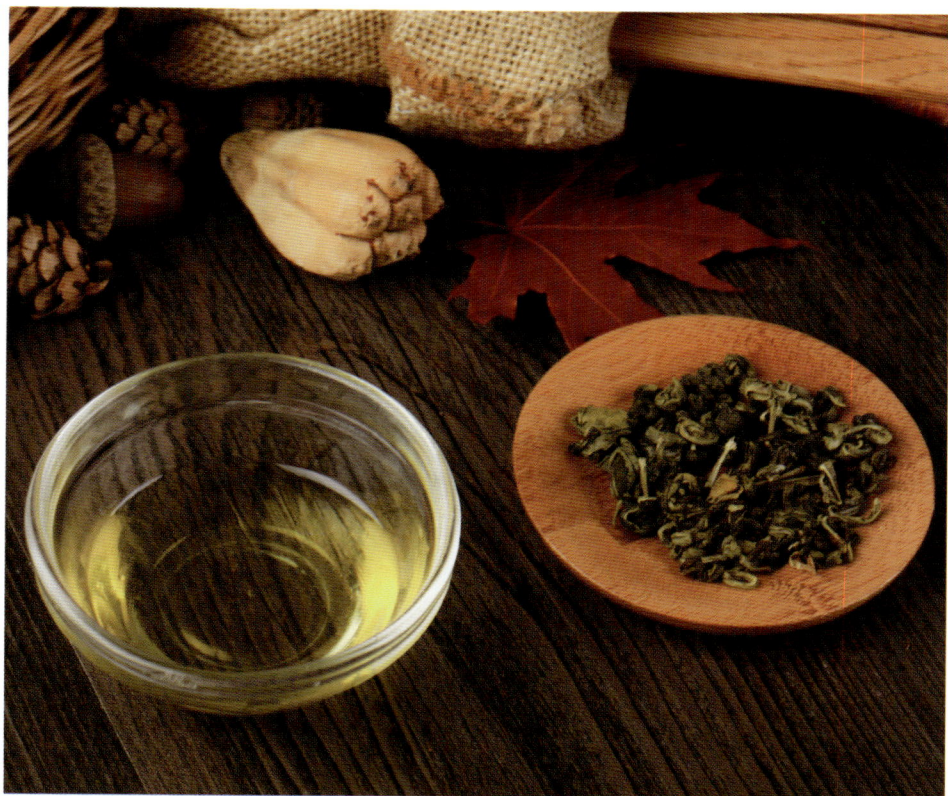

小赵听到"疹"字的时候吓了一跳，连忙问我严重不，该怎么治疗。我叫他别急，并询问最近孩子的尿布情况。小赵说："前阵子，宝宝用的尿不湿断货了，我们换了一个新牌子，没想到这种尿不湿质量真的不好，让宝宝受苦了。"我问小赵最近是不是开始给孩子添加辅食了，小赵说是。

尿布疹，俗称红屁股，主要是因为宝宝臀部的皮肤长时间在潮湿、闷热的环境中而形成的疹子，或者由于粪便及尿液中的刺激物质、含有刺激成分的清洁液也会使小屁股发红。与尿布接触区域的皮肤发红、水肿，严重的会出现溃烂、感染。

中医认为，尿布疹主要是因为湿热由外入侵至内，蕴热在腠理不能消散而发于皮肤，治疗应该清热解毒，除湿利水。这病大多发生在周岁以内的婴儿身上，通常在7~9个月时最厉害。婴儿在这一时期开始摄入的食物种类逐渐增多，排出的尿便对婴儿臀部皮肤的刺激性增大，尤其在腹泻或排出的大小便在尿布中过夜时，尿布疹发作的几率就更大了。

小赵就问我怎么治疗，我告诉他，尿布疹不是严重的皮肤病，如果护理得好，及早治疗，一般2~3天就能好转，可以擦绿茶花生油来清热退疹。先用绿茶泡茶水，给宝宝清洗臀部，擦干后涂点花生油就行了。绿茶具有清热解毒、止痛除湿的功效，用绿茶清洗臀部，可以清除肌肤表面的污物，杀菌消炎，让小孩的皮肤干爽舒适；花生油外用，具有凉血活血、解毒透疹的作用。

3天后，小赵抱着孩子来看我，说用了方子之后，孩子的疹子退了不少，现在不哭不闹。我叮嘱小赵说，宝宝出现红屁股，家长们就要多检讨了，使用尿不湿的话，要买质量好的。妈妈要给宝宝勤换尿布，并用护肤柔湿巾擦拭宝宝的皮肤；宝宝大小便后必须将小屁股上的尿液、粪擦拭干净。每次清洗后要让宝宝的臀部皮肤干燥；带宝宝外出时，随身带上一包柔湿巾，解决宝宝在外洗屁股的难题；爽身粉和护臀霜则适用于由尿布疹导致的红臀。

最灵老偏方：绿茶花生油

绿茶３克，花生油或鱼肝油适量。将绿茶泡茶，用茶水清洗臀部，然后涂上花生油或鱼肝油即可。每天清洗３次，直至痊愈。**此方具有杀菌消毒、活血透疹的作用。**

更多老偏方

芝麻油

芝麻油适量。微波炉把芝麻油烧开，凉凉了以后用棉签蘸着涂在宝宝屁股上。**此方有消炎止痒的作用。**

紫草油

紫草根10克，花生油或食用油100克。把油加热后再放入紫草根熬出紫色即可。放凉后将里面的紫草渣滤出来，把油倒进小瓶，晚上睡前用小棉签蘸着涂在宝宝屁股患处。**此方具有杀菌消炎的功效。**

鸡子黄

鸡蛋黄3个。放到炒锅里用小火炒，一直把它炒糊，呈现出黑色，用铲子用点力气挤出油，这时的油已经变成近乎黑色就表示成功。把油放凉后涂在屁屁病损处，连续三四次。**此方具有修复损伤、滋润皮肤的功效。**

胡萝卜汤

胡萝卜500克。将胡萝卜洗净，切开去茎，切成小块，加水煮烂，再用纱布过滤去渣，然后加水成汤，最后加糖煮沸即可。**此方具有活血凉血的功效，可以辅助治疗尿布疹。**

花生油

花生油、花椒各适量。将花生油倒在锅里烧热，然后放几粒花椒炸糊，等油凉凉后，取出花椒，将油倒在1个用热水烫过的瓶子里。宝宝每次清洗完屁屁后，晾干小屁屁，就用棉签蘸些油为宝宝涂上。**此方具有润燥保湿的功效。**

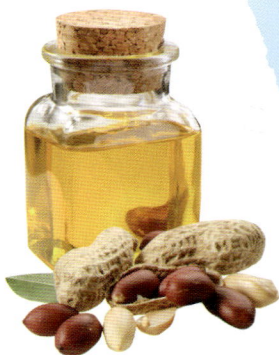

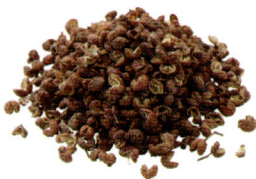

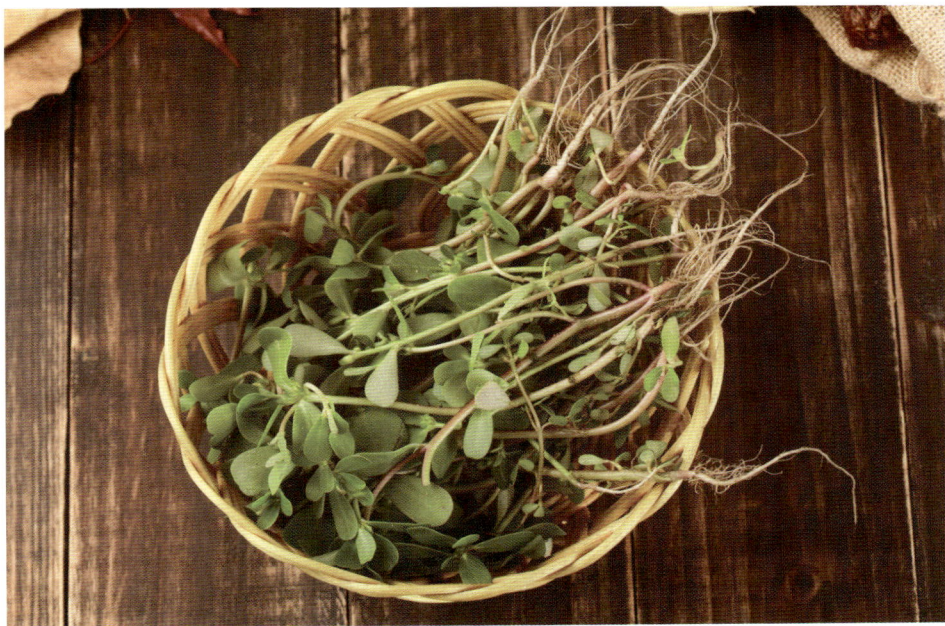

荨麻疹瘙痒难耐，**马齿苋汁温敷**可止痒

我们经常用"神龙见首不见尾"来形容一个人神出鬼没、来去无踪，医学上也有一些疾病是这种类型的，来得快，去得也快，例如荨麻疹。

采妮是个4岁的小姑娘，最近几天被荨麻疹折磨得烦恼不堪。前几天早上，采妮觉得脸有点痒，以为是蚊子叮咬的，就挠了几下，没想到越挠越痒，就起来照镜子想看看怎么回事。一看镜子她吓了一大跳，脸上出现不少鲜红色的大大小小的斑块，还有轻微的发肿。采妮哇一声哭了，去找妈妈，指着自己的脸说："痒！"采妮妈妈见情况不妙，就赶紧带孩子去了医院。

医生告诉她，孩子得了荨麻疹，并建议给孩子吃药。采妮妈妈觉得孩子太小吃药不好，就把孩子带回家，想找中医看看。中午过后，斑块开始慢慢消退，到晚上基本看不出来了。一家子高兴不已，可是好景不长，第二天早上又复发了，他们觉得不能耽误小孩病情，经过多方比较后找到我。我询问孩子最近的饮食情况，有没有吃什么特别的食物。采妮妈想了一会儿说："前几天有人送了点海鲜来，孩子吃了一些。"我说，可能是因为这个了。

脓疱疮易蔓延，来喝金银花蜂蜜茶

　　侄孙女小娴今年3岁了，一个月前她妈把她送去幼儿园，可是没去几天老师就把孩子送了回来。不是因为孩子调皮捣蛋，而是孩子的胳膊和腿上长了几个大疱，老师不知道是什么病，怕传染到别的小朋友。

　　侄子就带着女儿过来找我："大伯啊，我都有点不敢去医院看病，生怕医生一上来就给孩子用抗生素，用抗生素多了对孩子不好。你赶紧给孩子看看，这个情况要怎么处理才好？"我看到小娴的胳膊和腿上长了几个脓疱，疱壁看上去比较薄，少数破了的有脓流出来。

　　侄子问我："那该怎么治啊？"我告诉他，脓疱是一种急性的接触性皮肤病。小儿由于皮肤防御功能不健全和对细菌比较敏感，所以特别容易发病。该症多发于夏秋，传染性很强，好发部位是面部、躯干和四肢，带着痒痛，主要表现是脓疱，脓疱壁薄如纸，一碰就破，破了就流水结痂，并向周围蔓延。本病中医称之为"黄水疮""滴脓疮"。《洞天奥旨》记载："黄水疮又名滴脓疮，言其脓水流到之处，即便生疮，故名之也。"本病多为湿热之邪，侵入肺卫，郁于皮肤。肺热脾湿，二气交杂，内外相搏，复感毒邪而发本病。小娴由于新环境不适应以及饮食的改变，使得身体腠理产生抵触反应，治疗以清热解毒、利湿养气为主。

　　"来，我们先把水疱弄破，切记别让脓水流到未感染的皮肤上，不然会引起蔓延。"我找出消毒针把未破的疱刺破，然后用无菌的棉球吸取疱脓，并给疮口清洁、消毒。侄子问我："这就好啦？"我跟他说，疱破了之后可以饮用金银花蜂蜜茶，把金银花和菊花煎煮后加蜂蜜调匀即可。金银花具有清热解毒、疏散风热的功效，常用于治疗痈肿疔毒初起、红肿热痛、热毒血痢等症；菊花具有清热解毒的作用；蜂蜜可以改善血液的成分，促进心脑和血管功能，增强抵抗力。

222

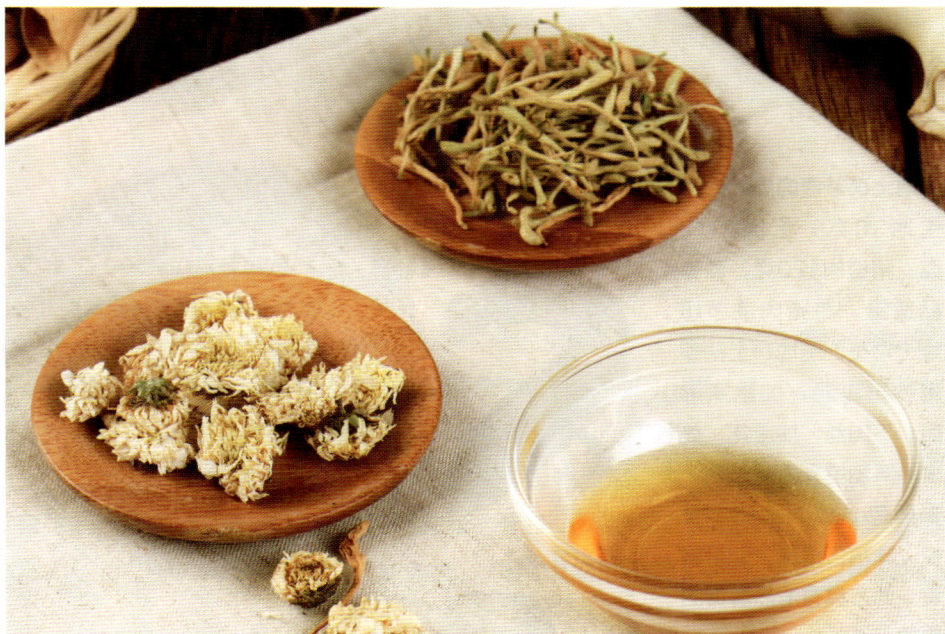

几天后，侄子很高兴地告诉我，孩子已经好得差不多了，结痂后也没有留下疤痕。小儿脓疱疮应以预防为主，反复发作疱疮的小儿，要注意增强体质；要给小儿勤洗澡和勤换内衣，每次洗澡后要注意拭干颈部、耳后和腋下等部位，保持小儿皮肤干净和干燥；避免穿得过多，以免出汗多、潮湿而诱发脓疱疮；注意皮肤卫生，夏季应勤洗澡、剪指甲。

生了痱子或瘙痒性皮肤病，应及时治疗，避免细菌感染。对体弱的患者应加强营养，增强抵抗力；治疗时主要是外用杀菌药物，不能搔抓，避免脓液渗出或扩散。

最灵老偏方：金银花蜂蜜茶

金银花 30 克，菊花 10 克，蜂蜜 20 克。将金银花和菊花加水 2 碗，放沙锅用文火煎煮，煎成 1 碗后，过滤取汁，加蜂蜜调匀。1 天 1 剂，3 天为 1 个疗程，可经常服用。此方具有清热解毒、疏风散热的功效。

更多老偏方

蒲公英汁

鲜蒲公英100克。将新鲜的蒲公英整朵黄花折下，花茎就会流出乳白色的汁液，把汁液在痦子上反复涂抹，每天涂1~2次，10天左右痦子就消失。此方具有清热散结的功效。

醋浸鸡蛋

将鸡蛋煮熟，敲碎去皮，浸入陈醋中24小时，每日空腹吃2个，并喝陈醋10毫升，连用10~20天，10天为1个疗程。此方具有通气散结的作用。

枸杞子泡酒

取数十粒枸杞子浸泡白酒中，月余后，用枸杞子泡的酒涂在痦子上，每天坚持数次。轻者数日就好，重者几周痊愈。此方具有散瘀活结的作用。

栗子炖白菜

栗子200克，白菜200克。将栗子去壳切成两半，鸭汤适量，煨栗熟透，再加白菜及调味料适量，炖熟即可。此方可以健脾肾，补阴润燥，常食可改善阴虚所致的面部疾病。

八宝茶

红枣、枸杞子、莲子、西洋参片、甘草片、冰糖、花生仁、红茶。将以上材料一起用沸水冲泡10分钟，热服。本方营养丰富且有活血、清火、除燥、益神、和气、养颜之功效。

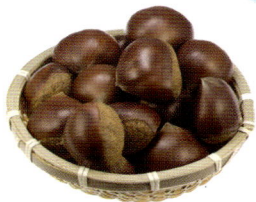

番茄玫瑰饮

番茄去皮，黄瓜洗净，鲜玫瑰花适量。将它们碾碎后过滤，加入柠檬汁、蜂蜜，每日饮用。此方可以促进皮肤代谢，使沉着的色素减退，从而使肌肤细腻白嫩。

大蒜涂搽

大蒜瓣适量。大蒜切小块，涂搽长痦子的部位，直至消失为止。此方具有消炎杀菌的功效。

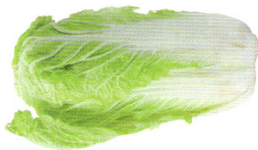

鲜鸡内金

用鲜鸡内金搽患处，几次即愈，不留瘢痕。此方具有消炎散结的功效。

230

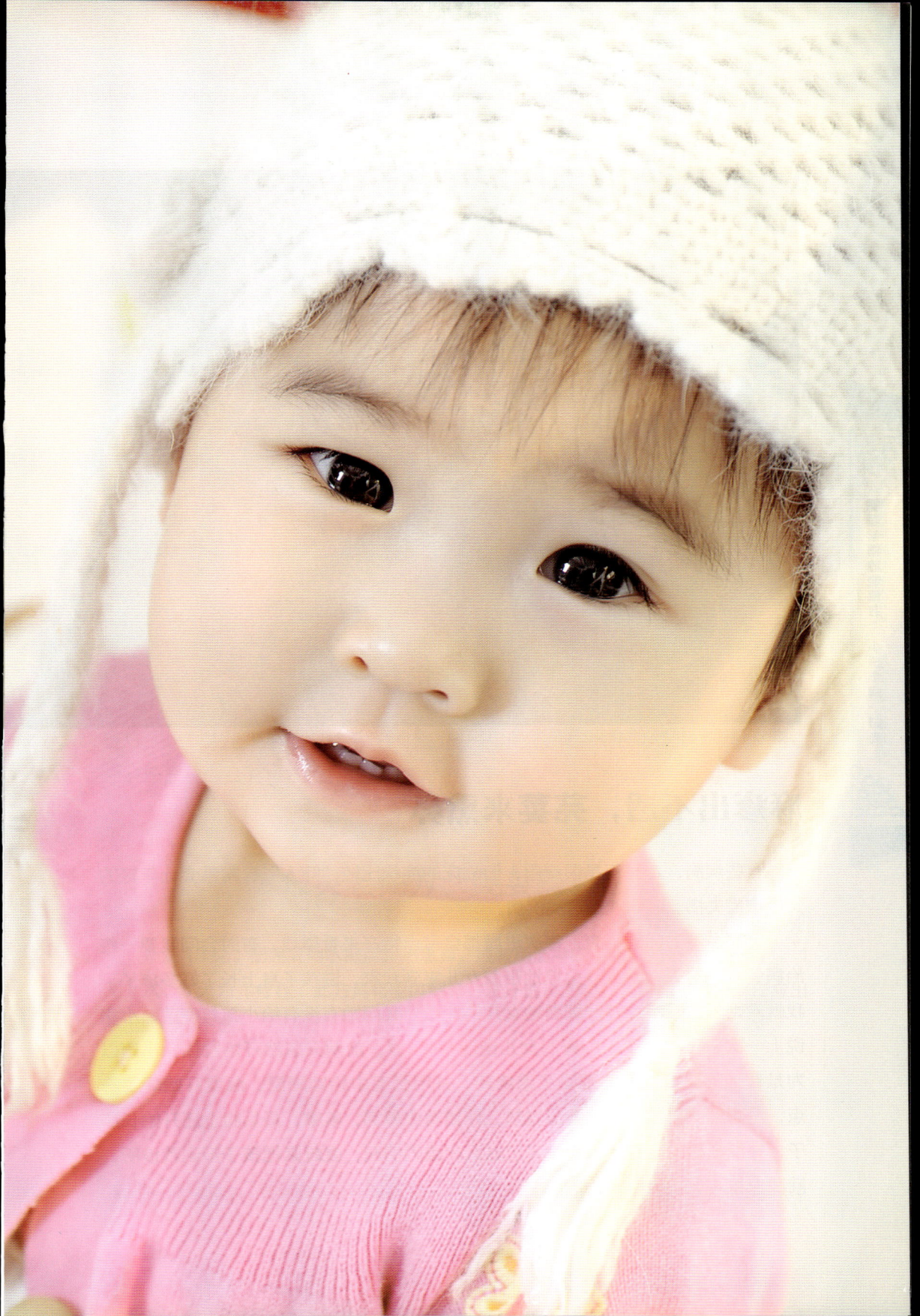

更多食疗方

二皮饮

梨皮20克，西瓜皮30克。洗净后切碎，放在一起煎水，去渣后加入冰糖，代茶饮用。**此方可以清心润肺、降火生津，止咳效果较好。**

葛根粉粥

葛根粉30克，粳米50克。粳米先浸泡一晚，与葛根粉一起放入沙锅内，加水500毫升，用文火煮至米烂即可。**此方具有透疹止泻、除烦止渴的功效。**

怀山药百合粥

怀山药、薏苡仁各20克，百合30克，粳米100克，洗净共煮，粥熟即可。分3次服完，连服7~10天。**此方具有养阴清热、滋补精血的功效。**

马蹄萝卜粥

马蹄80克，胡萝卜10克，大米50克，冰糖10克。将马蹄、胡萝卜去皮、切块。锅内倒入适量清水，倒入大米，大火煮沸。放入马蹄、萝卜块，用小火熬熟，放入冰糖。**此方具有清热解毒的功效。**

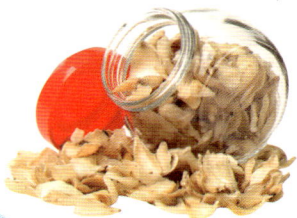

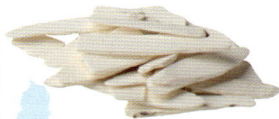

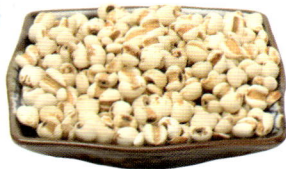

芫荽马蹄汤

鲜芫荽10克，马蹄50克。以上原料放一起煮成汤，去渣取汁，代茶饮用。**此方具有清热养阴的功效。**

芫荽葱豉汤

芫荽15克，葱头3个，豆豉5克，三物共煮汤，汤熟后放入香油盐调味。一日1剂，连服3日。**此方可以加快透疹。**

莲子冰糖羹

莲子、百合各30克，冰糖15克，莲子去心，与百合和冰糖一起用文火慢炖，待莲子百合烂熟即可。每日1剂，连服7~10天。**此方具有凉血解热的功效，有助于出疹后的恢复。**

黄豆金针菜

黄豆50克，金针菜25克。黄豆浸一昼夜，金针菜洗净，一起煮至熟，取汁代茶饮。**此方具有清热利湿、凉血解毒的功效。**

清热解毒雪梨绿豆汤，治疗风疹效果好

冬春是疾病的高发季节，特别是对于抵抗力低的小孩来说，简直防不胜防，感冒、发烧、咳嗽接连不断，各种皮肤疾病也是层出不穷。

国捷是个6岁的小男孩，这时候原本应该在学校上课，他却请假在家闲呆，还一副郁郁寡欢的样子。原来，国捷身上、脸上长了不少疹子，他怕同学笑他，就不敢去上学。吃了两天西药，他爷爷见疹子还没有退，就决定带他看看中医。在经过多方询问后，来到了我这里。我看到国捷的脸上、身上、手上都长了不少红色的斑疹，呈点状分布，背部最为密集，手掌和脚底却没有疹子。"大夫，有什么办法可以快点治好吗？孩子的功课耽误两天了。"国捷的爷爷问我。我问他有没有其他症状，他说："刚开始孩子有点发热和咳嗽，还说不想吃东西，我们还以为是感冒，后来迅速长起了疹子，去医院开了一些药吃，咳嗽是治好了，可是疹子却越长越多。"

我告诉他，孩子患的是风疹，国捷爷爷点头说："对呀，医院也是这么说的。"现代医学认为，风疹是感受风疹病毒引起的急性出疹性传染病，以轻度发热、咳嗽、皮肤出现淡红色斑丘疹、疹子肿大为特征。风疹分为潜伏期、前驱期、出疹期。前驱期时出现低热、头痛、咳嗽、鼻涕、咽痛、呕吐、腹泻、牙龈肿痛等；出疹期时皮疹开始出现在面颈部，迅速扩展到四肢，背部比较密集，手脚掌无疹。

风疹多由于腠理不固，风邪乘虚侵袭，遏于肌肤而成，或体质素虚，或饮食不当导致胃肠积热，复感风邪，使内不得疏泄，外不得透达，郁于肌肤之间而发。分为风邪外袭、胃肠积热两种。该病主要由飞沫和人体亲密接触传染，四季都可发病，多发于冬春季节，感染后全身瘙痒，痊愈后能获得持久的免疫力。国捷的脉象为滑实有力，舌质红，舌苔黄腻，是胃肠积热型风疹。我就问他爷爷是不是最近吃了湿热上火的东西，他爷爷说："上个星期我们去海边玩，国捷很爱当地的芒果，吃了很多。"我点了点头说："我开个清热解毒、降火祛湿的方子给你，回去就做给他吃。"方子是梨皮绿豆汤，把梨皮与绿豆一起煎汁服用，1周后就好得差不多了。梨果皮具有清心润肺、降火生津的功效。《本草再新》记载为："清心降火、滋肾益阴、除烦去湿。"绿豆味甘、性寒，具有清热解毒、消肿通气、补益元气、利尿下火的功效，常用于治疗中毒、风疹、呕吐。适宜热毒所致的皮肤病感染者食用。本方清热解毒、透疹，适用于邪热内盛所致的小儿风疹。

另外要注意的是：患儿在发热期间应多休息，加强护理，保持室内空气新鲜；多给患儿提供营养充足且易消化的食物，饮食以清淡为主，忌吃煎炸油腻食物，多食用绿豆、莲藕、雪梨等清热凉血的食物；应防止患儿搔抓损伤皮肤而引起感染；少去人流密集处；避免与风疹病儿接触；避免直接吹风，防止受凉后复感新邪，加重病情；发热期间多饮水。

最灵老偏方：梨皮绿豆汤

梨皮 15 克，绿豆 6 克，用水煎服，每日 1 剂，7 天为 1 个疗程，可经常服用。此方具有清热解毒、降火祛湿的功效。

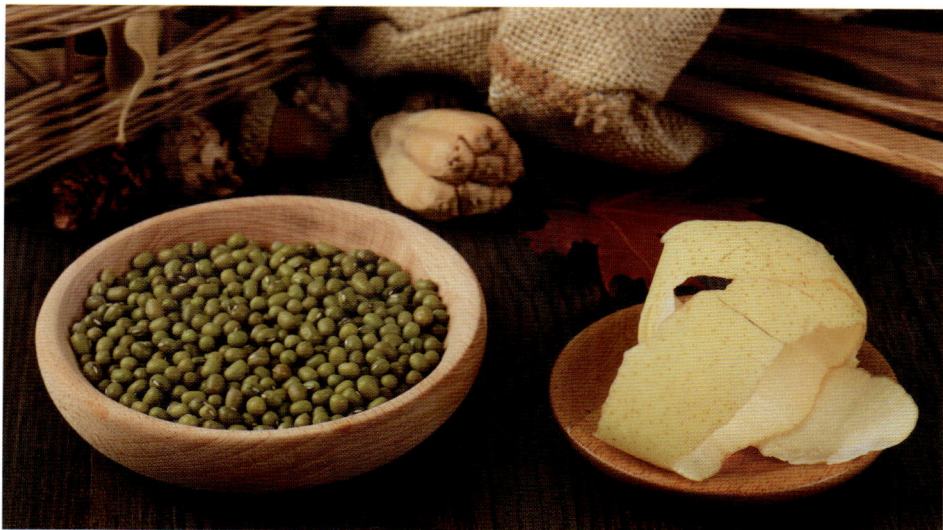

更多食疗方

金银花连翘汤

金银花10克，连翘10克，板蓝根10克，紫草10克，赤芍药6克，黄芩5克，白茅根10克，芦根10克，竹叶4克，生甘草4克。用水煎服，每日1剂，分2次服用。此方具有清热解毒的功效。

银翘菊花汤

金银花10克，连翘8克，菊花10克，板蓝根10克，牡丹皮6克，黄芩8克，柴胡6克，甘草5克。用水煎服，每日1剂，分3次服完。此方具有除烦止渴、清热败火的作用。

豆腐绿豆汤

绿豆30克，豆腐30克，冰糖适量。将绿豆淘洗干净，放入锅中，加水适量，浸泡1小时后煮烂，加入豆腐，再煮20分钟，调入冰糖，使之融化即可。此方具有清热解毒的功效。

冬瓜鸡蛋汤

冬瓜、鸡蛋适量。冬瓜去皮切片，鸡蛋打碎加盐调匀，先将冬瓜煮熟，再倒入鸡蛋，一起煮成汤即可。此方具有清热祛暑、下火除湿的功效。

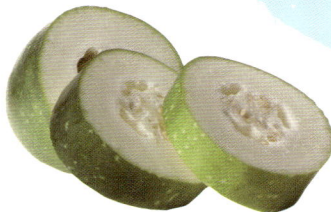

西瓜汁

西瓜适量。去皮去子，榨汁服用。此方具有清热降火的功效。

清营粥

生地15~30克，竹叶6克，金银花10克，粳米100克。将生地、竹叶、金银花洗净，同入沙锅煎汤，取汁去渣，再入洗净的粳米，同煮为稀粥。每日3次，温热服食。此方具有泻热透表的功效。

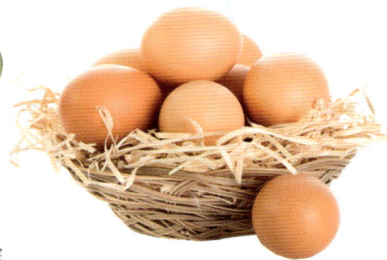

解疹粥

金银花、连翘、淡豆豉、竹叶、荆芥各10克，芦根15克，牛蒡子、甘草各6克，粳米100克。上8味药洗净煎汁，去渣，再煮洗净的粳米成粥，待粥将熟时，加入上药汁，煮10分钟即可。分2次饮用，早晚温热服。此方具有清热解表的功效，适用于温病初起、发疹等症。

猩红热很吓人，牛蒡粥来帮忙

周末，家里的小宝又缠着要我讲故事，我说："好，我给你讲个阿里巴巴与40大盗。"小宝摇头："听过了，换1个。"我说："那我讲个狼来了。"小宝不依："听过了，听过了，爷爷讲个真实的故事吧。"我说："好吧，那我就讲个诊所里的。"

有一天，诊所来了对母子，小孩长得很机灵，眼睛大大的，大概四五岁，就和你差不多大。我问："小朋友怎么啦？"小孩妈妈把孩子的衣服掀了起来，我看到孩子的身上、手上都长了不少红疹，脸上也有少许，密集均匀。小宝神情紧张，如临大敌："爷爷，这是什么病啊，听起来很可怕的样子。"我说："是猩红热。"小宝似懂非懂地说："哦。"我问那个年轻的妈妈，孩子是什么时候开始出现症状的。小孩妈妈说："3天前，我家孩子小皓开始发热，体温将近39℃了，还有一点呕吐。我们吓坏了，赶紧把他带到医院，打了针后，烧慢慢退了，可是第二天孩子开始长疹子，从脖子上一直往下蔓延，昨晚就已经长到脚上了。小皓一直说很痒，我们又不准他挠，怕感染发炎。孩子怕去医院打针，我们就想找中医试试，今早就赶紧带到您这来了。"

我看到小皓腋窝、肘窝、腹股沟处的皮疹特别密集，而且呈线状，有些开始脱屑。我

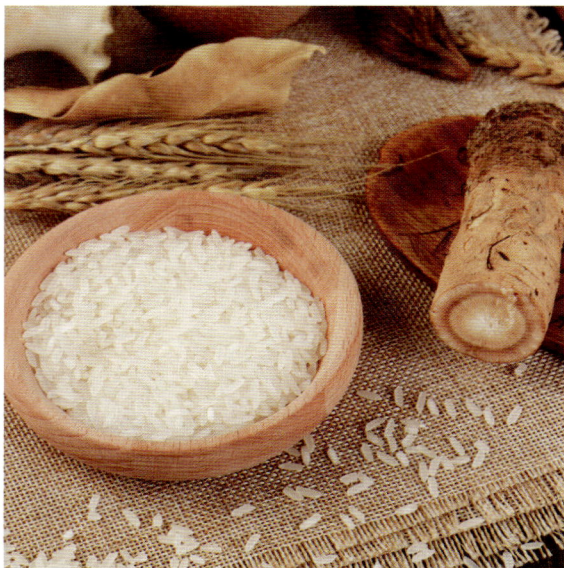

用干净的棉签轻轻按压那些红疹，按压的时候它们会消失，放开手后又会出现。根据这些症状和小皓妈妈的阐述，我判断孩子是得了猩红热。现代医学认为，猩红热是病菌感染引起的急性呼吸道传染病，引起炎症和化脓性变化，热毒素引起发热和红疹。

猩红热是感受痧毒疫疠之邪所致，痧毒疫疠之邪，乘时令不正之气，从口鼻侵入，蕴于肺胃。主要分为邪侵肺卫、毒炽气营、疹后阴伤三个阶段，跟西医的前驱期、出诊期、恢复期三阶段类似，临床特征为发热、全身弥漫性鲜红色皮疹和疹退后明显的脱屑。猩红热患者和带菌者是主要传染源，通过呼吸、咳嗽、打喷嚏、说话等方式产生飞沫通过呼吸道而传播细菌，也可以通过皮肤伤口或产道等处传播，感染后人体可以产生抗菌免疫和抗毒免疫。根据小皓的脉象和症状，他是属于"毒炽气营"也就是出疹期阶段，治疗需要清热解毒、清气凉营、透疹发疹。

小宝打断我："爷爷，你说了这么多我不懂的，为什么这个孩子会得这个病啊？"我告诉他，那个小孩是不注意饮食导致的，经常吃零食，又不爱吃饭，所以搞坏了脾胃，要引以为戒啊。

我推荐牛蒡粥给他们用于治疗，用牛蒡和粳米煮粥，一般3天即有效果。牛蒡子味辛、苦，性寒，归肺、胃经，具有疏散风热、清热解毒、透疹的功效，经常用于治疗肺热咳嗽、斑疹不透、疹出不畅及风疹瘙痒，疮疡肿毒等；粳米具有滋养脾胃、加快身体恢复的作用。

我跟小宝说："预防猩红热，要注意这几点，小孩子要避免去人流密集的地方，以免感染病菌；家里要经常开窗通风；指甲要勤剪，做到饭前便后洗手；形成良好的作息，早睡早起；养成健康的饮食习惯，少吃零食，多吃水果蔬菜、多喝水等。"

最灵老偏方：牛蒡粥

牛蒡子10克，粳米50克。将牛蒡子煎汁弃渣，加入粳米，对水适量，以常法煮成粥，食用时加适量冰糖。1天食用2次，3天为1个疗程。**此方具有疏风散热、解毒透疹的功效。**

更多食疗方

百合绿豆粥

百合10克，绿豆20克，薏苡仁30克。上物共煮成粥，放适量冰糖。适用于猩红热恢复期。此方具有清火、润肺的功效。

炒丝瓜

丝瓜250克（切丝），香油10克，生蒜6个(捣泥)，青黛2克，食盐3克。炒成菜肴，随主食食用。此方具有止渴生津、驱除邪毒的功效。

生拌白萝卜

白萝卜适量。将白萝卜切块加少许白糖，食用。此方具有清热通气的作用。

橄榄萝卜茶

橄榄7个，萝卜250克，水煎代茶饮。此方具有消肿利咽、生津解毒的功效。

马齿苋汁

鲜马齿苋30~60克，捣汁或水煎，加白糖或蜂蜜调服。用于毒炽气营型猩红热，具有解毒清营的功效。

罗汉果饮

罗汉果切成片，泡茶饮用。此方具有清肺利咽、生津止渴的作用。

清热饮

大青叶、板蓝根、土牛膝根各15克。用水煎汁，去渣取汁饮用。每日1剂。本方适用于邪侵肺卫型猩红热，具有清热解毒的功效。

绿豆薄荷汤

绿豆50克。加水适量，把绿豆煮熟后，取汤汁500毫升，加入薄荷3克，煮沸1~2分钟，经常饮服。此方具有清热解毒的功效。

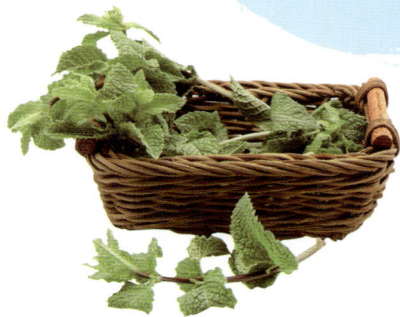

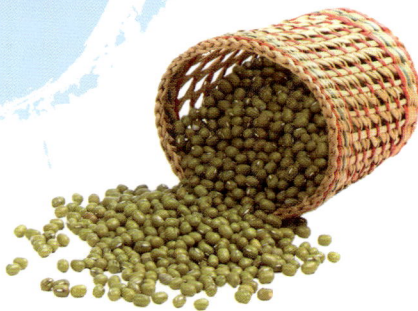

手足口病易传染，试试扁豆汤

我们去医院时，经常会听到医生对孩子说："饭前便后要洗手，早晚刷牙需牢记。"这些浅显易懂的道理大家都知道，而小孩却不知道其中的重要性，没人监督时往往会置之不理，玩饿了就用脏手拿东西吃，吃完也不刷牙。这些不良的习惯可能会导致疾病的产生，例如手足口病。手足口病是由肠道病毒引起的传染病，多发于5岁以下的儿童，表现为口痛、厌食、低热，手、足、口腔等部位出现小疱疹、小溃疡，可能会引起心肌炎、肺水肿等并发症，病情发展特别快的甚至会导致死亡。

小裕今年4岁，父母是经营废品回收站的。他经常乘着家长不注意就跑到废品堆里去玩，里面各种各样的破旧玩具对于小孩来说有着莫大的吸引力。小裕的妈妈常常觉得脏，不让他去玩，不过总有看顾不到的时候。日子久了，问题就来了。小裕的手、脚和嘴巴上开始出现水泡，水泡退去后手脚开始出现皮疹，并伴随着发热、咳嗽、全身不适。小裕的妈妈看到问题越来越严重，就带他去了医院。

医生检查后告诉她，孩子是得了手足口病，并给他开了一些抗病毒的药。吃药两天后效果不明显，孩子开始出现咽痛，恶心呕吐。小裕妈气急，和丈夫吵了起来："我就说别让孩子去回收站吧，你看出问题了吧！"她丈夫说："事已至此，吵也没用，找中医看看吧。"后来打听到我这，就把孩子带了过来。

我看到小裕的手、脚、嘴巴上都有不少皮疹，红点星罗棋布。小裕一直想用手去挠，小裕妈制止。手足口病属于"时疫"和"温病"的范畴，认为病因是外感时邪疫毒、内伤湿热蕴结、心火炽盛。"风毒湿热，随其虚处所著，搏于血气，则生疮。"根据病程的前驱期、发疹期、恢复期辨证治疗。小裕处于发疹期，治疗应该疏散风热、托毒外出、解毒透疹。

我就给他推荐了扁豆汤，这个方子要用到灯芯草、扁豆、滑石粉，一起煎汁就行了，每日1剂，分2次服用，7天为1疗程。灯芯草具有利水通淋、清心降火的功效，主治湿热黄疸、口舌生疮等；扁豆是一味补脾而不滋腻、除湿而不燥烈的健脾化湿良药；滑石粉清热解暑、祛湿敛疮，外治湿疹、湿疮、痱子。

小裕的妈妈拿到方子不停道谢，我叮嘱她，以后要多加注意，别让孩子接触不干净的东西了。手足口症发病初期会出现类似感冒的症状，发烧情况可能持续4~5日。除了四肢，有时臀部亦会出现无痛的皮疹或疱疹，通常会在7~10日内消退。预防手足口病，需要从这几个方面着手：饭前便后、外出回来要用肥皂或洗手液给小孩洗手；不要让小孩喝生水、吃生冷食物；避免让小孩接触患者；小孩使用的餐具、个人用品应充分清洗消毒；保持家庭环境卫生，室内经常通风，勤晒衣被；避免到人群密集、空气流通差的地方；出现相关症状时及时就诊。

最灵老偏方：扁豆汤

灯芯草5根，扁豆15克，滑石粉6克。用水煎服，加少许糖，每日1剂，分2次服用，7天为1个疗程。此方具有清热除烦、解毒透疹的功效。

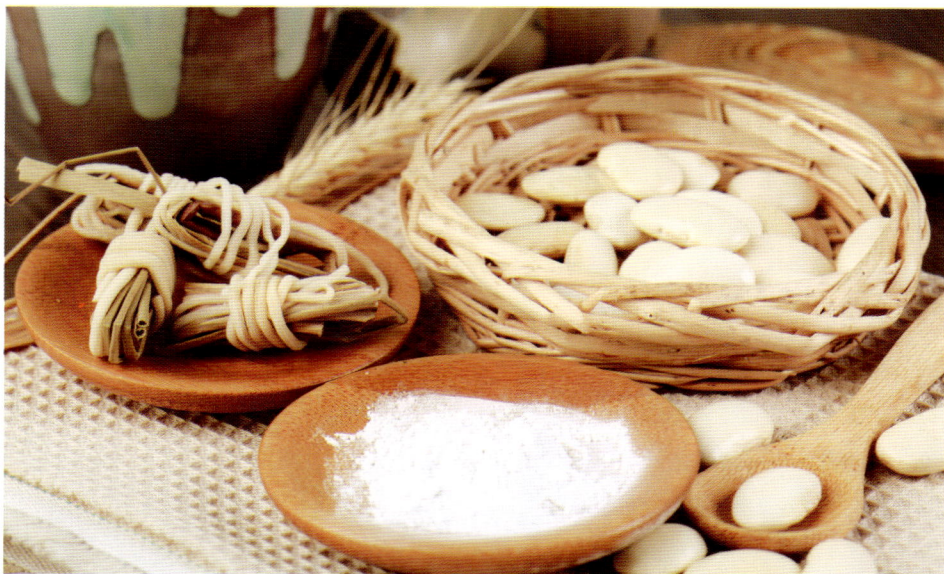

更多食疗方

石膏菊花汤

生石膏15克，菊花10克，连翘8克，竹叶8克，生地黄8克，大青叶10克，蝉衣10克，百部6克，甘草5克。每日1剂，水煎取汁，每日2次。此方具有清热下火的功效。

清热败毒汤

板蓝根12克，射干3克，山豆根3克，蝉衣3克，薏苡仁5克，紫草5克，鱼腥草10克，葛根5克，黄芩5克，甘草3克。用水煎服，每日1剂，分2次服用。此方具有除烦止渴、生津润泽的功效。

黄连干姜汤

黄连3克，干姜6克，半夏3克，甘草6克，党参6克，苍术10克，茯苓10克，藿香6克，苏叶3克。用水煎服，每日1剂，分3次服用。此方具有驱除寒气、固本培元的功效。

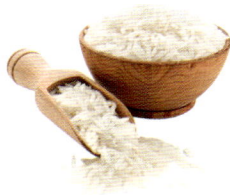

荷叶粥

鲜荷叶2张，大米50克，将荷叶切碎，煮粥吃。此粥具有清热利湿、健脾和胃的功效。

胡萝卜竹蔗汤

胡萝卜1根，白茅根15克，竹蔗1节，薏苡仁15克。将上述材料煲汤饮用。此方可以增强抵抗力。

灯芯草鸡骨草汤

灯芯草10克，蝉蜕3克，木棉花1朵，鸡骨草10克，瘦猪肉50克。将上述材料煲汤饮用。此方具有清心降火的功效。

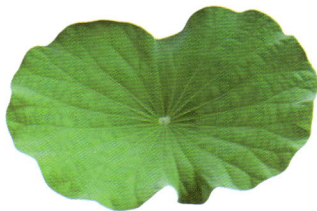

金银花甘草茶

金银花6克，大青叶6克，绵茵陈15克，薏苡仁10克，生甘草3克。将上述材料用水煎服，1日分2次服用，连续5~7天。 此方具有清热解毒、调理内脏的功效。

紫草二豆粥

紫草根、绿豆、赤小豆、粳米、甘草各适量。将上述材料煮粥口服。此方可以解毒透疹、活血凉血。

薏苡仁豆粥

生薏苡仁10克，扁豆10克，绿豆10克。将上述材料煮粥口服。 此方可以补充维生素和铁，增强免疫力。

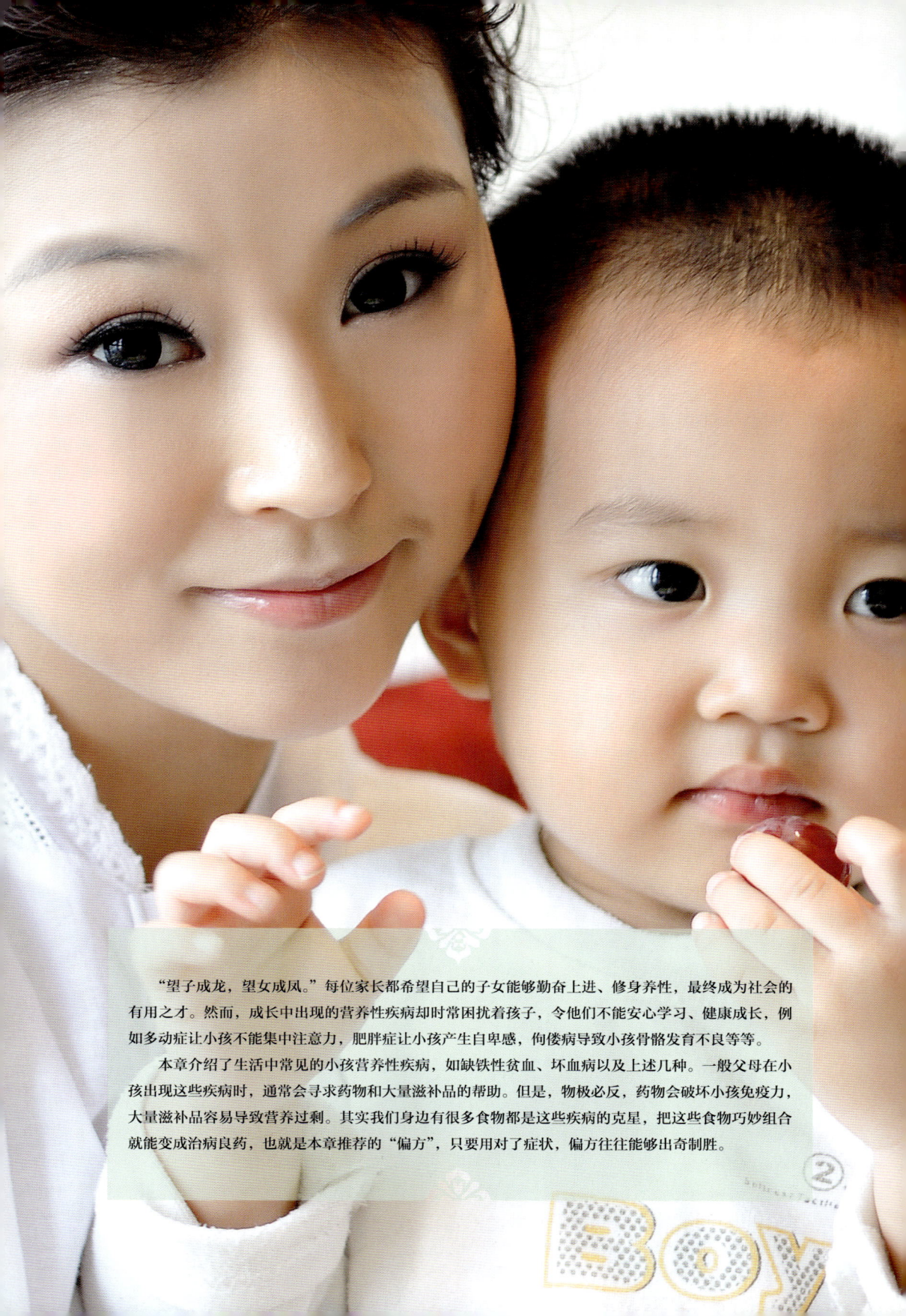

"望子成龙，望女成凤。"每位家长都希望自己的子女能够勤奋上进、修身养性，最终成为社会的有用之才。然而，成长中出现的营养性疾病却时常困扰着孩子，令他们不能安心学习、健康成长，例如多动症让小孩不能集中注意力，肥胖症让小孩产生自卑感，佝偻病导致小孩骨骼发育不良等等。

　　本章介绍了生活中常见的小孩营养性疾病，如缺铁性贫血、坏血病以及上述几种。一般父母在小孩出现这些疾病时，通常会寻求药物和大量滋补品的帮助。但是，物极必反，药物会破坏小孩免疫力，大量滋补品容易导致营养过剩。其实我们身边有很多食物都是这些疾病的克星，把这些食物巧妙组合就能变成治病良药，也就是本章推荐的"偏方"，只要用对了症状，偏方往往能够出奇制胜。

第六章
其他疾病偏方，
扫除宝贝疾病烦恼

Chapter Six

Qita jibing pianfang,
saochu baobei jibing fannao

多动症： 表现为与年龄和发育水平不相称的注意力不集中和注意时间短暂、活动过度和冲动，常伴有学习困难、品行障碍和适应不良，会明显影响患者学业、身心健康以及成年后的家庭生活和社交能力。

小儿佝偻病： 是由于婴幼儿、儿童、青少年体内维生素D不足，引起钙、磷代谢紊乱，产生的一种以骨骼病变为特征的全身、慢性、营养性疾病。主要的特征是生长着的长骨干骺端软骨板和骨组织钙化不全，维生素D不足使成熟骨钙化不全。

缺铁性贫血： 常见的病因为需铁量增加而摄铁不足、铁吸收障碍、铁丢失过多，多发于婴幼儿、青少年、孕妇等。贫血表现为乏力、头晕、易倦、亚努阿、耳鸣、脸色苍白、心率加快等。

营养不良： 通常是营养摄入不足、吸收不良或过度损耗营养导致。缺乏充足的营养素难以维护健康的身体功能，会损害健康。

小儿肥胖： 是指能量摄入长期超过消耗，导致体内脂肪蓄积过多，至体重超过同年龄、同身高正常小儿的标准。该病与遗传、环境、饮食习惯、缺乏运动有关。容易诱发高血压、脂肪肝等病，并会对小儿的心理造成很大的影响。

小儿坏血病： 坏血病是一种急性或慢性疾病，特征为出血、类骨质及牙本质形成异常。儿童主要表现为骨骼发育出现障碍、肢体肿痛、假性瘫痪、皮下出血。

按摩攒竹穴，轻松治疗多动症

通常遇到生性好动、难调教的小孩，当家长的总会嗔怪，说这孩子没准是得了多动症。这里说的多动症，是指智力正常的小孩注意力涣散，情绪不稳定任性、冲动，以及不同程度的学习困难，言语、记忆、运动控制等轻微失调的一种综合性疾病。

多动症患儿往往注意力不集中、好做小动作、做事缺乏耐心、容易出错，因而这些患儿的学习成绩一般都较差。由于他们情绪改变快，难以控制自己，所以脾气大，在学校不遵守纪律，喜欢搞恶作剧，常让家长和教师大伤脑筋。近年来有人发现，小儿多动症与饮食有一定的关系，营养缺乏会引发儿童多动症。

这类病例我也接触过不少，陈超就是其中一例，小超是粮油店陈老板的儿子。有一次我去买大米，陈老板看到我说："徐大夫，您来得正好。我家小超今年7岁了，注意力不集中，喜怒无常。学校班主任说他上课不安静，小动作不断，常在座位上扭动，还影响别的小孩，劝我带孩子去医院检查，他会不会是患上多动症了？"

中医对多动症的表现概括总结为四点：神不宁、志无恒、情无常、性急躁。小超的行为举止基本符合这四点。我叫陈老板把孩子叫出来，我给他看了一下，多动症患者神志异常的重要原因是阴阳失调，而陈超也属于这个原因，阳盛导致他燥热不安。治疗多动症，我建议使用按摩穴位的方法。宁神定志，临床上常取百会、攒竹二穴。这两个穴位都位于头部，百会穴与脑密切联系，主醒神聪脑；攒竹为足太阳膀胱经穴，主镇静安神，为安神要穴。针灸需要由专业中医师操作，日常家庭保健护理建议采用推拿按摩法，这种方法虽然见效慢，但安全可靠，按摩时以穴位有热感为度，坚持每天按摩，直至症状彻底消失。

1个月后，我再去陈店买米，陈老板连声感谢，说小超的症状好转了，虽然还是有些好动贪玩，但是能坚持到把作业写完，情绪也稳定了不少，这对他来说已很不容易了。我跟陈老板说，小孩有异常表现时要多注意，不要认为这只是孩童天性。早发现，早治疗，西医的诊断方法，配合传统中医疗法，可以获得更好的治疗效果，恢复孩子的健康。

小儿多动症作为一种大脑功能失调引起的疾病，发病受多种外界因素的影响。因此，做好护理工作，要注意以下几点：家庭气氛要平和宁静；保证充足的睡眠，早睡早起；打理好孩子的饮食，营养均衡。患多动症的儿童可多吃鱼，鱼类脂肪中含有大量不饱和脂肪酸，对脑细胞的发育有重要的作用，还可以改善脑功能，提高记忆力、判断力。另外，食用蛋黄、豆制品等，对多动症儿童也是有益的。

最灵老偏方：按摩攒竹穴

取百会、攒竹二穴。这两个穴位都位于头部，百会穴位于头顶正中心，攒竹穴位于眉毛内侧边缘凹陷处。采用推拿按摩法，按摩时以穴位有热感为度。坚持每天按摩，直至症状彻底消失。**此方具有提神醒脑、安神的功效。**

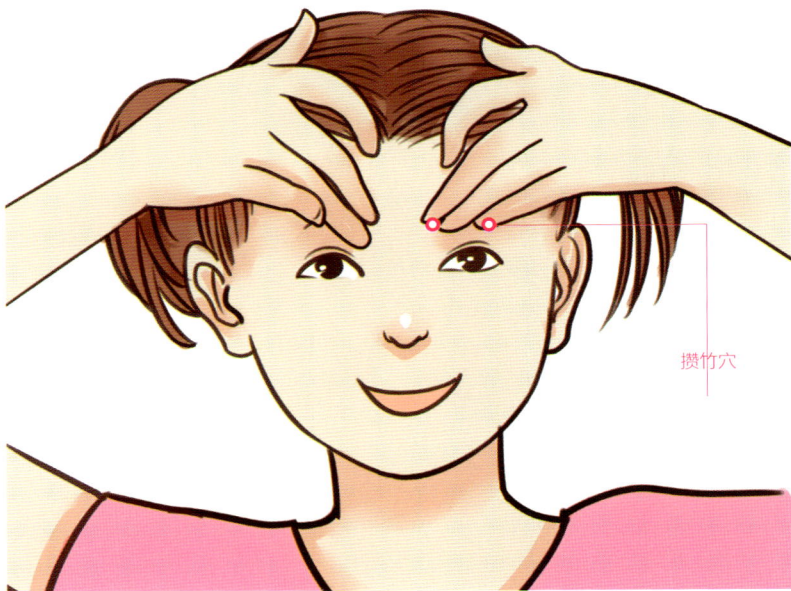

攒竹穴

更多食疗方

小麦当归汤

柏子仁10克，茯苓10克，当归15克，浮小麦20克，生龙骨10克，黄连3克，甘草1.5克。用水煎服，每日1剂，每日2次服用，先取3剂，停5~10天，继服3剂，2~3个月为1疗程。**此方具有宁静安神的功效。**

枸杞子贞子汤

女贞子15克，枸杞子12克，白芍药10克，生牡蛎12克（先煎），珍珠母10克（先煎），夜交藤12克。用水煎服，每日1剂，每日3次服用。**此方具有养肝补肾、安神的功效。**

生麦饮

红参3克，麦冬、五味子各6克。水煎代茶饮，每日1剂。**此方具有养血活血的功效。**

大豆海带粉

黑大豆、酸枣仁、茯苓、海带、金针菜、胡萝卜各等量适量，将其加工为散剂。4~6岁每次10克，每日2次；7~12岁每次15克，每日2次，3个月为1疗程。**此方具有补脾养气、安神养心的功效。**

胡萝卜苹果汁

胡萝卜1根，苹果1个。分别洗净，榨汁，每次服用20毫升，1天服完。**此方具有促消化、润肠通便、静心安神的功效。**

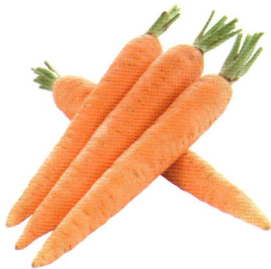

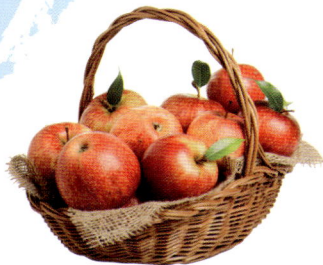

酸枣仁粥

酸枣仁300克，粳米100克。将酸枣仁加水1500毫升煎至1000毫升去渣取汁。粳米洗净后放入药液中煮粥，加少量食盐调味即可服用。**此方有镇静安神、调节神经的作用。**

佝偻病多晒太阳，**栗子核桃粥**帮你补血养肝

小芳是个年轻的妈妈，在家开淘宝店，有个儿子叫文华，今年4岁。小芳的丈夫是做生意的，长时间在外跑，无暇顾及孩子。而小芳只顾着开店，经常忽视对小孩的照顾。小孩不仅在饮食上没有得到很好的照顾，在运动、智力开发等其他方面也没有得到提高，小芳基本没时间陪孩子游戏玩耍。

日子看似平静地过去了，忽然有一天，她发现孩子夜里睡得不安稳了，多汗，还一惊一乍，动作很迟缓，走路姿势也有点不自然。一次带他去逛街，没走多远就说走不动了，然后一屁股坐在地上。晚上给他洗澡的时候发现文华的骨头好像有些变形，特别是胸肋和小腿，肌肉也很松弛。这下把小芳吓坏了，第二天赶紧带孩子去医院。诊治结果是个毫无预兆的坏消息，医生说文华已经是佝偻病初期了。给他吃了一些西药，见效并不是很大，小芳想找中医求救，问人之后就把孩子带到我这来。

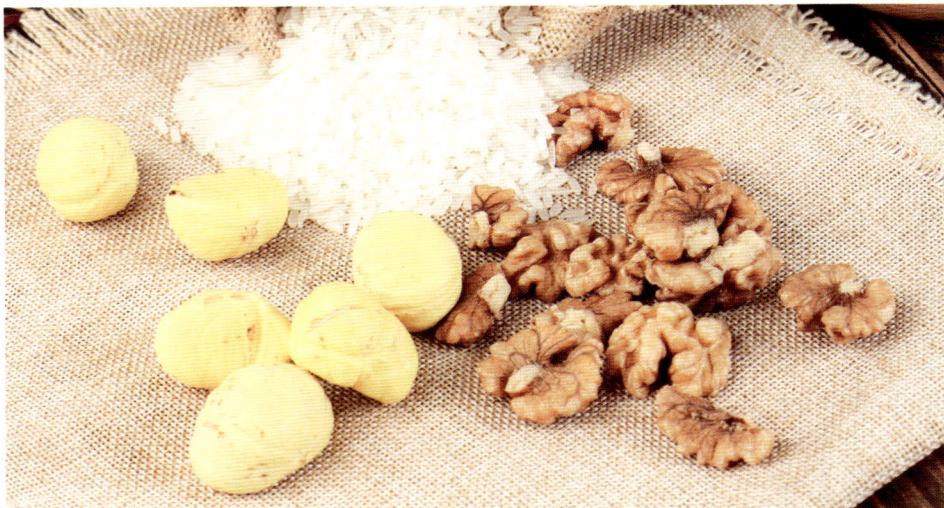

我听了她的一番叙述之后告诉她，佝偻病是因为先天秉赋不足，后天调养失宜、脾肾不足引起的身体反应。现代医学认为，佝偻病是以维生素D缺乏导致钙、磷代谢出现紊乱，骨骼钙化产生障碍而引起的身体反应。该病的主要原因是日晒少（皮肤经紫外线照射后，可使维生素D转变为人体所需的钙）、营养摄入不足、吸收障碍等。小芳听我说得严重，连忙说："医生，那该怎么治疗呢？"

我跟她说，佝偻病的病情发展比较缓慢，前期通过治疗可以痊愈并不留下后遗症。小芳听后两眼放光："真的吗？"我点了点头，随即给文华看病，发现文华肝肾亏损比较严重，气血也有些不足。文华由于跟着妈妈饮食不定，时间一长导致脾胃功能失调，导致吸收出现障碍，进而影响到肝肾，治疗应该调整生活作息，调理脾胃，并补益肝肾、气血。

我给小芳推荐了栗子核桃粥。栗子具有养胃健脾、补肾强筋的功效，对人体有很好的滋补作用，它包含各种不饱和脂肪酸和维生素，对肾虚、骨质疏松的患者有很大的帮助；核桃具有通润血脉、补气养血、滋补肝肾、健胃养脾等功效，治疗盗汗、神经衰弱、腰酸腿软、筋骨疼痛等症效果明显。

我告诉小芳，要想根治这个病，单单1个食疗方并不够。还需要多晒太阳，治疗佝偻病最简单易行的办法就是阳光浴，适量的紫外线能使得体内合成维生素D，帮助小孩体内营养物质的吸收，强健筋骨；多进行体育锻炼，促进小孩骨骼发育，增强免疫力；饮食上注意营养均衡，切勿饮食单调，多食用动物肝脏、鱼肝油等。

小芳开始花时间陪孩子玩耍，参加户外运动，并自己动手做饭，改善饮食。1年之后，小芳打电话告诉我："前几天带孩子去体检，医生说已经恢复得差不多了，感谢您的方子和建议。"

最灵老偏方：栗子核桃粥

栗子、核桃仁各50克，大米100克。将栗子、核桃切成粒，大米洗净。取煲将大米煲至开花后加入栗子、核桃仁，再煲20分钟，调味即可。每天吃2次，连续吃1个月，可经常服用。**此方具有养胃健脾、壮腰补肾、活血补气的功效，可用于辅助治疗营养缺乏性佝偻病。**

更多食疗方

黄芪猪肝汤

黄芪30克，五味子3克，猪肝50克，猪腿骨500克，将猪骨与五味子、黄芪一起加水煮沸，煮1小时，滤去骨片与药渣，将猪肝切片入汤内煮熟，加盐调味，吃肉喝汤。此方具有养肝补虚的功效。

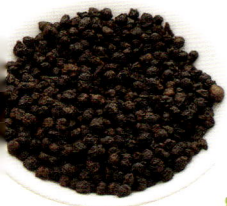

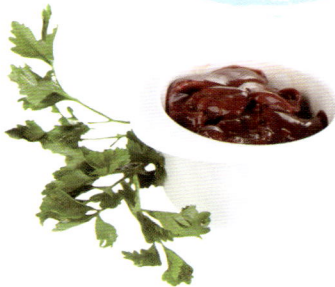

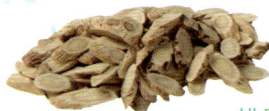

龟壳粉

龟壳1个。将龟壳用清水浸泡3天，每天换水。刮去污垢，放入沙锅内，加水用文火煮，每天煮8个小时，连煮3天，取出晒干，碾为细末。用温开水吞服，每次1克，每天2~3次。此方具有固本培元的功效。

排骨面条

猪排250克，胡萝卜25克，卷心菜50克，食盐、味精适量，面条50克，猪肝25克。将排骨洗净切块下锅。加清水适量，沸水后撇去浮沫，置小火上煮约1小时，然后取出排骨。猪肝洗净剁成泥，胡萝卜、卷心菜洗净切成米粒小丁。将胡萝卜、卷心菜丁和猪肝泥入油锅炒至呈牙黄色，加入排骨汤适量，烧开，放入面条煮熟，加食盐、味精调味。每日2次，温服。此方可以补肾养血。

盐核桃

核桃250克，粗盐250克。核桃撬开剥去外壳。粗盐放入锅内用武火炒热，然后倒入核桃肉，不断翻炒至熟，起锅后筛去盐粒，装瓶备用。每次取10~20克食用，每天1~2次。此方具有补血养血的功效。

黄芪苍术汤

黄芪、菟丝子各20克，牡蛎、苍术、麦芽、甘草各10克。水煎取药液200毫升，3个月内患者每次服用5毫升，3~18个月患者每次10毫升，18个月以上者每次15毫升，每日3次。此方具有养气补肾的功效。

缺铁性贫血需补血，菠菜猪肝汤疗效好

有一天晚上我接到一个电话，电话那头说："喂，徐伯啊，我是您外甥的同事小丁啊，上次在您外甥家，我们还见过哩。"我回想了一阵后想了起来："噢，我想起来了，你还带着女儿来，女儿好像叫丽娜是吧。"小丁说："是啊，这次打扰您也是为了这孩子呢。这两天她经常说头晕眼花，耳朵老响，我看她脸色苍白得有些吓人，又没有感冒，现在更是吵着说睡不着，急死我啦。"我说："你别急，听上去有点像贫血的症状，你先给她泡一杯枸杞子茶喝，明天带到我家来看看。"

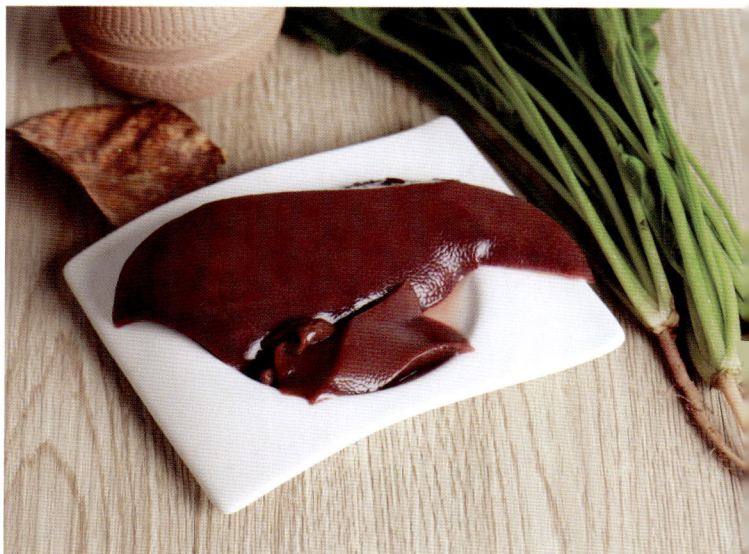

第二天小丁带着她4岁的小女儿如约而至。丽娜看起来有点憔悴，眯着眼睛，不断打着哈欠。我问起小孩的饮食，小丁说这孩子有点挑食，喜欢吃的菜就吃得多，不喜欢的菜碰也不会碰，家里做菜也时常按着她的口味来。把她送到幼儿园半年多了，这孩子一直说园里的菜不好吃。她怕饿着孩子，就经常买一些饼干、巧克力放在书包里。我笑着说，这可能就是病因所在了。我看丽娜脉比较细弱，舌苔比较薄腻，正是脾气虚弱的表现。我又问小丁有没有留意孩子的排便，小丁说："孩子排便不稳定，最近经常拉稀。"我接着看了孩子的指甲和手掌，然后判断说："孩子是气血不足，也就是现在常说的缺铁性贫血。"小丁很是惊讶："不会吧，现在的孩子营养这么好，还会贫血？"

我告诉她，虽然现在的生活水平很高，但是这种疾病还是很常见，多数是由于小孩挑食、偏食等不良的饮食习惯导致的。该病常见的症状为头晕目眩、乏力易倦、心悸眼花、耳鸣、食欲下降、恶心、便秘、面色苍白或萎黄等。该症有两种类型，一种是脾气虚弱型，一种是气血两虚型。丽娜属于第一种，饮食不当和经常吃零食导致气血不足，脾胃损伤，治疗需要补血养血、补脾养虚，并养成健康的饮食习惯，戒掉吃零食的坏习惯。我推荐她给丽娜多吃菠菜猪肝汤，用菠菜和猪肝煮汤，每天1次，7天就可见效。

菠菜富含铁，铁是人体的造血原料之一，经常吃菠菜的人面色红润，光彩照人，菠菜还具有帮助消化、润肠通便、促进人体发育的功效；猪肝，性温，味苦，归肺经，具有补肝明目、补脾养虚、活血养血的功效，常用于治疗血虚萎黄、目赤、水肿、缺铁性贫血等。

我还跟小丁说，治疗缺铁性贫血的关键是补铁和补充维生素C，含维生素C的新鲜水果汁有利于促进孩子对铁的吸收，相辅相成。另外家长们要引导孩子形成健康的饮食习惯，不挑食、偏食，饮食多样化；养成良好的生活作息，早睡早起；多参加户外运动，多晒太阳等。

最灵老偏方：菠菜猪肝汤

鲜菠菜 200 克，猪肝 100 克，油 15 毫升，盐少许。将菠菜洗净，切碎；猪肝切成小薄片，用油、盐拌匀，备用；锅中加清水 500 毫升，煮沸后加入菠菜及猪肝，煮至猪肝熟即可。喝汤，食菠菜及猪肝，每日 1 剂，1 次食完，可长期食用。**此方具有健脾补虚、滋补肝肾、补血养血的功效。**

更多食疗方

阿胶蒸鸡蛋

阿胶6克，捣成细末，将1枚鸡蛋打碎后，同阿胶末置小碗内，加黄酒、红糖适量，搅拌。加水少许，隔水蒸成蛋糊，每日服1次。**此方具有养血补血的作用。**

黄芪党参汤

黄芪10克，党参、熟地、酸枣仁、白术、茯苓各7克，当归、陈皮、白芍药各6克，炙甘草、川芎、远志各5克。用水煎服，每日1剂，分3次服用。**此方具有补气养神的功效。**

桑葚糯米粥

鲜桑葚1000克，糯米500克。鲜桑葚洗净捣汁（或以干品300克煎汁去渣），再将药汁与糯米共同烧煮，做成糯米干饭，待冷，加酒曲适量，拌匀，发酵成为酒酿。此方适用于肝肾亏虚导致的便秘、耳鸣等症，补血效果显著，并能补中益气。

黑枣桂圆糖水

黑枣20克，桂圆肉10克，红糖25克。将黑枣、桂圆肉洗净，放火锅中；加清水500毫升，再加红糖调匀煮熟或隔水炖40分钟即可。趁热饮糖水，食枣及桂圆肉。每日1剂，1次食完，可长期食用。**此方具有补血养血的功效。**

当归红枣排骨

排骨200克、枸杞子适量、红枣20克、当归4片。将排骨洗净血水放入沙锅，加入枸杞子、红枣、当归，也可放点葱、姜片，大火烧开，再小火炖至排骨酥烂，放盐、鸡精调味即可。以上几种食材配在一起炖煮，具有滋阴润燥、补血美颜的作用。

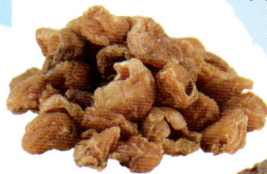

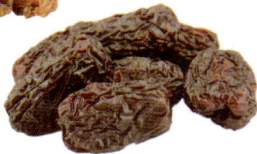

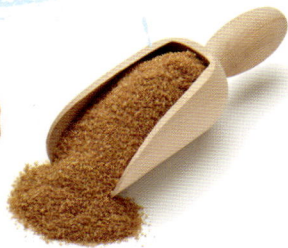

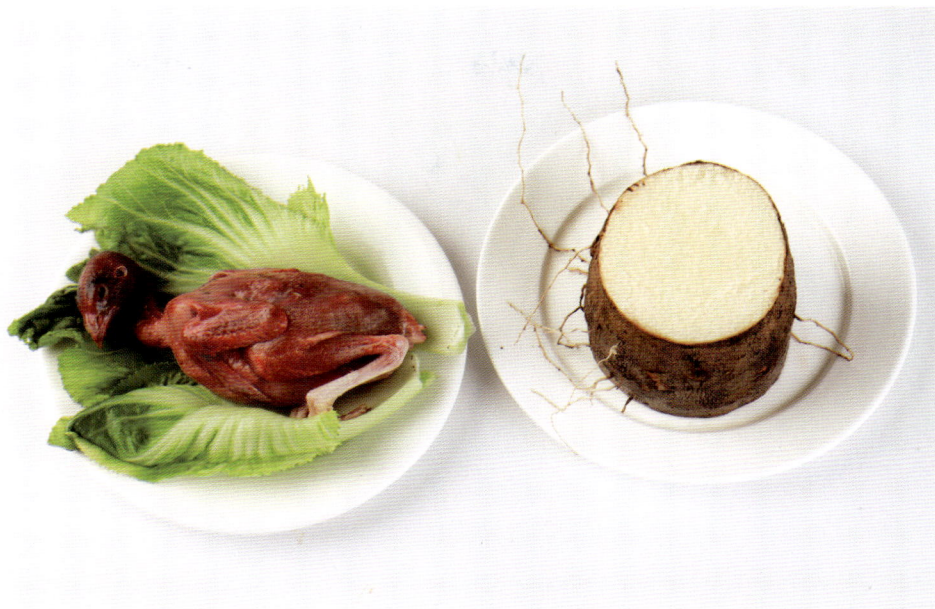

营养不良可以治，怀山鹌鹑粥来帮忙

　　有一次我去散步，路上碰到邻居牛大爷和他的孙子小权，小权看上去很瘦弱，好像刮大风就会被吹走的那种。牛大爷看到我之后招呼小权喊我，我看到他正大口大口地吃着棉花糖，有点不情愿地嘟囔了一句："徐爷爷好。"我摸了摸小权的头，跟牛大爷说："零食还是少吃为好啊。"牛大爷无奈地说："这孩子的爸妈常年在外，把他交给了我们。我老伴很疼他，对他言听计从，养成了他任性的性格，饭不爱吃，零食却不断口，嘴巴总是吃个不停。前一阵子他爸妈回来，看到他这么瘦弱，就带他去医院检查，结果医生说他营养不良。他爸爸当时就很生气，还指责我们说，每个月寄那么多钱回家，你们不多买点东西给他吃，这下好了，还营养不良了。我们是有口难辩啊。"我问牛大爷有没有给他吃药。牛大爷说："有，补钙补血的药吃了不少，还试了蛔虫药，不过效果不大。"又问我说："你有啥好方子没？"

　　营养不良通常是由于营养摄入不足、吸收不良或过度损耗营养导致，缺乏充足的营养素难以维护健康的身体功能，会损害健康。该症表现为消瘦型和水肿型

255

两种，消瘦型的常见症状为矮小、消瘦、头发干燥、体弱乏力、萎靡不振；水肿型表现为全身水肿、皮肤干燥萎缩、无食欲、腹泻等。

该病的常见类型有积滞伤脾、脾虚气弱、气血两虚三种。不同的患病时期有不同的治疗方法。病初气虚未甚，积滞内停，应以消导为主，兼顾正气；病之中期，应权衡虚实轻重，标本主次，或先补后攻，或先攻后补，或攻补兼施；后期纯虚无实，则应以补益为主，但不宜大补。

我一边问起孩子的排便情况，一边给他把脉。牛大爷说小权经常拉稀，而且排便还不稳定。根据他的脉象来看，脉细无力，舌苔薄腻，是脾虚气弱的表现。主要是由于饮食不调导致伤及脾胃，消化不良引起积滞，使得食欲下降，久而久之造成营养不良，治疗需要补脾养虚，健胃消食。牛大爷听我说得头头是道，就问我方子。我给他推荐了怀山药鹌鹑粥，把怀山药和鹌鹑一起煮粥，连服7次就有效果，常吃更佳。怀山药味甘，性平，归脾、肺、肾经，具有补脾养胃、生津益肺、补虚养气的功效，常用于治疗脾虚食少、久泻不止等症；鹌鹑性平，味甘，药用价值高，被称为"动物人参"，《本草纲目》说鹌鹑："肉能补五脏，益中续气，实筋骨，耐寒暑，消结热。"

我还对牛大爷说，这个方子只能起到辅助治疗的作用，要想改变营养不良这种情况，还得要孩子养成健康的生活习惯，不然只能治标不治本。首先要把孩子爱吃零食的坏习惯给戒了，同时要做到：饮食注意多样化，忌挑食偏食，多食用容易消化的食物，多吃蔬菜、水果；形成良好的作息，早睡早起；积极参加户外运动，运动有助于健胃消食，增加食欲和免疫力；定期健康检测，发现孩子出现问题时，及早加以矫治。

最灵老偏方：怀山药鹌鹑粥

怀山药 10 克，鹌鹑 1 只，粳米 50 克。将鹌鹑煮熟后与粳米和怀山药一同煮粥即可。隔天服用 1 次，7 天为 1 个疗程，可经常服。**此方具有补脾养胃、补虚养气的功效。**

更多食疗方

人参白术汤

人参5克，白术10克，山楂9克，神曲6克。用水煎服，每日1剂，分2次服用。**此方具有滋补元气、补脾益胃的功效。**

神曲白术汤

神曲6克，白术8克，麦芽9克，茯苓10克。用水煎服，每日1剂，分3次服用。**此方具有补脾益胃、燥湿和中的功效，常用于治疗脾胃气弱、不思饮食。**

麦片粥

麦片100克，黄油10克，牛奶300毫升，砂糖15克。将其一同入锅煮粥即可。**此方具有固气养气、强身健体的功效。**

陈皮牛肉粥

陈皮适量，粳米100克，牛肉200克。将其一同煮粥即可。**此方可以促进消化、健脾养胃、补气养血。**

红枣炖排骨

排骨350克，红枣50克，绿豆50克，调料适量。将排骨斩件汆水，红枣洗净，姜切片，绿豆洗净待用。洗净锅，放入清水和以上材料，大火烧开后转中火煲40分钟即可。**此方可以调养脾胃、改善营养不良的症状。**

北芪炖鲈鱼

鲈鱼500克，北芪50克。将鲈鱼宰杀，清理内脏，切片。把鱼肉与北芪同放在碗内，加适量水，隔水炖熟。**此方可以健脾生肌，适用于消化不良导致营养摄入不足。**

杏仁瘦肉汤

用清水4碗，瘦肉连同菊花、杏仁、桑叶、姜一起放进煲内，煮2小时，加入盐、味精调味即成。**此方可以调理脾胃，改善营养不良。**

水果泥

香蕉1根，苹果60克，火龙果100克。水果洗净去皮，切成小块，放入搅拌机搅拌成泥，即可食用。**此方具有增加食欲、促进消化的功效。**

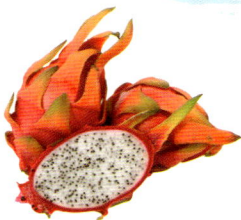

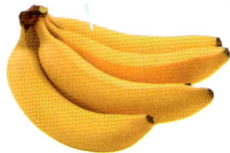

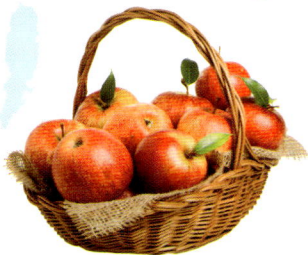

更多食疗方

山楂冰糖水

取生山楂10克、冰糖6克，煎水，常饮。本方可以开胃消食、降低血脂。

海带话梅水

海带50克、话梅8个，加清水400毫升，煮开待温，分次饮用。此方具有促进消化、温脾健胃的功效。

玉米白菜干汤

鲜玉米100~150克，白菜干50克，新鲜猪骨100克。三者洗净，共放沙锅内加适量清水，煲汤饮用。此方具有热量低、营养高的特点，可以帮助减肥。

黄豆海带汤

鲜黄豆50克，海带30克，新鲜猪骨100克。三者洗净后，同放沙锅内，先用中火，再用文火煮汤，调味后饮用。本方具有促进消化、改善便秘、排毒养颜的功效。

荷叶薏苡仁煎

荷叶1张，薏苡仁20克，用水煎服。每日3~4次。服用此方后可以在人体肠壁形成脂肪隔离膜，有效阻止脂肪的吸收。

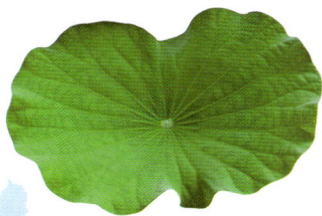

清炒豌豆苗

选新鲜豌豆苗150克，洗净后加适量味料及植物油，放铁锅内，用中火炒熟食用。此方具有营养价值高、热量低的特点，有助于减肥。

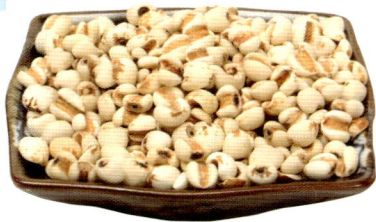

三色糯米饭

红豆、薏苡仁、糯米、冬瓜子、黄瓜适量。将红豆及薏苡仁用清水洗净，放进锅内蒸20分钟。将糯米及冬瓜子洗净加适量水至锅内一起蒸熟。起锅后撒上黄瓜丁即可食用。此方可减缓肠道对脂肪的吸收，降低血脂血压。

凉拌海带

海带250克，胡萝卜1根，黄瓜1根，调料适量。将切好的海带放入沸水中煮5分钟捞出，放入碗内，加入胡萝卜和黄瓜，调味即可食用。此方具有排毒的效果。

多喝**枸杞猪肝汤**，赶跑小儿坏血病

相传，葡萄牙人达·伽马开辟欧亚新航线，从印度返回途中竟有100人患坏血病死去，而我国的郑和带着数万人下西洋却没有因为坏血病而大量死人。其中的关键并不是明朝的医术，而是因为维生素C。原来郑和远航前带了不少豆子，在船上泡发豆芽吃，及时补充了维生素C，再加上当时的船员大多喜欢喝绿茶，绿茶中的维生素也足够满足了人体所需。

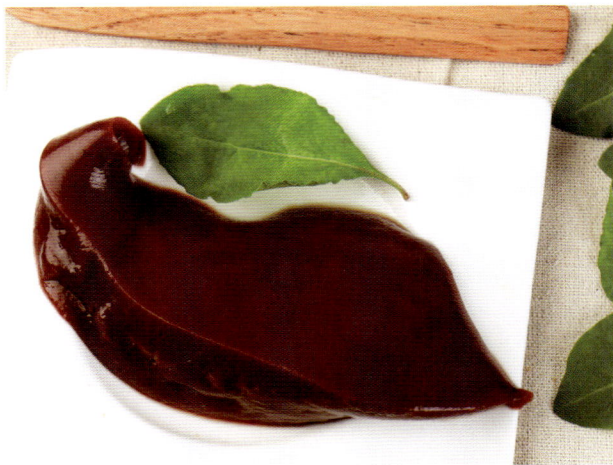

这么看来，人体所需的维生素C似乎很容易达到，坏血病与我们普通人好像很遥远。实际情况并非如此。很多情况会导致坏血病，前一阵子我就接触了这么个病例。小刚是个刚满1岁的小孩，普通小孩8个月的时候就已经添加辅食了，小刚却还是奶粉喂养。小刚的妈妈赵小姐是个比较注重身材的女士，所以没有采用母乳喂养。她觉得，自己喂养的奶粉都是外国进口的，应该没什么问题。可是问题偏偏来了，小刚先是出现厌食，紧接着牙龈开始肿胀出血，脸色渐渐苍白，手脚发肿，皮肤上还出现了一些瘀点。赵小姐慌了，带到医院检查后，医生告诉他小孩是得了坏血病，可以通过静脉注射，补充维生素C。治疗了一段时间，小刚有所好转。赵小姐觉得孩子太小，就想着再找中医来调理一下比较稳妥。由于她的丈夫之前在我这看过病，所以就把孩子带到了我的诊所。

中医认为，坏血病是由于饮食不当导致气血亏损、脾胃失调，进而产生一系列相关的症状，特征为出血、类骨质及牙本质形成异常。儿童主要表现为骨骼发育出现障碍、肢体肿痛、假性瘫痪、皮下出血等。

小刚一副很疲倦的样子，我问赵小姐孩子的饮食起居情况。得知小刚一直是奶粉喂养而没有添加其他辅食时，我就意识到问题所在。人工喂养容易使得小孩缺乏维生素C，人乳中的维生素C基本可以满足婴儿的需要，而奶粉或牛奶中的维生素C的含量远不如人乳，且经过储存、稀释、加工、消毒灭菌等处理之后，维生素C更是消耗殆尽。另外，消化、吸收障碍和消化不良也会导致维生素C的吸收不足。小刚由于长时间奶粉喂养而未添加相应的辅食，饮食单调，缺乏营养导致气血不足、肝肾亏损。治疗需要补血养血、补肝养肾，并同时补充维生素，中西结合治疗。我给赵小姐推荐了枸杞子猪肝汤，把枸杞子和猪肝一起煮汤，每天吃1次，服用2周后就可见效。枸杞子，味甘，性平，归肝、肾、肺经，具有养肝滋肾、润肺明目、益精养血的功效，常用于治疗肝肾亏虚、目视不清等症，《本草经疏》说它润而滋补，兼能退热，而专于补肾、润肺、生津、益气；猪肝具有补肝养血的功效，且含有大量的维生素。

我还跟赵小姐说，预防坏血病，还要注意这几点：帮助孩子形成良好的生活作息，早睡早起；饮食注意多样化，每天应该保证足够的蔬菜、水果摄入量；合理烹调，不宜过度煮沸，破坏食物的营养；多参加户外运动，增强抵抗力。

1个月后，赵小姐告诉我，孩子的情况已经好了很多，肿胀消退了，牙龈也不出血了。我问她有没有给孩子添加辅食，她说有，粥汤变换着给他吃，果汁也经常喝。我劝诫她说："不能等孩子出现问题才引起重视，照顾孩子万分马虎不得。"

最灵老偏方：枸杞猪肝汤

新鲜枸杞叶 100 克，猪肝 250 克。先将锅烧热，用食用油滑锅，入猪油，加猪肝，煸炒至色泽发白，再加入开水，煮沸，放入枸杞叶，调味即可出锅。1 天 1 次，半个月为 1 个疗程。**此方具有补肾益精、养肝活血的功效。**

更多食疗方

凉拌番茄

番茄适量，将番茄洗净切块，拌入白糖即可。**此方可以补充人体所需的维生素C，有助于防治坏血病。**

萝卜豆腐汤

萝卜250克，豆腐2块，豆油9克，葱、胡椒粉、芫荽各适量，放锅内稍煮服食，常服。**此方可以补充维生素，具有健胃消食、增强免疫力的功效。**

炒柿子椒

柿子椒250克，洗净，用手掰成小块，下锅用油炒至外皮稍皱时加入盐、白糖适量和少许水，翻炒数下即可，常食。**此方具有增进食欲、帮助消化的功效。**

天麻炖鸽子

乳鸽1只、天麻5克、火腿10克、香葱3棵、生姜1小块、高汤3大匙、料酒1小匙、食盐1小匙、味精适量。将鸽子宰杀洗净，放入沸水中焯过。火腿和姜切片。葱洗净打结。把鸽子、火腿、天麻、高汤、料酒、葱结、姜同放入碗内，放入蒸锅蒸2小时，取出，拣去葱、姜，加入盐、味精调味即成。**本方可以补血养气、熄风止痉，可用于治疗坏血病。**

苹果泥

苹果1只，温水适量。苹果去皮，置于食物调理器上磨成苹果泥，将磨好的苹果泥放在滤网上用勺子轻压出汁。挤出的苹果汁加入适量温水调匀即可装入杯中饮用。**此方可以补充人体所需的维生素，可用于治疗坏血病。**

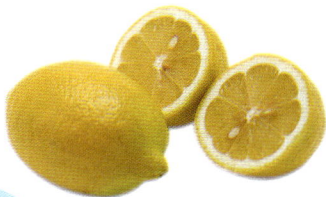

柠檬汁

将柠檬洗净，横切成2毫米厚的片，去种子后直接放入杯中沏凉开水，加入适量冰糖即可饮用。**此方可以补充人体所需的维生素，有助于治疗坏血病。**

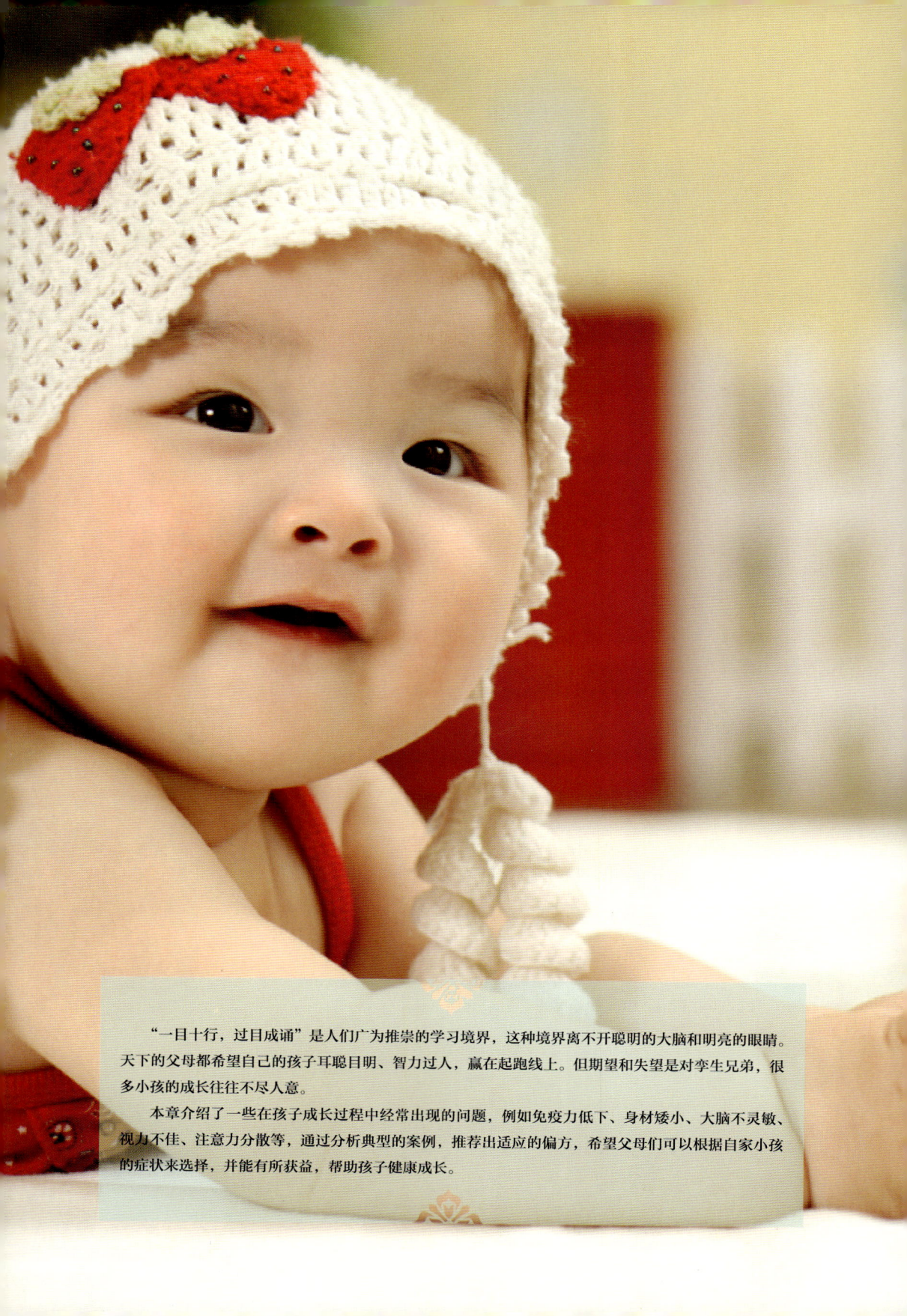

"一目十行，过目成诵"是人们广为推崇的学习境界，这种境界离不开聪明的大脑和明亮的眼睛。天下的父母都希望自己的孩子耳聪目明、智力过人，赢在起跑线上。但期望和失望是对孪生兄弟，很多小孩的成长往往不尽人意。

　　本章介绍了一些在孩子成长过程中经常出现的问题，例如免疫力低下、身材矮小、大脑不灵敏、视力不佳、注意力分散等，通过分析典型的案例，推荐出适应的偏方，希望父母们可以根据自家小孩的症状来选择，并能有所获益，帮助孩子健康成长。

第七章

健康成长偏方，
精心呵护宝贝成长

Chapter Seven

Jiankang chengzhang pianfang,
jingxin hehu baobei chengzhang

聪明健脑：大脑的发育会受到遗传、环境、教育与疾病等因素影响。给孩子创造良好的生活环境，锻炼孩子的思维能力，接受良好的教育，提供充足的营养，可以帮助小孩的大脑健康地发育起来。

明目护眼：中医认为，明目的方法，应该以调补肝肾为主，疏风清热为辅。合理的饮食可以滋肝补血，固肾精；多食蔬菜可以补充人体所需的维生素A，对于明目护眼来说大有裨益。

强健脾胃：对于肠胃发育尚未完善的小孩来说，不良的饮食习惯很容易伤及脾胃，导致腹胀、腹泻、便秘等问题出现。要预防这些情况出现，一方面要合理控制饮食，养成良好的饮食习惯；另一方面可以通过一些食疗方健脾养胃。

健骨增高：身高跟先天和后天两大因素有关。先天跟遗传有关，后天主要和运动、营养和睡眠有关。养成良好的生活习惯，膳食均衡，多参加拉伸、跳跃的运动等有助于增高健骨。

增强记忆：记忆是人脑对经历过的事物的识记、保持、再现或再认，是进行思维、想象等高级心理活动的基础。可以通过增强营养、保证睡眠、加强锻炼、科学用脑、保持乐观情绪来提高记忆力。

提高专注力：专注力又称为注意力，是指一个人专心于某一事物或活动时的心理状态。受多方面因素的影响。可以通过训练来提高，另外充足的睡眠、自我放松、减压也有助于专注力的提高。

提高免疫力：免疫力是人体自身的防御机制，是生物进化过程的产物。免疫力低下表现为体质虚弱、营养不良、精神萎靡。增强免疫力的办法是劳逸结合、戒烟戒酒、补充营养。

吃豆腐蛋黄泥，不再做笨小孩

最近邓女士为家里的"笨小孩"伤神不已。她的儿子小智刚上小学，据老师反映，小智上课时经常发呆，集中不了注意力。别的孩子已经学会了的东西他要多教两遍才会，老师担忧他的学习，委婉地劝邓女士带孩子去医院看看。

邓女士把小智带到医院，进行系统全面的检查，检测的结果表明，孩子的智力和大脑都是正常的。邓女士心里悬着的巨石这才落了下来，然后跟医生说了孩子的状况。医生说，孩子聪明与否通常和父母的遗传以及后天的调理有关，也取决于大脑神经突触的多少和交联复杂程度。

复杂的理论，听得邓女士一头雾水，医生给小智开了一些补钙补锌的药片，并叮嘱邓女士多注意饮食调养。邓女士没从西医那找到答案，有人建议她试试中医，经过朋友引荐，就把孩子带到我的诊所。

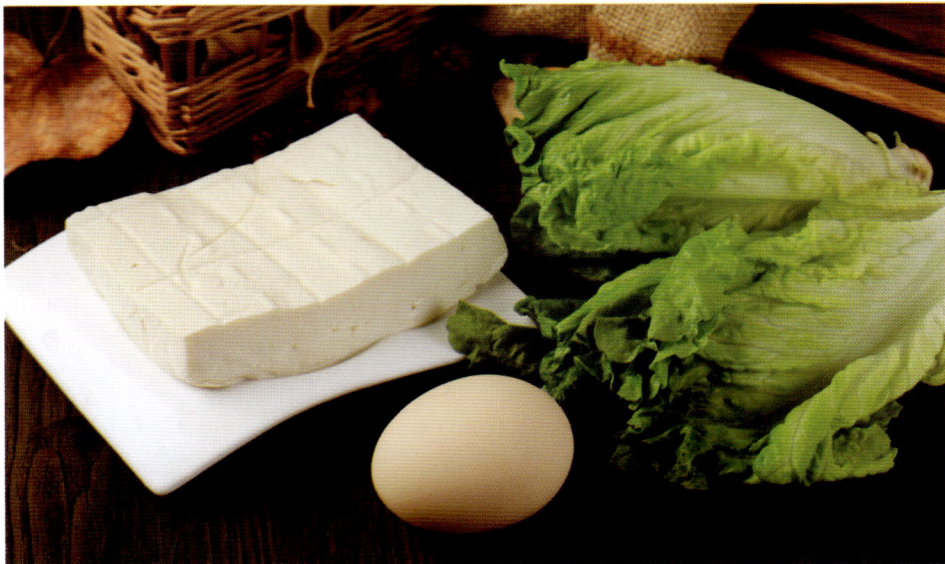

中医认为，"脑为元神之府"，人的视、听、闻、记等都是脑的运用，健脑主要有几个途径：积精健脑，"肾主精，精生髓，肾精满盈则髓海充实"；运动健脑，手脑相连，经常运动有助于开发大脑；颐神养脑，心境平静则脏腑气血功能协调；食疗补脑，以补肝肾、益精血、活血脉为主。

我发现小智的脉搏比较无力，舌苔发白。脉搏无力是由于气虚无力推运血行，舌苔少白表明气血不足。我问邓女士孩子平时吃的是什么，邓女士说："我和丈夫平时比较忙，都是给钱，孩子自己去吃的。"我说："这就难怪了，孩子可能会不吃正餐，而把钱用在零食上，以后要多监督孩子的饮食，通过补虚养气、补血活血来达到健脑的效果。"我就给她推荐了一个食疗方，就是豆腐蛋黄泥，要用到鸡蛋黄、豆腐和青菜，经常服用，可提神健脑。我还叮嘱她，要多给孩子吃一些补血补气的食物，如动物的肝脏、鱼、黑木耳、黑芝麻、红枣、豆类、瓜果蔬菜等。邓女士说好，并让我把方子的做法写给她。

蛋黄性温、味甘，具有滋阴、补气养虚、宁心安神的功效；豆腐具有补脾益胃、润燥补虚的作用；青菜含有丰富的纤维素，经常食用可以强身健体，精神焕发。

此外，大脑的发育还会受到许多其他因素的影响，如遗传、环境、教育与疾病等，为此，家长要为孩子创造良好的生活环境，给予丰富的环境刺激；锻炼孩子的思维能力；良好的教育、充足的营养，有助于帮助小孩大脑健康地发育起来；形成良好的生活作息，早睡早起；保持愉悦的心情，加强体育锻炼等。

最灵老偏方：豆腐蛋黄泥

嫩豆腐 50 克、鸡蛋 1 只（只需蛋黄）、嫩菜叶 2~3 片。鸡蛋加水熟透，把豆腐放入滚水中煮开，捞起沥干水备用，将洗净的青菜叶放入滚水中煮至变软，捞起沥干水备用。取出蛋黄，用勺子将蛋黄压成细泥状，豆腐用勺子压成碎块，菜叶切成细丁，混合在一起，拌匀即成。每天服用 1 次，1 个月为 1 个疗程，可经常服用。**此方适合8 个月以上的宝宝食用。具有补脾养胃、补虚养气的功效。**

给兰兰把了脉，并看了她的眼皮、舌苔，发现她有些肝血不足。我跟小魏说，中医学上认为"肝开窍于目""肝肾同源"，眼睛辨物分明、视物清晰、灵活有神有赖于肝血肾精的滋养，如果精血虚不能上养于目，就会造成双目干涩，视物不清；肝火上延也会导致目赤肿痛，眼生翳膜等症状。因此，合理的饮食可以滋养肝，补血，固肾精，对于明目保健大有裨益。明目的方法，应该以调补肝肾为主，以疏风清热为辅。兰兰因为不喜欢吃蔬菜，所以容易缺乏维生素，缺乏维生素导致眼睛容易疲劳、干涩，长时间玩电子产品，对眼睛的伤害是很大的。

小魏焦急地问："那就没有解救的办法了吗？我不想孩子跟我一样戴眼镜啊，对生活影响太大了，没了眼镜跟瞎子似的。"我说，办法是有，不过你们做父母的不能这样纵容孩子了，应该多点监督、关怀。小孩的眼睛处于发育阶段，比成人的要脆弱得多。小魏连忙答应："以后一定多抽时间关心孩子。"

我就给他推荐了枸杞子菊花饮，用法很简单，把枸杞子和菊花一起泡茶就行了，每天喝1次，常喝对明目护目有明显效果。枸杞子性平，味甘，具有滋补肝肾、益精明目、润肺的功效，富含多种人体必需的营养物质，有明目之功，俗称"明眼子"，历代医家治疗肝血不足、肾阴亏虚引起的视物昏花和夜盲症时，常常使用枸杞子；菊花，味甘苦，微寒，具有散风热、平肝明目的功效，常用于治疗目赤肿痛，对眼睛疲劳有很大的缓解作用。

小魏听后大喜，说晚上回去就给她泡。我叮嘱兰兰说，保护眼睛很重要，得了近视很麻烦，而且戴眼镜的女孩子不可爱哟。要注意用眼的时间和用眼的姿势，用眼一段时间就闭目休息一会儿，坐姿要端正，不能躺着看电视；使用眼睛一段时间后就看看远处，多看绿色植物；做好眼保健操；保证充足的睡眠，让眼睛得到充分的休息；多吃蔬菜水果，补充眼睛所需的维生素；积极参加体育运动，让眼睛得到充分放松。兰兰一听近视会影响外表，赶紧点头说记住了。

最灵老偏方：枸杞子菊花饮

枸杞子 10 克，菊花 8 朵。用沸水冲服。每天服用 1 剂，1 个月为 1 个疗程，可长期饮用。此方具有补肾益脑、清凉明目的功效，经常服用可以有效改善视力，减轻辐射对眼睛的伤害。

更多食疗方

黑豆核桃粉：黑豆、核桃仁各500克。把黑豆炒熟，放冷后磨成粉。核桃炒微焦去衣，放冷后捣成泥。取两种食品各1匙，冲入煮沸后的牛奶中，加蜂蜜调味。此方可以增强眼内肌力，缓解眼睛干涩、疲劳。

夏枯草黑豆汤

夏枯草30克，黑豆50克，冰糖适量。夏枯草浸泡、洗净，用纱布或煲汤袋装好。黑豆浸软、洗净，两者一起放进瓦煲内，加入清水，用武火煲沸后改文火煲约30~40分钟，调入适量冰糖便可。此方具有明目、清肝火、降血压的作用。

枸杞子叶蛋汤：枸杞子菜叶150克，鸡蛋2个。将枸杞子菜叶洗净切碎，加水煮沸，快熟时放2个鸡蛋，蛋凝后放入调料即可。此方具有明目的功效，常喝有助于视力恢复。

白菊花茶

白菊花6克。用开水浸泡10分钟后服用。此方具有清肝明目的作用，适用于肝火风热引起的眼睛发胀、目赤肿痛。

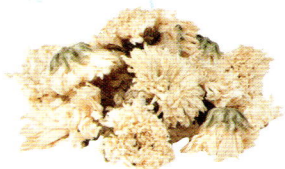

羊肝胡萝卜汤：羊肝50克，胡萝卜100克。羊肝切片，胡萝卜切块，放入锅中，加入清水煮熟，调味即可。此方补肝明目，可防止视力减退，可治疗夜盲症。

猪肝菠菜汤：猪肝100克，菠菜150克，调料适量。把猪肝切成小薄片，菠菜切成长段。锅洗净后加入高汤烧开后把肝、菠菜倒入，加少许盐、味精，待汤烧沸即可食用。此方可养肝明目、健脾补气。

胡萝卜牛奶羹：胡萝卜半根，木瓜半个，牛奶500克，白糖少许。胡萝卜、木瓜块先蒸熟，然后用豆浆机打成浆，与牛奶混合，加少许白糖即可食用。此方可以补脾养胃、明目养肝。

脾胃强健身体好，多喝陈皮红枣姜茶

俗话说"病从口入"，疾病多是由于饮食不当带来的。特别是对于肠胃发育尚未完善的小孩来说，不良的饮食习惯很容易伤及脾胃，导致腹胀、腹泻、便秘等问题出现。这些问题可大可小，出现的时候会让孩子和家长痛苦不堪。我们要预防这些情况出现，一方面要合理控制饮食，养成良好的饮食习惯；另一方面，药补不如食补，通过一些食疗方，强健脾胃，从而减少疾病发生的可能性。

在运动界，如果一个运动员身体的哪个部位容易受伤，就会被人戏称"玻璃"；如果那些肠胃虚弱的人也用这种方式来比喻，那么小颖就是典型的"玻璃肚"。

小颖是我的邻居小孩，今年7岁，是肠胃虚弱的典型代表，平时稍微吃点油腻食物就可能导致腹泻不止。有一次，她外婆带

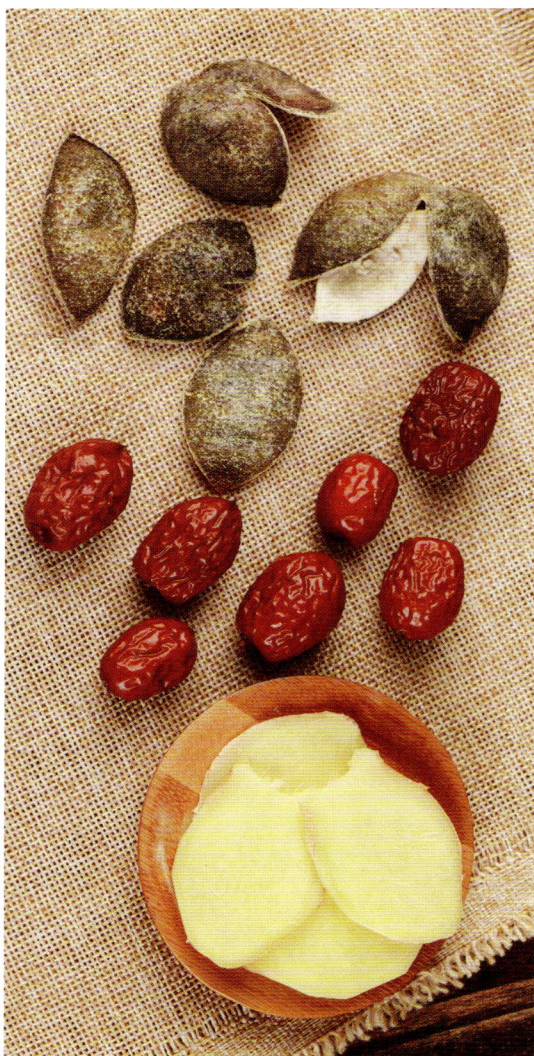

她去逛街，小孩子贪吃，非得要外婆给她买街边的油炸鸡腿，说不买给她吃就不走。老人家无奈，只得买给她吃。当晚，小颖就拉起了肚子，一个晚上拉了好多次，最后拉不出什么，还出现了轻微的呕吐，只是说肚胀，然后又哭了起来。小颖他爸李峰第二天一大早就给她老师打了个电话，请了一天假，然后把她带到我家来。

脾胃虚弱是中医名词，多是因为因饮食失调、过食生冷油腻、劳倦过度、或久病或忧思伤脾等所致。分为：脾胃气虚、脾阳虚、胃阴虚几种类型。脾胃气虚症状主要是气短乏力、头晕、胃胀、胃痛、呃逆，食少，饭后胀满，大便溏泻，面色萎黄；脾阳虚主要表现在胃腹冷痛，食生冷油腻就会腹痛腹泻，大便稀；胃阴虚主要表现在虚火上炎、口干、容易饥饿，胃酸、隐痛不适、口舌生疮等。

通过询问小颖的排便情况和望闻问切，我判断小颖属于脾阳虚型，脾胃对油腻生冷食品的消化能力不足，引起腹胀、腹泻，治疗需要从排气、通胀入手。于是我给李峰推荐了陈皮红枣姜茶，做法简单，煎汁饮用，每天喝，1周就可见效。陈皮，性温，味苦，入脾经、胃经，陈皮具有理气健脾、和中健胃、行气除胀的功效，适用于治疗胸腹胀满、消化不良、恶心呕吐以及脾虚导致的饮食减少等症；红枣有补中益气、养血安神的功效，可辅助治疗脾胃湿寒导致的腹泻；姜具有镇吐、活血驱寒、增加食欲、促消化的功效。三者都是强健脾胃的良品。

李峰听后就要回家给孩子做这个茶，我跟他说如果孩子不思饮食，可以给她煮一些白粥，也是清理肠胃的好方法。强健脾胃可从这几方面入手：饮食是关键，三餐应定时、定量、不暴饮暴食、以素食为主、荤素搭配，要常吃瓜果蔬菜，满足机体需求和保持大便通畅；少吃刺激性和难于消化的食物，如油炸、油腻、生冷、酸辣、干硬等食物；保持良好的情绪有助于保养脾胃；适当运动能增强人体的胃肠蠕动，加快消化。

最灵老偏方：陈皮红枣姜茶

陈皮 20 克，生姜片 10 克，红枣 5 个。将以上材料放入锅中，大火煮开后转小火煮 25 分钟即可。每天 1 剂，7 天为 1 个疗程，可经常饮用。**此方具有理气健脾、和中暖胃、驱寒活血的功效。**

更多食疗方

茯苓莲豆粥

白茯苓10克，陈皮10克，甘草5克，莲子20克，扁豆30克，粳米30克。先将白茯苓和陈皮、甘草熬水，去渣后再加入泡发好的莲子、扁豆，和粳米一起熬粥，以莲子和扁豆软烂为度。**此方具有健脾益胃、行气利水的功效。**

健脾粥

红枣6个，薏苡仁30克，怀山药一段，粳米50克。薏苡仁、大米洗净，薏苡仁用水提前泡2小时以上，大米提前泡半小时。怀山药去皮洗净切成粒，泡在盐水里，防止变色。将薏苡仁放入锅里小火煮半小时，加入大米和红枣，煮到米烂时加入怀山药煮10分钟即可。**此方具有补脾养气的功效。**

菠菜粥

菠菜100克，粳米30克。菠菜择净清洗，切碎备用。先煮粳米，将熟时放入菠菜，煮沸即可。**此方具有和中通便的疗效，适用于辅助治疗消化不良。**

莲子薏苡仁粥

空心莲子15克，薏苡仁15克，芡实15克，粳米20克。将原料淘洗干净，放入清水中浸泡1小时，最后熬煮成粥。**此方具有健脾利水的功效，有助于食欲不振、排便异常的患者调理脾胃。**

补脾八宝粥

大米50克，桂圆5个，红枣7个，黑豆和红豆各20克，薏苡仁、莲子、芡实、茯苓、核桃各10克。在锅中放入一半的水，加入红豆、黑豆、芡实煮开，半小时后倒入大米，焖煮半小时后再倒入莲子、红枣同煮，煮至稠烂即可。**此方具有补脾固本的功效。**

姜枣小米粥

鲜姜10克，红枣4个，小米30克。先把鲜姜切片，和红枣一起加水适量，共煮约15分钟后捞出鲜姜，将红枣剥皮去核，再加入小米煮约30分钟即可。**此方具有调和脾胃的作用，适用于脾胃不和、容易腹泻、呕吐的患者。**

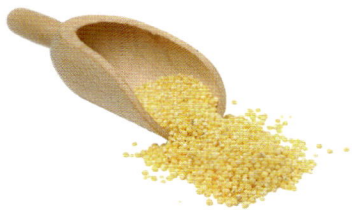

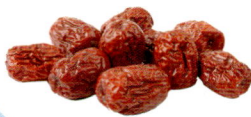

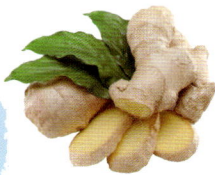

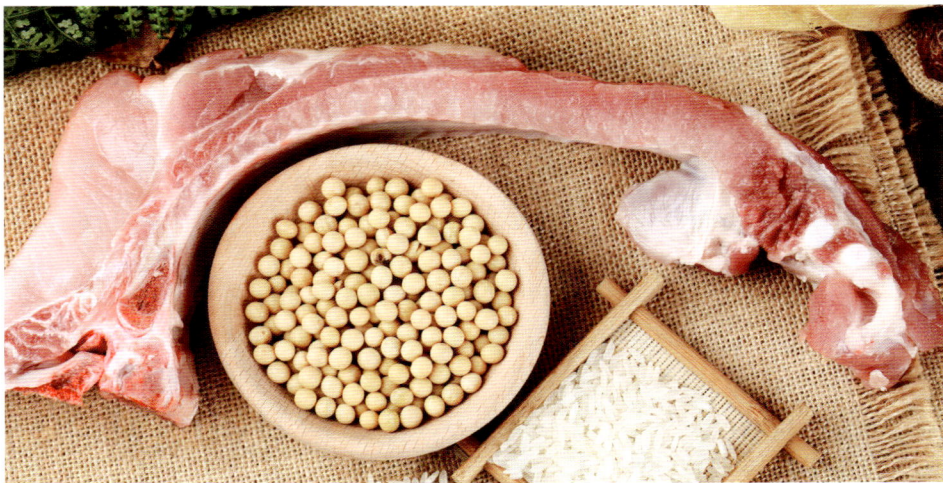

健骨增高有良方，补肾**黄豆猪骨粥**

老黄有两个儿子，前后都结了婚，生了孩子。奇怪的是，大孙子小健比小孙子小康早1年出生，却长得比小康矮小。有一次老黄和我说起这个问题，我听后也比较好奇，就叫他有空把长得娇小的大孙子带我这来看看。老黄正求之不得呢，就满口答应，跟我约好，下个周末就带过来。

几天后老黄带着他的大孙子小健应约而来。小健今年4岁多，看起来却比他这个年龄阶段的孩子要矮一些，表情呆呆的，来到我家之后就静静地坐在椅子上。一般小孩去到陌生的地方都会哭闹着要回家，或者好奇地四处乱跑，这个孩子却显得很文静。我就问起老黄小健平时的生活习惯。老黄说，这个孩子和他弟弟有些不同，他弟弟小康像个孙悟空，哪里都坐不住，东奔西跑的，小健却很安静，没人跟他玩就自己一个人静静地呆着。我问还有没有其他，比如吃饭睡觉什么的。老黄说："小康胃口比较好，吃饭要多一点，小健吃得不多。晚上睡觉的时候，小康可能玩了一天累了，不一会儿就呼呼大睡了。小健却精神很好，吵着要我给他讲故事，经常闹到11点也不睡。"

我笑了笑说："问题应该就出在这了。吃得少，睡得又不香，身体自然长得慢了。"通过诊治，我发现小健脉象虚弱无力，苔色淡白，是气血不足、脾胃虚弱的表现。老黄就向我索要方子，我跟他说，食物调养只是一个辅助作用，要想

275

根本改变还得靠生活调养。一般来说，身高和先天、后天有关，先天的因素是遗传，小健妈妈那边，有没有矮小的遗传因素呢？老黄说："没有，据我了解，他外公家的人都不矮。"我点了点头，后天的因素主要和运动、营养和睡眠有关。像他的弟弟小康，这三个方面都比他要好，所以理所当然会"后来者居上"，长得比他快了。做哥哥的要想"赶上"弟弟，就必需从这三方面着手，通过强筋健骨达到增高的效果。

我就推荐了黄豆猪骨粥，用猪骨和黄豆一起煲粥，经常服用，可以促进骨骼和脏器的生长。黄豆，性平，入脾、大肠经，具有健脾益气宽中的功效，营养丰富，有"植物肉"的美称，黄豆富含的钙和铁，很容易被人体吸收，对骨质疏松的老人和生长发育的小孩很有帮助；猪骨性温，入脾、胃经，能壮腰膝，益力气，补虚弱，强筋骨，可以补充人体必需的骨胶原物质，增强骨髓的造血功能，促进骨骼的生长发育。

老黄问我："喝这个粥就够了吗？"我说不够，要引导孩子形成良好的生活习惯，保证孩子有充足的睡眠；牛奶、蛋白质高的肉类、瓜果蔬菜这些不可少，营养均衡很重要，吃饭不可以挑食，大人要起到引导、监督的作用；平常多晒太阳，积极参加户外运动，特别是需要跳跃的运动，有助于筋骨的拉伸。

1年之后我去老黄家做客，发现小健和小康在一起玩，这时看他俩已经差不多高了。老黄跟我说："多亏老徐你的方子和建议啊，我每次散步都带上他，途中可以见到很多奇妙的事物，他慢慢就喜欢上散步了，接触的人多了，人也变开朗了，后来也不挑食了，果然就长起来了。"

最灵老偏方：黄豆猪骨粥

猪骨 500 克，黄豆 100 克，大米 150 克。将猪排骨洗净切块，黄豆冷水浸泡后放入沙锅煮沸，放入排骨再煮沸，加入大米煮成粥即可。可隔天炖煮，3 个月为 1 个疗程，坚持服用。**此方具有补肾长骨的作用。**

更多食疗方

海参木耳排骨汤

水发海参300克，黑木耳50克，排骨500克，配料适当。将浸泡后的木耳放入沸水中煮5分钟。排骨放入沸水中煮5分钟，捞起。海参放入沸水中，与葱、姜、酒一起煮沸5分钟。先将排骨、姜、黑木耳煲2小时，再加入人参煲1小时，调味即可。此汤具有补气强身、健骨的功效，适用于发育不良的患者。

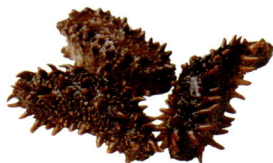

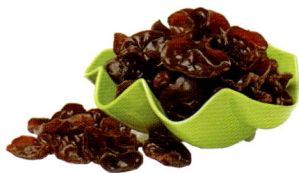

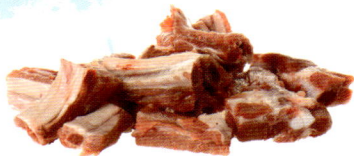

土豆烧牛肉

牛肉250克，土豆400克，葱段、姜片、水淀粉等调料各适量。将牛肉切成块，用沸水烫后放入煮锅内，加适量清水、葱段、姜片、料酒，煮沸后改微火焖烂，捞出。土豆切块，油炸至淡黄色时捞出。将酱料煮沸后，投入土豆和牛肉块，煮熟即可。此方有助于增长肌肉、补血补钙。

芝麻椒盐虾

鲜虾仁200克，鸡蛋2个，芝麻20克，调料适量。芝麻炒香，花椒炒焦。将鸡蛋倒入大碗中搅匀，加入粉芡、盐、味精和少量水共调成糊，随之放入虾仁，拌匀。锅放油烧至五成热时放入虾仁糊，炸成柿黄色时起锅，在虾仁上撒上芝麻、椒盐即可。此方具补肾之功，有助于促进生长发育。

羊骨红枣糯米粥

羊胫骨1~2根，红枣20个，糯米150克。将飞水后的羊骨放入锅中，加入清水，放入红枣、糯米，煮成粥，加少许糖即可。此方具有补脾养血、益气补肾的功效。

莲子怀山药炖排骨

莲子50克，怀山药、黑豆、葛根各30克，排骨150克，味料可选择花椒、生姜、桂皮等，炖汤做菜食用。此方可以补脾养肾、健骨。

常吃莲子枣仁粥，提高小孩记忆力

　　"妈妈，妈妈，我的小熊铅笔盒放哪啦？妈妈，我的变形金刚威震天哪里去啦？"这类问题陶小姐一天要被儿子问十几遍，刚开始她以为各个孩子都是这样健忘，就没去在意。偶尔和朋友谈起，发现人家的孩子不会这样，或者没这么严重，她开始慌了，以为自己的孩子智商有问题，就赶紧带去医院检查。

　　医生告诉她，孩子的大脑和智力都正常。陶小姐顿时舒了口气，接着问医生："那为什么他的记性这么差呢？"医生跟她说，记忆代表着一个人对过去活动、感受、经验的印象累积。记忆力是识记、保持、再认识和重现客观事物所反映的内容和经验的能力。一般来说，记忆力减退的主要原因有不良情绪、失眠、疾病、年龄、用脑过度、依赖、压力、不良嗜好等，就开了一些补钙铁锌的药给她儿子。她给孩子吃了药之后发现孩子依旧健忘，一个朋友就叫她试试中医，于是推荐到我这儿来了。

　　陶女士的儿子小刚今年5岁，他的脸色看起来有些发黄，反应有些慢，问题要问他两遍才能回答。我问陶小姐孩子会不会经常感觉疲惫，她说："是啊，有时候带他去坐车，不一会儿就睡着了。"我问他的睡眠和饮食情况如何。陶小姐说："有时孩子会半夜哭醒，我问他怎么了，他说怕怕，可能是噩梦，有时一晚要被吓醒几次，饮食还算正常，就是吃的东西不多，排便也比较不稳定。"我就给他把脉，脉象比较弦滑，舌苔比较白厚，结合她的描述，我判断他是由于脾胃虚弱、肾气不足引起的记忆力低下，治疗需要滋补脾胃，补肝益肾。

　　中医上认为，记忆力等脑力活动主要和肾脾有关，肾主骨，骨生髓，脑为髓海，补脑需补肾，而脑为先天之本，脾为后天之本，补脑的同时还得兼顾脾。我给小刚开了个滋补肝肾、健脾养胃的方子。方子叫莲子枣仁粥，把莲子、炒酸枣仁、红枣、粳米一起煮粥常吃，半个月能有好的效果。莲子入心、脾、肾经，可益肾安神，养心补脾，常用于治疗多梦、失眠、健忘；炒酸枣仁具有养心补肝、

278

宁心安神的功效；红枣具有滋阴补阳、养肝明目、补血安神的功效，常用于治疗脾胃气血、失眠多梦。

我还对陶小姐说，日常生活中的一些常见食物，可以益智健脑，增强记忆力，如蛋黄、黄豆、瘦肉、牛奶、鱼、动物内脏及胡萝卜、谷类等。另外，兴趣是最好的老师，孩子在兴趣的指引下，会逐渐增加对记忆的积极性，对有兴趣的东西往往会表现出很强的记忆力。所以，家长要有意识地激发孩子的记忆兴趣。常见的防止记忆力减退方法还有：多听优雅音乐，背诵经典，身心运用，奇思怪想，运动健身等。

最灵老偏方：莲子枣仁粥

莲子 12 克, 炒酸枣仁 8 克, 红枣 5 枚, 粳米 50 克, 放一起煮粥食用即可。每天 1 次, 半个月为 1 个疗程, 可经常食用。此方具有清热补脑、强心安神的功效。

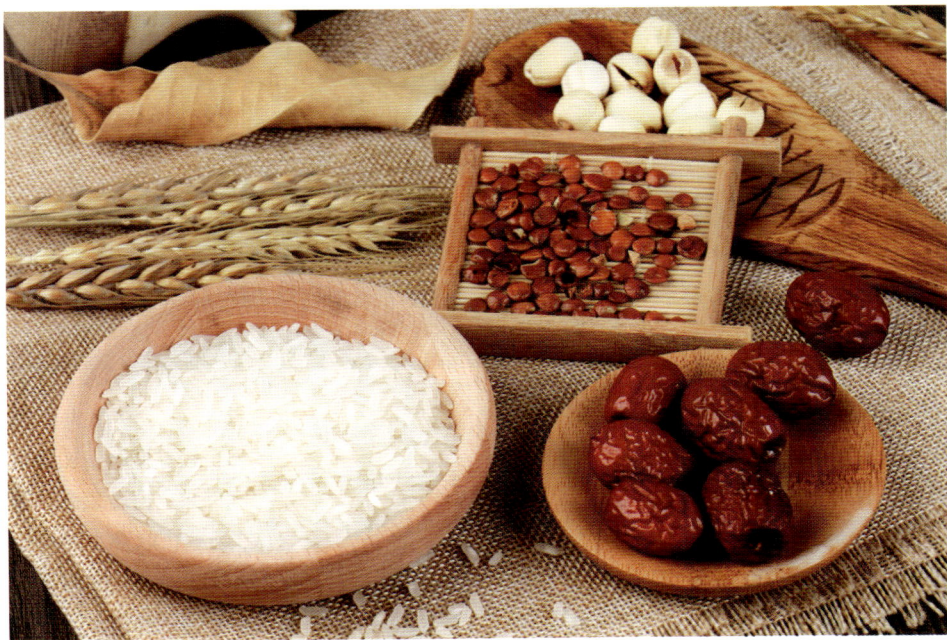

　　小吴说她平常吃得不多，有点挑食，排便不稳定，有时正常，有时频繁，有时又过少；运动也不多，除了学校的体育课基本就没有运动了，放学回来爱看动画片。小燕的话很少，来了大半天除了喊我之外就没怎么说话了。她的脉象比较沉细，是气血亏虚的表现，气血亏虚也就是西医所说的免疫力低下，会导致疾病频生，吸收不良，发育迟缓。

　　免疫力是指机体抵抗外来侵袭、维护体内环境稳定性的能力。空气中充满了各种各样的微生物，细菌、病毒、支原体、衣原体、真菌等。人体免疫力不足时，就像一只破了壳的鸡蛋，上述的"苍蝇"都会来叮。中医认为，气血亏虚可以通过益气补虚、健脾补肾来治疗。结合小吴所说的症状，我给小燕开了个方子，叫黄芪双菇汤。做法简单，用黄芪和蘑菇煮汤就可以了，经常食用，可增强体质。黄芪味甘，性微温，归肝、脾、肺、肾经，有益气固表、补中益气、利水消肿的功效，常用于治疗脾胃虚弱，食欲不振，食少便溏，肢倦无力等症状；蘑菇，性凉，味甘，入肝、胃经，有益气开胃、排毒通便、提高机体免疫力的功效。

　　我还叮嘱小吴，提高免疫力要注意几点：营养的均衡，饮食多样化，多吃蔬菜水果，忌偏食挑食；多喝水，多运动，多休息；保持心情乐观，培养多种兴趣爱好，乐观的心情对身心健康很有帮助，广泛的爱好能让人修身养性、受益无穷。

　　小吴点头说："早想让她形成这些习惯了，内人总是干扰我管教孩子，过分宠爱才导致孩子今天这种现象。这个方子我回去就做给她吃，太谢谢您了，徐伯。"

最灵老偏方：黄芪双菇汤

　　黄芪 10 克，鲜蘑菇 25 克，水发香菇 25 克。先将黄芪煎约 50 毫升备用。将两种菇切碎，在油锅中略炸一下，加入黄芪及鲜汤煮熟，加调料即成。可佐餐，经常食用。**此方具有补中益气、健脾养胃的功效。**

更多老偏方

转拇指

经常转动拇指，让拇指做360°旋转。此方具有灵活大脑、增强机能的作用。

橙子

橙子2个，榨汁食用。此方可以补充人体所需的维生素C，增强人体的免疫力。

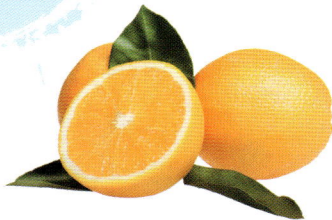

黑芝麻粥

黑米30克，黑芝麻10克，紫菜20克。煮粥食用。此方具有滋肝补肾、益精补血的功效。

香菇汤

水发香菇100克，鲜蘑菇100克，食盐、黄酒、味精、酱油、白糖、植物油、生姜末、鲜汤各适量。先将香菇、鲜蘑菇洗净，切成薄片。在锅里加入植物油，烧热后放入生姜末煸香，加入香菇、蘑菇煸几下，加入黄酒、酱油、白糖继续煸炒入味，然后加鲜汤烧开，放入味精、食盐，勾芡即成。此方可以提高人体免疫力、延缓衰老。

银耳罗汉果煲鸡汤

银耳40克，鸡1只，罗汉果4个，南杏少许，胡萝卜200克，姜2片，盐适量。将银耳洗净，用清水浸透。鸡杀好去毛，去内脏，焯水后用清水冲洗干净。胡萝卜去皮，切厚块。加适量清水入汤煲开后，放入鸡、罗汉果、南杏、银耳、胡萝卜及姜，煲开后，改用慢火继续煲约3小时左右，加入调味料调味即可饮用。此方可以补充各种维生素，增强体质。

虾皮炒白菜

小白菜100克，虾皮25克，葱花若干。将小白菜洗干净，切成小段，飞水。锅里倒入油，把葱花爆香后放入小白菜翻炒，2分钟后把洗净的虾皮放进去炒几下即可食用。此方可以改善胃肠道功能、提高免疫力。

索引 Suoyin
宝贝病名按笔画速查

索引

附录 I Fulu

"当代华佗"徐树平老中医的从医之路

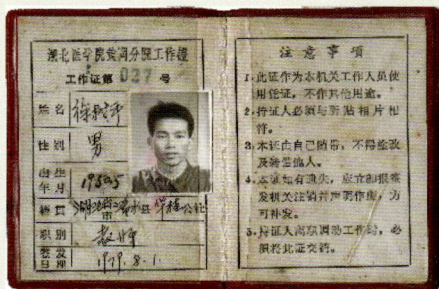

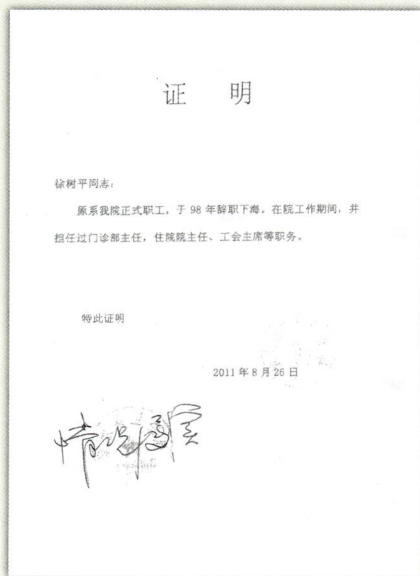

▲ 20世纪70年代末，徐老在湖北医学院黄冈分院担任讲师。

▶ 徐老在湖北省浠水县中医院从医18年，积累了丰富的临床经验。

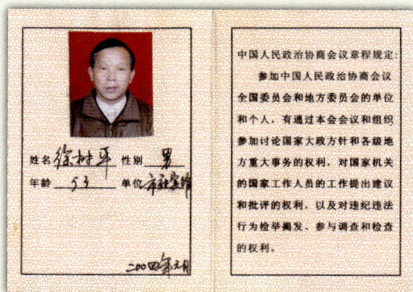

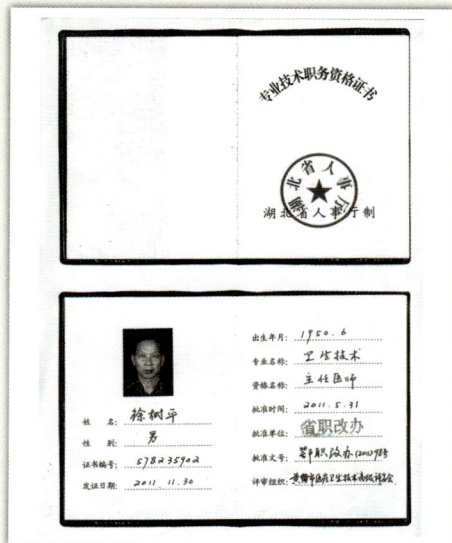

▲ 因医术精湛，救人无数，徐老被选为全国政协委员。

◀ 2011年，徐老被评为主任医师。

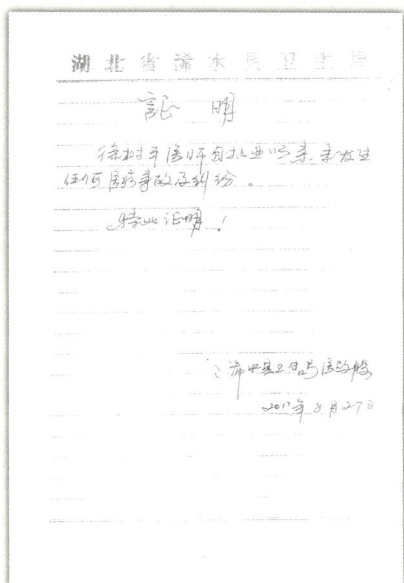

▲ 徐老从未发生医疗事故和纠纷，足见
其医术高超。

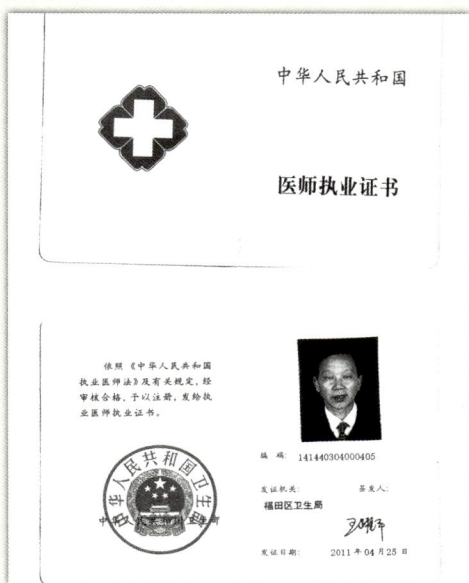

▲ 2011年至今，徐老在深圳和顺堂医馆
坐诊，无数患者受益。

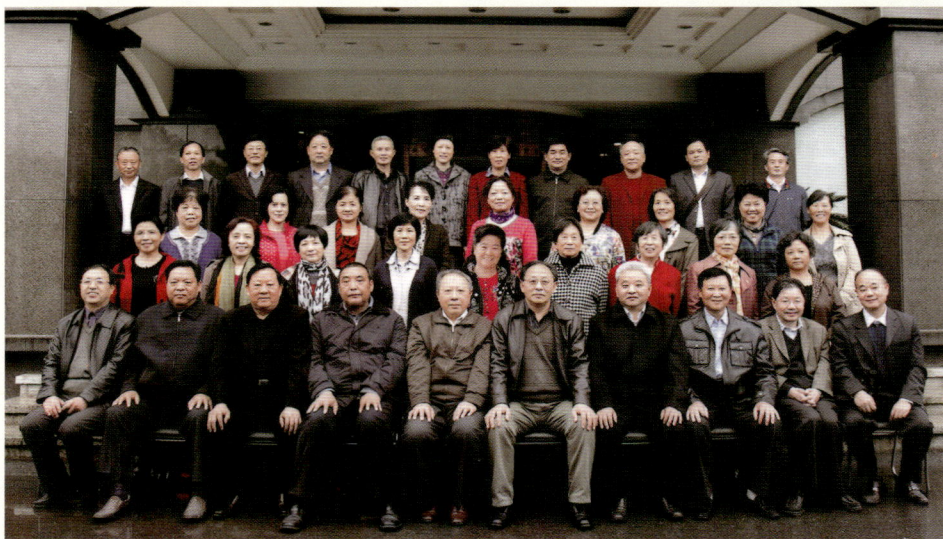

▲ 40年后，湖北中医学院73级的同学们重新相聚在校园，曾经懵懂少年，如今均为杏林高人（徐老
为后排左起第2人）。

附录 II Fulu

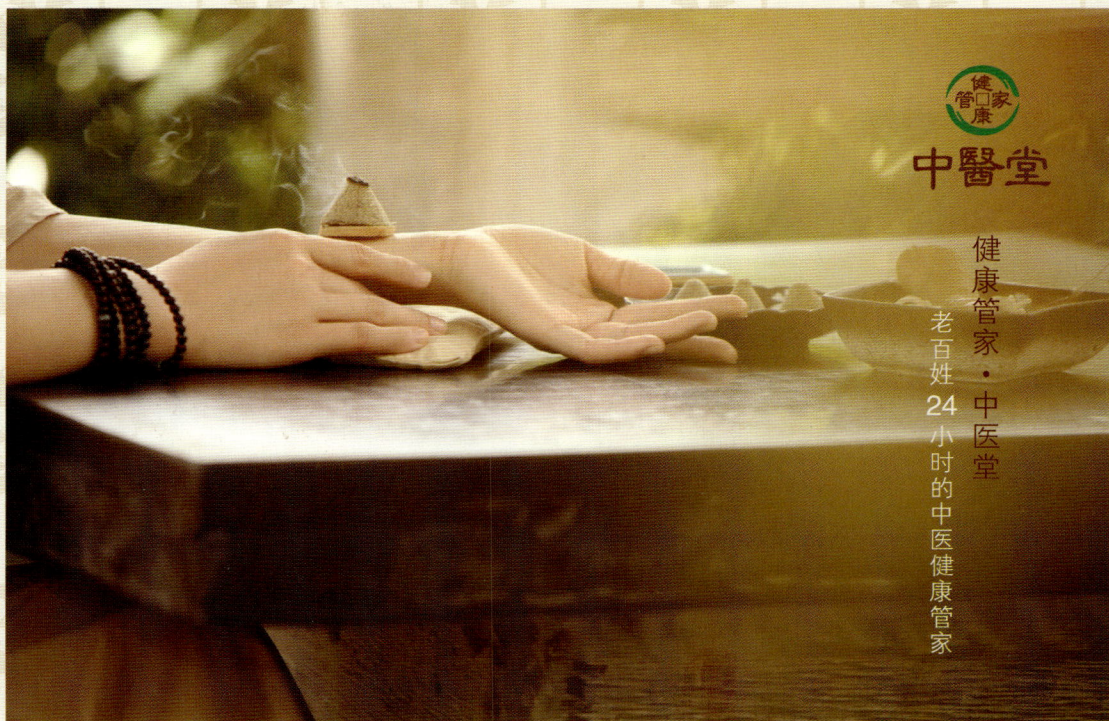